Kohlhammer

Der Autor

Gerd Steffens, Prof. Dr. phil., (geb. 1942), hat viele Jahre als Gymnasiallehrer (Deutsch, Geschichte, Politik) gearbeitet. Von 1998 bis 2007 war er Professor für politische Bildung und ihre Didaktik an der Universität Kassel und von 2001 bis 2021 Mitherausgeber des »Jahrbuchs für Pädagogik«. Seine Lehrtätigkeiten waren, ebenso wie seine wissenschaftlichen Publikationen, für ihn eine lebenslange Herausforderung des Verstehens und Interpretierens von Personen und Texten, von Verhaltens- und Wahrnehmungsweisen, von Welt- und Selbstverständnissen. Gerd Steffens begleitete seine Frau K. zehn Jahre lang durch ihre Demenz. Darüber zu schreiben begann als ein Versuch der Selbstrettung und wurde zu einer besonderen Erfahrung der Aufarbeitung. Dieses Buch erzählt die Geschichte ihres gemeinsamen »Lebensversuchs mit Demenz«.

K.

K. (1941–2020) hat nach einer Ausbildung in einer Apotheke zunächst ein Studium in Spanisch und Englisch, dann ein Magister-Studium in Pädagogik abgeschlossen. Sie hat in der Erwachsenenbildung gearbeitet, hatte Lehraufträge an Hochschulen zu Sozialpädagogik und Migration, und sie war Leiterin eines regionalen Migrationsdienstes der Caritas. Die Arbeit mit Migranten war auch außerhalb des Berufes ihr wichtigstes Tätigkeitsfeld.

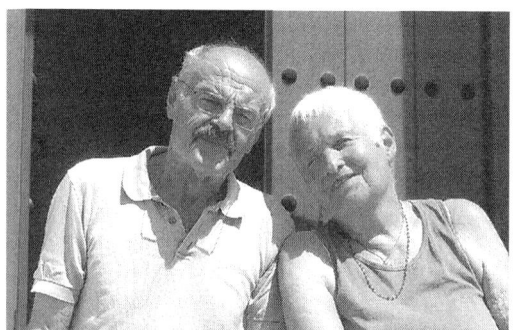

Gerd Steffens

Ein Lebensversuch mit Demenz

Bericht über K.

Mit einem Geleitwort von Thomas Fuchs

Verlag W. Kohlhammer

Dieses Werk einschließlich aller seiner Teile ist urheberrechtlich geschützt. Jede Verwendung außerhalb der engen Grenzen des Urheberrechts ist ohne Zustimmung des Verlags unzulässig und strafbar. Das gilt insbesondere für Vervielfältigungen, Übersetzungen und für die Einspeicherung und Verarbeitung in elektronischen Systemen.
Pharmakologische Daten verändern sich ständig. Verlag und Autoren tragen dafür Sorge, dass alle gemachten Angaben dem derzeitigen Wissensstand entsprechen. Eine Haftung hierfür kann jedoch nicht übernommen werden. Es empfiehlt sich, die Angaben anhand des Beipackzettels und der entsprechenden Fachinformationen zu überprüfen. Aufgrund der Auswahl häufig angewendeter Arzneimittel besteht kein Anspruch auf Vollständigkeit.

Die Wiedergabe von Warenbezeichnungen, Handelsnamen und sonstigen Kennzeichen berechtigt nicht zu der Annahme, dass diese frei benutzt werden dürfen. Vielmehr kann es sich auch dann um eingetragene Warenzeichen oder sonstige geschützte Kennzeichen handeln, wenn sie nicht eigens als solche gekennzeichnet sind.

Es konnten nicht alle Rechtsinhaber von Abbildungen ermittelt werden. Sollte dem Verlag gegenüber der Nachweis der Rechtsinhaberschaft geführt werden, wird das branchenübliche Honorar nachträglich gezahlt.

Dieses Werk enthält Hinweise/Links zu externen Websites Dritter, auf deren Inhalt der Verlag keinen Einfluss hat und die der Haftung der jeweiligen Seitenanbieter oder -betreiber unterliegen. Zum Zeitpunkt der Verlinkung wurden die externen Websites auf mögliche Rechtsverstöße überprüft und dabei keine Rechtsverletzung festgestellt. Ohne konkrete Hinweise auf eine solche Rechtsverletzung ist eine permanente inhaltliche Kontrolle der verlinkten Seiten nicht zumutbar. Sollten jedoch Rechtsverletzungen bekannt werden, werden die betroffenen externen Links soweit möglich unverzüglich entfernt.

1. Auflage 2023

Alle Rechte vorbehalten
© W. Kohlhammer GmbH, Stuttgart
Gesamtherstellung: W. Kohlhammer GmbH, Stuttgart

Print:
ISBN 978-3-17-043510-0

E-Book-Formate:
pdf: ISBN 978-3-17-043511-7
epub: ISBN 978-3-17-043512-4

Geleitwort

von Thomas Fuchs

Gerd Steffens' »Lebensversuch mit Demenz« ist ein besonderes Buch, und zwar in mehrfacher Hinsicht. Der Autor beschreibt nicht nur mit großer Feinfühligkeit das Zusammenleben mit seiner demenzkranken Frau über mehrere Jahre hinweg. Er gibt auch Einblicke in seine inneren Reaktionen, Hoffnungen und Ängste, in seine Versuche, sich der drohenden Entfremdung entgegenzustellen, die ihn schließlich zum Tagebuchschreiben als einer Form der Reflexion und Bewältigung veranlassen. Er verfolgt die zunehmenden Einschränkungen seiner Frau nicht nur mit liebevoller Anteilnahme, sondern analysiert sie auch mit philosophisch unterstützten Überlegungen und gelangt so zu der Auffassung, dass die kognitiven Veränderungen in der Demenz mit dem Schema des Gedächtnisverlusts nicht zureichend beschrieben sind. Er entdeckt hinter dem Verlust der autobiographisch begründeten Identität ein anderes, ein »dementes Selbst«, das verzweifelt um seine Erhaltung und Anerkennung kämpft. Und er erkennt die bis zuletzt alles überragende Rolle der Beziehung, in deren Rahmen auch rätselhaftes Verhalten der Kranken eine Erklärung finden kann, nämlich sofern man »auch im zunächst Unverstehbaren eine Mitteilung« zu erkennen sucht (▶ Vorwort).

Demenz wird zumeist als ein allmähliches Verlöschen des Gedächtnisses verstanden, dem immer mehr Details und Zusammenhänge verloren gehen. Steffens macht uns auf eine andere, oft früher auftretende, aber nicht leicht zu durchschauende Veränderung aufmerksam, die im Verlust der integrierenden und synthetisierenden Vermögen des menschlichen Geistes besteht. Dazu gehört insbesondere die Fähigkeit, Einzelnes in höherstufige Bezugssysteme einzuordnen und zwischen diesen flexibel wechseln zu können. Dass gerade der Test des Uhrenzeichnens so frühzeitig auf eine Demenz hinweist, hat mit der Fähigkeit zu tun, zwischen zwei Bezugsrahmen zu wechseln, die er prüft: Der Kreis des Zifferblatts zeigt einmal 60 Minuten, das andere Mal aber 12 Stunden an; wenn man also die beiden Zeiger so zeichnen soll, dass sie z. B. »10 nach 10« anzeigen, dann bedarf dies einer hohen kognitiven Umstellungsfähigkeit.

Das Gleiche gilt für die Perspektivenübernahme: Sich in den Standpunkt eines anderen hineinversetzen, also von der eigenen Zentralperspektive absehen zu können, kann für die Patienten bereits früh eine Überforderung bedeuten. Die Störung der örtlichen und zeitlichen Orientierung ist gleichfalls in dem Verlust der Fähigkeit begründet, die eigene Situation gleichsam aus der Vogelperspektive zu sehen und sie in einen übergeordneten räumlichen oder zeitlichen Rahmen einzuordnen. Daher ist im vorliegenden Buch die Erhaltung eines gemeinsamen Zeithorizonts eines der Leitmotive des Umgangs mit der Krankheit. Auch Ironie wird für die Patienten unverständlich, da diese mit verschiedenen Bedeutungsebenen spielt. Und wenn Steffens feststellt: »Demenz nicht wahrhaben zu wollen, gehört offenbar zum Wesen der Demenz«, dann erklärt sich auch dieses für die Angehörigen oft schwer begreifbare Fehlen der Krankheitseinsicht durch den Verlust der kritischen Reflexivität, der Fähigkeit, sich von außen zu sehen.

Es ist dieses zunehmende Unvermögen der Patienten, die sonst selbstverständlichen Perspektiven, Sichtweisen und Ordnungen unseres gemeinsamen Lebens zu erfassen, die sie früh eine tiefgreifende Verunsicherung und Entfremdung erfahren lässt. Umso eindrucksvoller ist es, wie es dem Autor gelingt, trotz des Fortschreitens der Krankheit einen »gemeinsamen Lebenshorizont« zu finden und zu bewahren. Dazu gehört vor allem, den »Rückzug der Zeit ins Jetzt« anzunehmen; den gemeinsamen Gewohnheiten, Wiederholungen und Routinen des Alltags Aufmerksamkeit zu schenken; und das Selbst der Partnerin nicht mehr in den kognitiven Vermögen zu suchen, die eine Person in unserem üblichen Verständnis auszeichnen, sondern in ihren Gefühlen, Gesten und Blicken, in der unermüdlichen Suche nach Beziehung und Anerkennung, in einem unendlichen Vertrauen. So kann sich die anfänglich verstörende Entfremdung nach und nach zu einer »Gewissheit von Nähe und Zusammensein« verwandeln; und in der Zwischenleiblichkeit der Berührung bleibt die personale Beziehung bis zuletzt erhalten.

Bei aller Reflexion vermittelt Gerd Steffens' Tagebuch vor allem die gelebte Erfahrung einer elementaren und vielleicht darum oft so schwer zu erlangenden Mitmenschlichkeit. Mit Anteilnahme folgt der Leser den schweren ebenso wie den berührenden und beglückenden Momenten des Zusammenlebens, und sofern er in ähnlicher Lage ist, wird er diesen »Lebensversuch mit Demenz« als hilfreich und tröstlich empfinden. Denn die Demenz ist kein Verlöschen der Person, im Gegenteil: Sie kann uns zeigen, was uns im Kern als Personen ausmacht, nämlich die Fähigkeit, Wärme und Liebe zu geben und selbst zu empfinden.

Heidelberg, im Juni 2023

Prof. Dr. Dr. Thomas Fuchs
Karl-Jaspers-Professor für Philosophische Grundlagen der Psychiatrie und Psychotherapie an der Universität Heidelberg

Inhalt

Geleitwort 5
von Thomas Fuchs

Vorwort 11

Wie die Demenz in unser Leben kam 17

**»Da gibt's ja noch ein frisches Licht!« –
Tagebucheinträge 9/2017 bis 5/2020** 46

**Demenz und Menschen mit Demenz verstehen? –
Ein Erfahrungsbericht** 199

**Leseerfahrungen –
Auf der Suche nach Informationen und Erklärungen** 216

Vorwort

Wir hatten schon etliche Jahre mit diesem ungebetenen Hausgast gelebt, bevor ich begann, über unser Leben mit der Demenz meiner Frau zu schreiben. Lange hatten wir ihn nicht zur Kenntnis genommen, als sei sein Räuspern nur ein Knarren der Tür, nichts Beunruhigendes in der fortdauernden Normalität unseres Lebens. Als er lauter wurde, entwickelten wir Techniken des Überspielens, jeder auf seine Weise. Doch wiesen K.s Versuche, zu verbergen, was ihr an ihr selbst fremd wurde, nur umso stärker auf das Befremdliche hin. Und mein Ausweg, mir als vorübergehend zu erklären, was mich doch immer wieder erschreckte, führte von Mal zu Mal ins Leere. Der ungebetene Hausgast hatte die Regie unseres Lebens übernommen.

Als ich mir das eingestand, wurde klar: Ich musste lernen, auf eine andere Weise mit K.s Demenz umzugehen, als sie mal genervt, mal gelassen zu ertragen. Ob Schreiben dabei helfen könnte, besser zu sehen, vielleicht zu verstehen, wie die Demenz unser Leben veränderte? Und welche Spielräume für einen Alltag blieben, in dem wir beide weiterleben könnten? Wenn ich nicht nur Mit-Leidender und Mit-Handelnder in einer unentrinnbaren Geschichte wäre, sondern zugleich deren Beobachter? Ich würde zumindest versuchen, auch von außen auf das zu blicken, was ihr, uns und mir geschah.

Was als ein verzweifelter Griff nach einem Haltepunkt begann, hat sich in zahlreichen Tagebucheinträgen niedergeschlagen. Ich lese sie heute als einen dokumentierenden Bericht über unseren »Lebensversuch mit Demenz«. Die Einträge gehen fast immer von konkreten Beobachtungen aus und versuchen, an ihnen etwas zu verstehen. Oft sind es rätselhafte Verhaltensweisen oder Reden, Verstörungen in Raum und Zeit, an denen sie anknüpfen. Oder Verwirrungen über Identitäten oder überschießende Gefühle und heftige Auftritte.

Nach und nach veränderte sich, so merkte ich bald, mein Blick. Zuerst hatte er auf K. wie auf ein Objekt geschaut, dessen rätselhafte

Bewegungen es zu registrieren galt, damit ich besser auf sie reagieren könnte, ihnen vielleicht ausweichen oder sie einbeziehen könnte. Doch je deutlicher ich bemerkte, dass K.s rätselhafte Äußerungen und Verhaltensweisen, auch wenn sie wie Eruptionen einer unverstehbaren Welt wirkten, *an mich gerichtet* waren, K. mir also etwas sagen wollte, desto nachdrücklicher fragte ich mich: War da nicht doch – entgegen verbreiteten Meinungen über Demenz – ein Selbst, das sich erhalten wollte und um sein Überleben kämpfte? Eine Person, die sich gegen ihr Entschwinden stemmte? Ich begann, auf die Hilferufe dieses Selbst zu achten, verstand nun, dass ich es dort abholen sollte, wo es sich in Raum oder Zeit verloren hatte oder wo K. sich in der Geschichte ihres Lebens nicht mehr auskannte. Klar, ihre endlos sich wiederholenden Fragen dokumentierten einen erschreckenden Gedächtnisverlust – doch waren sie nicht auch der verzweifelte Versuch, sich selbst in der Welt festzuhalten, auch wenn es nur mehr die kleine Welt der unmittelbaren Umgebung war?

K.s »dementes Selbst«, wie ich es für mich nannte, wurde nach und nach, darüber berichten die Tagebucheinträge, zu einem Schlüssel. Durch ihn verstand ich sie selbst, ihre oft rätselhaften Aktionen, ihre Krankheit und deren Erscheinungsweisen besser. Aber auch mich selber und wie ich mit ihrer Krankheit und unserem Leben umgehen könnte. Und für K. muss meine Aufmerksamkeit auf ihr beschädigtes Selbst wie eine Befreiung gewirkt haben. Denn nun sprach sie wieder von sich und schaute auf uns. Sie lebte wieder in einem geteilten Horizont. Auch wenn es nur der Horizont einer schmalen Welt des Hier und Jetzt war, immer vom Zusammenbruch bedroht, doch immer wiederherstellbar, sogar noch in K.s letzten Tagen.

K.s unerwarteter Tod im Mai 2020 hat mich im Gefühl einer ungewöhnlichen Erfahrung zurückgelassen. Für uns beide hatte sich ein Stück geteilten Lebens wiederhergestellt, ein Winkel der Gemeinsamkeit, in den K. aus allen Turbulenzen und Verwirrungen zurückkehrte, in welche die Demenz sie und uns stürzte. Selbst bei einer so schweren Demenz konnte ein Lebensgleichgewicht gefunden werden, in dem beide sich spürten und gut fühlten. Wie war es dazu gekommen? Wie hatte nach hoffnungsloser Entfremdung ein wieder geteilter Horizont entstehen können, warum hatte sich der Vorhang, der unsere Welten getrennt hatte, wenigstens ein Stück weit wieder gehoben?

Als ich meine Notizen später im Zusammenhang las, sah ich die Spuren unseres Wegs deutlich. Trotz der abrupten Wendungen, totalen Orientierungsverluste, Stürzen in Abgründe des Vergessens, die die Demenz erzwang, kamen die beiden Spuren immer wieder zusammen. Und beide, die da gegangen waren, hatten dazu beigetragen. K. durch ihre Resonanzbedürfnisse, deren Anrufe ich zu vernehmen lernte. Ich selbst, indem ich beobachtete und nachdachte, um auch im zunächst Unverstehbaren eine Mitteilung, eine an mich gerichtete Botschaft zu finden und K.s Blick auf ein gemeinsames Sichtfeld zu erkennen.

Ob diese Erkundungen im unwegsamen Gelände der Demenz, die *mir* so sehr geholfen haben, *auch anderen* hilfreich sein könnten? Vertraute Menschen, die die Notizen lasen, sahen das so, und auch die, die von weiter her davon gehört hatten und aus Interesse am Umgang mit Demenz gelesen hatten. Dann aber, wenn sie auch für andere sein sollten, brauchten die Tagebucheinträge, die die letzten zweieinhalb Jahre unseres Lebens protokolliert hatten, eine Einbettung in die Geschichte unseres Lebens.

Deshalb erzählt das einleitende Kapitel, *wie die Demenz in unser Leben kam* und seine selbstverständlichen Gewissheiten nach und nach zerstörte. Demenz ist ja nicht nur eine neurologische Erscheinung, sondern auch eine soziale Krankheit. Sie trennt die Erkrankten Schritt für Schritt von den Gewissheiten, an denen unser Leben mit den anderen hängt. Und so wenig die Erkrankten durchschauen können, was da mit ihnen geschieht, so wenig können ihre Nächsten die Merkwürdigkeiten einordnen, die zunächst nur gelegentlich vorfallen. Wenn solche rätselhaften Findlinge in der Landschaft des normalen Lebens sich nach einiger Zeit zu unwegsamen Geröllfeldern gehäuft haben, kann auch bei den Angehörigen der Erkrankten eine Orientierungskrise ausbrechen, die durch Selbstbeschwichtigungen nicht mehr zu besänftigen ist. So ist es mir ergangen. Daher berichte ich davon, wie sich unser Leben unter der Hand veränderte, bis das verstörende Gefühl, im eigenen Leben nicht mehr zu Hause zu sein, auch mich ergriff und meine Suche auslöste, wie wir trotz Demenz und mit ihr weiterleben könnten.

Diese Suche ist in den *Tagebucheinträgen* dokumentiert, die den Hauptteil dieses Buches bilden. Sie sind authentisches, dokumentarisches Material des jeweiligen Tages. Ich habe sie gekürzt, manches leichter lesbar gemacht, Wiederholungen vermieden, wo das möglich war. Aber da Wiederholung eine bestimmende Eigenart der Demenz ist, kehren Themen und Verhaltensweisen unvermeidlich wieder, erzeugen eine eigentümliche Bewegtheit im Immergleichen. Diese eigenartige Dynamik ginge verloren, wenn die Einträge unter thematischen Gesichtspunkten zusammengefasst würden, z.b. den Raum- und Zeitverlusten, den Identitätshavarien, den Verlusten von Wörtern und Begriffen, K.s Teilhabebedürfnissen oder auch meinen Gewissens- und Selbstkonflikten. Statt die Texte nach solchen Gesichtspunkten meines Beobachtens und Nachdenkens zu ordnen, habe ich die ereignishafte, chronologische Folge der Notizen lieber durch Worte von K. rhythmisiert, mit denen sie sich selbst oder Situationen kommentiert hat oder die sich der rätselhaften Poesie der Demenz verdankten.

Einige Zeit nach K.s Tod konnte ich ein Stück weiter zurücktreten und neu auf unseren »Lebensversuch mit Demenz« blicken. Der Erfahrungsbericht, den ich nun schreiben konnte, bildet den dritten Teil dieser Publikation. Die Frage seiner Überschrift *Demenz und Menschen mit Demenz verstehen?* zielt auf die vielleicht größte Unsicherheit im alltäglichen Umgang mit Demenz. Die Frage wird ganz unterschiedlich, fast schroff gegensätzlich beantwortet. Indem ich meine Suche nach Sinnspuren in K.s Verhalten als einen Weg beschreibe, auf dem ich lerne, ihre Stimme als Stimme eines eigenen, sehr lebendigen Selbst wahrzunehmen, beantworte ich die umstrittene Frage mit einer klaren Ermutigung. Es lohnt sich, von einem – wenngleich beschädigten – Selbst der von Demenz Betroffenen auszugehen, statt sich hinter den Schutzwall der Unverstehbarkeit zurückzuziehen. Wie das jeweilige »demente Selbst« sich äußert und zur Geltung bringt, ist gewiss von Fall zu Fall verschieden und wird sehr stark von den Lebenseindrücken abhängen, die sich in ihm erhalten haben. Genauso wird der Zugang, den andere Menschen zum Selbst von Demenzkranken finden, sich von meinem Weg unterscheiden. Ehrlichkeit und Authentizität verlangen, meinen Weg konkret zu beschreiben. Doch verallgemeinerbar an ihm sind nicht die einzelnen Schritte, sondern das Ziel und die Aufmerksamkeit, die der Weg erfordert.

Die Dokumentation meiner Erfahrung wäre nicht vollständig, wenn ich nicht auf Literatur hinwiese, die mir geholfen hat. Daher beschreibe ich in einem kleinen Anhang *Leseerfahrungen*, was mir auf meiner Suche an Aufschlussreichem begegnet und worin es mir hilfreich gewesen ist.

Es bleibt eine Frage, die sich nicht stillstellen lässt. Weil mein Bericht über unseren »Lebensversuch mit Demenz« nur Sinn hat, wenn die Bewegungen beider Personen in ihren konkreten Lebensumständen anschaulich werden, bieten die Texte einen sehr direkten, fast intimen Einblick in unser Leben, auch wenn die Chiffrierung der Namen einen Anschein von Anonymität und Distanz schafft. Darf ich diesen Blick auf meine kranke Frau zulassen, ihn sogar durch eine Veröffentlichung herbeiführen? Zwei Wahrnehmungen helfen mir. Die eine betrifft den Umgang mit Demenz im Allgemeinen. Es ist richtig, so habe ich gelernt, sich nicht von diskretem Verschweigen und Verbergen leiten zu lassen. Wie froh war ich immer, wenn wir auf Menschen trafen, für die K.s Demenz eine selbstverständliche Gegebenheit des Lebens war. Der zweite helfende Impuls kommt aus der Geschichte selbst, die ich dokumentiert habe: Wie K. um ihr verlöschendes Selbst gekämpft hat, verdient eine Erinnerung.

Gleichwohl hätte ich die Hürde der Publikation kaum ohne die Ermutigung derjenigen aus Familie und Freundeskreis überschritten, die uns nah und vertraut begleitet haben. Sie haben in den Jahren der Demenz K.s desorientierte Zuwendung liebevoll beantwortet und mir mit aufrichtigen Gesprächen geholfen. Sie waren es auch, die als erste meine Texte lasen und sie an Menschen weitergaben, deren Leseinteresse sich aus eigenen, persönlichen oder professionellen, Erfahrungen im Umgang mit Demenzkranken oder mit Publikationen dazu ergab. Sie alle wissen, wie dankbar ich für ihre genaue Lektüre, ihr abwägendes Urteil und die kritische Ermutigung bin.

Ein glücklicher Umstand war, dass ich bald nach K.s Tod, auf der Suche, mein Verständnis von Demenz weiter zu klären, auf die Arbeiten von Thomas Fuchs gestoßen bin. In ihnen begegnete ich einer wissenschaftlichen Sicht, an die viele meiner Beobachtungen und Überlegungen sich anschließen und weiter klären konnten. Deshalb bin ich sehr dankbar, dass Thomas Fuchs meinen Texten einen fachlichen Rahmen gibt.

Sehr zu schätzen weiß ich, dass mein Projekt im Kohlhammer Verlag eine durch Professionalität, Zuverlässigkeit und Freundlichkeit geprägte Umgebung gefunden hat, die zugleich fachlich und doch offen für den eigenen Blick reflektierter Erfahrung ist.

Dankbar und respektvoll denke ich an all diejenigen Menschen, die mit Gelassenheit und Einfühlungsvermögen mit den oft überraschenden Äußerungen der Demenz umgehen können. Dafür habe ich unsere Hausärztin und ihre Mitarbeiterinnen und K.s Neurologin bewundert wie auch die Mitarbeiterinnen der Tagespflege. Ebenso erstaunlich viele Menschen, die mit spontaner Empathie K. wie selbstverständlich einschlossen und Momente des Glücks spendeten.

Personen- und Ortsnamen habe ich in der Regel durch Buchstabenkürzel chiffriert, gelegentlich durch allgemeinere Bezeichnungen ersetzt. Davon erhoffe ich eine dezente Distanz, die gleichwohl den dokumentierenden Charakter der Texte erhält.

Wie die Demenz in unser Leben kam

Demenzen haben eine lange und schweigsame Vorgeschichte. Bei Alzheimer-Demenz können Jahrzehnte vergehen, bis toxische Veränderungen im Stoffwechsel der Nervenzellen zu Schädigungen werden, für die das erfindungsreiche Hirn keine Überbrückungen mehr findet. Wenn diese verborgene Vorgeschichte an die Oberfläche zu treten beginnt, setzt eine zweite Vorgeschichte ein. Gelegentliche Merkwürdigkeiten können die Umgebung irritieren oder verärgern. Doch eine bleibende Beunruhigung lösen sie nicht aus, weil die gewohnte Verlässlichkeit des Verhaltens sich gleich wieder einstellt. Auch diese zweite Vorgeschichte kann sich über Jahre hinziehen. Erst im Blick zurück lassen sich die Merkwürdigkeiten dieser Zeit, die wie Findlinge rätselhafter Herkunft in der Landschaft des gewohnten Lebens herumliegen, als Ausdruck eines verborgenen Zusammenhangs deuten, als Vorgeschichte einer Demenz.

Rätselhafte Findlinge

Wo in unserem Leben bin ich unvermutet solchen Merkwürdigkeiten begegnet und was habe ich mir dabei gedacht? Eine der ältesten Irritationen, an die ich mich erinnere, geschah so: Autofahren in einer beidseitig beparkten, nicht sehr breiten Straße. K. auf dem Beifahrersitz. Sie schreit entsetzt auf: »Du fährst zu dicht ran!« Ich ziehe den Wagen etwas nach links, weil ich glaube, sie meine ihre, die rechte Seite. Sie schreit erneut auf: »Du fährst ja noch dichter ran!« Sie hat offenbar meine Seite, die linke, gemeint und ich sage: »Aber ich habe hier noch ein bis eineinhalb Meter Platz.« Sie widerspricht, ist kaum zu beruhigen, ich sage, ich könne das nach links aus meiner

Sicht doch genauer sehen als sie vom Beifahrersitz aus, doch das scheint gar nicht bei ihr anzukommen. Als die Enge vorbei ist, verschwindet ihre Aufregung, ebenso meine Irritation. Doch als in einer ähnlichen Fahrsituation Gleiches sich wiederholt, denke ich darüber nach. Nimmt sie den Unterschied der Perspektiven nicht mehr wahr? Kann nicht mehr wie selbstverständlich verstehen, dass aus meiner Sicht die Situation links etwas anders aussieht als vom Beifahrerplatz aus? Das wäre eine richtige Spur gewesen. Doch wusste ich auch, dass sie seit einem leichten Auffahrunfall, den sie einige Jahre vorher gehabt hatte, peinlich auf Abstände achtete, und ordnete ihren Aufschrei dem zu.

Etwas anderes fiel mir, wie ich meine, relativ früh, in der Veränderung unserer Frühstücksgewohnheiten auf. Wir hörten beim Frühstücken Radio, lasen Zeitung und unterhielten uns über das, was wir lasen oder hörten. Irgendwann bemerkte ich, dass das für K. nicht mehr funktionierte. Ich hatte etwas im Radio gehört, etwas Aufregendes oder was sie besonders interessieren musste, wollte mit ihr darüber reden, aber sie hatte das nicht mitbekommen. Als die Erfahrung sich wiederholte, ersetzten wir die Info-Sendung durch eine Musik-Sendung. K. war froh darüber, ich meine, sie hätte damals gesagt, beides zusammen, Zeitung lesen und Berichte aus dem Radio zu hören, sei ihr nun zu viel. Ich schrieb das, wie vermutlich sie selbst auch, unvermeidbaren Altersverlusten zu. Nicht im Entferntesten ahnte ich, dass mich bis zu ihrem Tod beschäftigen würde, wie die Zugänge zu ihrem Kopf sich regelten. Zuletzt konnte ich ihr ansehen, wann beides, Eingang und Ausgang, blockiert war oder wann die Ampel in ihrem Kopf eine der beiden Richtungen, hinein oder heraus, frei gab.

Eine andere Situation: Wir fuhren von F., unserem spanischen Wohnort, nach Granada, eine vertraute Strecke mit oft spektakulären Sichten. Von der Küste aus hat die Autobahn eine Höhendifferenz von 1.000 Metern zu überwinden. Als ich bei stärkerer Steigung einen Gang runterschalte, fährt K. mich an: Das sei umweltfeindlich, im niedrigeren Gang verbrauche das Auto mehr. Ich verweise auf mein Fahrgefühl, wenn der Motor hier auf niedrigeren Touren laufe, verringere das die Manövrierfähigkeit. Sie beharrt, ich versuche erneut zu erklären, eine Spirale, die sich verselbständigt, obwohl der Anlass der Szene längst vorbei ist. Mich trifft ein heftiger Fluchtimpuls: »Halt einfach auf dem Seitenstreifen an, steig aus, greif dir deinen Rucksack, sag: Du kannst jetzt allein weiterfahren, und mach dich querfeldein davon. Ruf sie heute Abend an, vielleicht hat ihr der Schock geholfen, zur Besinnung zu kommen.« Ich folge dem Fluchtimpuls nicht, einfach davonzulaufen bin ich nicht gewohnt, und eine so dramatische Geste wäre ganz außergewöhnlich in unserer Beziehung. Doch einige Jahre lang habe ich immer wieder gedacht: »Genau das hättest du damals tun sollen, das hätte ihr vielleicht zu Bewusstsein gebracht, wie total unangemessen es ist, wegen Kleinigkeiten, die man so oder so handhaben kann, einen Streit vom Zaun zu brechen, als ob es ums Ganze ginge.« Denn solche Situationen kehrten wieder und ich dachte bei mir: »Warum siehst du nicht, K., in welchem Missverhältnis dein Verhalten zu seinem unbedeutenden Anlass steht?«

Eine vielleicht unvermeidliche Folge des Alterns, sagte ich mir dann, man redet nicht umsonst von Altersstarrsinn. Das musst du als Gegebenheit hinnehmen, dich darauf einrichten. Und konnte es nicht sein, dass bei K, die immer schon sehr direkt gesagt hatte, was sie für richtig hielt, sich dieser Zug im Alter zuspitzte bis hin zur Rechthaberei in Kleinigkeiten? Das war eine Erklärungsweise, die sich in ein Gleichgewicht von Nähe und Distanz hineinnehmen ließ, wie es sich bei uns entwickelt hatte. Wie bei vielen miteinander vertrauten, aufeinander eingespielten Paaren. Wir beide hatten ja ausgeprägte Interessen- und Aktivitätsfelder, auf denen wir auch im Ruhestand unterwegs waren, Milieus von Kontakten, die oft zugleich professionell und freundschaftlich waren.

Wenn ich von heute auf diese Episode und meinen Fluchtimpuls zurückblicke, sehe ich: Es musste sich schon einiges an Leidenserfahrung in mir angesammelt haben, dass ein Fluchtwunsch wie ein Blitz in mir einschlagen und eine Spur hinterlassen konnte, die bei ähnlichen Erfahrungen immer wieder aufglomm. Solange jedenfalls, bis ich begriff, dass es die Anzeichen einer Demenzerkrankung waren, die mich verstört zurückgelassen hatten. Die Granada-Episode muss sich um 2010 zugetragen haben, erst im Sommer 2014 hatten sich meine Ahnungen so verdichtet, dass ich K. einen Termin mit einer Neurologin vorschlug.

Unbegriffene Entfremdungen

War ich besonders dickfellig, ein großer Verdränger? Wir hatten viele glückliche Tage, Zeiten entspannten Lebens in diesen Jahren. Es lohnte sich also, über die plötzlichen Einschläge rätselhaften Verhaltens hinwegzusehen und auf die eingespielte Vertrautheit unseres Lebens zu setzen, die sich nach jedem dieser Zwischenfälle problemlos wiederherstellte. Und unsere Lebensrhythmen blieben ja erhalten. Beide waren wir auf Feldern aktiv, die uns aus unseren beruflichen Tätigkeiten geblieben waren. K. führte ihre Orientierungskurse für Migranten bis 2013 fort, gab auch 2010–2012 noch Fortbildungskurse für Erzieherinnen in Kitas, war weiter in der Stadtteilarbeit aktiv oder im Vorstand des Halkevi, des türkischen Volkshauses, und engagierte sich nach dem Schock der NSU-Morde in einem Bündnis gegen Rechts, besuchte Fachtagungen, vor allem zur Migrationsgeschichte, und initiierte 2011 eine Ausstellung »50 Jahre türkische Einwanderung nach O.-R.«, die großen Anklang fand.

Doch hatte sich etwas an ihr verändert. Das merkten, wie ich heute weiß, viele, die mit ihr zu tun hatten. Während es ihr für das Ausstellungsprojekt 2011 noch gelungen war, ihr vertraute Menschen zu gewinnen, scheiterte sie im folgenden Jahr bei einem ähnlichen Projekt im größeren Nachbarort. K. bat mich dringend, mit ihr in die Besprechungen zu gehen, weil sie nicht vorankam. Tatsächlich erlebte ich dort 2012 in mehreren Sitzungen, wie die Vorschläge, die K. machte, ins Leere liefen, schon verabredete Arbeiten nicht aufgenommen wurden. Es war, als habe niemand außer K. Lust auf das Projekt, ohne zu sagen, warum. Damals bin ich zwei Erfahrungen, die mich in den kommenden Jahren begleiten würden, zum ersten Mal begegnet: Der Haltung teils abwehrender, teils fürsorglicher Distanz gegenüber einem Menschen, dem etwas Befremdliches schon anzuhaften scheint. Und – in mir selbst – dem Konflikt zwischen Stellvertretung und Selbstbewahrung. Denn Stellvertretung war es, worum K. mich fast flehend zu bitten schien. An ihrer Stelle sollte ich überzeugen, Motivation vermitteln, zupacken und praktische Schritte einleiten. Sie spürte, offenbar nicht zum ersten Mal, dass sie irgendwie nicht mehr ankam, sich nicht mehr wie selbstverständlich in einem gemeinsamen Raum des Vertrauens und Verstehens bewegen konnte.

Ich bin damals ihrem unausgesprochenen Wunsch nicht gefolgt. Das hätte den Verzicht auf einen guten Teil meiner eigenen Arbeitsprojekte und Interessen bedeutet. Ich brachte ihr nahe, dass doch all diese engagierten Menschen von ihren eigenen Arbeiten so beansprucht seien, dass kaum Kraft für ihr, K.s, Ausstellungsprojekt bliebe. Sie nahm es hin, ohne überzeugt zu sein, und legte es in jenem Innenraum für Unerledigtes und Unbegriffenes ab, in dem, wie ich später verstanden habe, etwas daran weiterarbeitete.

Bei ihrem eigenen Teilprojekt zur Migrationsgeschichte in D. ist K. übrigens geblieben. Mit großer Geduld erstellte sie im Archiv der Stadt an exemplarischen Gruppen eine Übersicht über Herkunft und Berufe von Zugewanderten und fügte sie einem Text an, der nach einer glättenden Bearbeitung durch den Redakteur in einer Zeitschrift für Regionalgeschichte erschien. Doch als sie einige Jahre später Exemplare dieser Publikation erhielt, legte sie sie beiseite, als sei es eine unwillkommene Botschaft aus einem früheren Leben.

In das Jahr 2012 führen auch die Erinnerungen von Freundinnen an befremdliche Erlebnisse mit K. zurück. K. war seit einigen Jahren Schriftführerin im Vorstand des Halkevi, des türkischen Volkshauses. Sie hatte diese Aufgabe gern übernommen, weil sie dabei mit ihren Kenntnissen hilfreich sein und ihre langjährigen Freunde aus der türkischen Migration unterstützen konnte. Wir beide waren oft im Halkevi, sei es zu Veranstaltungen, sei es zum Mittagessen oder weil wir dort mit Freunden verabredet waren. Deshalb konnte ich die

Klagen, mit denen sie nun von Vorstandssitzungen zurückkam, gar nicht nachvollziehen. Dort werde häufig Türkisch gesprochen, so dass – oder damit? – sie nicht verstehe. Wie solle sie dann ihre Aufgabe als Protokollantin erfüllen? Außerdem: wenn sie sich integrieren wollen, sollen sie doch Deutsch sprechen! Das war gerade aus K.s Mund total befremdlich, und solche Äußerungen entsetzten ihre Freunde dort, die sich durch manche ihrer Bemerkungen an abschätzige Klischees erinnert fühlten, gegen die K. doch seit Jahren zu Felde gezogen war! Wie konnte sie die Leitmotive ihrer beharrlichen und mutigen Arbeit aus dem Auge verlieren? Gerade was die Sprache angeht: immer hatte die Vielfalt der Sprachen sie doch fasziniert, sie hatte die Bildungsanreize mehrsprachiger Milieus verteidigt, hatte noch bis vor kurzem die Kindergärtnerinnen in Kursen für Mehrsprachigkeit und deren aufschließende Signale sensibilisiert. Und hatte sie nicht seit Jahrzehnten zahllosen Menschen dabei geholfen, über die sprachlichen Barrieren hinweg mit hiesigen Verhältnissen und Behörden zurechtzukommen? Das war doch immer ihre besondere Stärke, nicht nur, weil sie selbst einige Sprachen sprach, sogar ein wenig Türkisch gelernt hatte, sondern auch, weil sie sich in die sprachliche Hilflosigkeit von Flüchtlingen einfühlen konnte. Sie selbst war ja als junge Frau ohne besondere Sprachkenntnisse nach Südamerika gegangen. Und sie hatte sich wie kaum jemand sonst aus ihrem Umfeld intensiv mit den vertrackten Haltungen der Überlegenheit auseinandergesetzt, auf die Zugewanderte in Behörden oder im gesellschaftlichen Umfeld treffen können. Und nun wiederholte sie Klischees, die sie früher als rassistisch gebrandmarkt hätte. K. sei, so erzählte mir eine Freundin später, wie ein anderer Mensch gewesen, sie hätten sie kaum wiedererkannt.

Sie selbst fühlte sich unverstanden, ja geradezu gemobbt. Es war, als hätte sich ein Vorhang zwischen sie und ihre Freunde gesenkt, durch den man sich noch wahrnehmen, aber nicht mehr verstehen konnte. Sie muss die Empfindung, irgendwie fremd geworden zu sein, nicht mehr zu passen, oft in diesem Jahr 2012 gehabt haben. Ihr Kalender ist voller Termine, sie hat versucht, alle ihre Tätigkeiten fortzuführen, viele Gelegenheiten für unbegreifliche Frustrationen.

Unter ihren Dateien finde ich einen Brief an den Oberbürgermeister, zu dem sie aus früheren Arbeitsbegegnungen ein gutes Verhältnis hatte. Sie beklagt sich, dass alle ihre Versuche, die Stadt zur Unterstützung des Projekts zur Migrationsgeschichte zu gewinnen, unbeantwortet geblieben seien. Nun fordert sie per Einschreiben eine Stellungnahme. Eine Tür war zugefallen.

Zwei mächtige psychische Mechanismen

Ich hatte mir schon angewöhnt, aufmerksamer auf sie zu achten, wenn wir außerhalb des Hauses waren. Wenn es noch nötig gewesen wäre, trainierte mich darin eine dreiwöchige Chinareise im Herbst 2012, auf der ich sie kaum aus den Augen ließ, damit sie sich nicht irgendwo verlor. Ganz im Unterschied zu früher war nun nicht mehr sie es, die viel leichter als ich auf Menschen zuging und Kontakte knüpfte. Nun schien sie in der Gruppe, in der wir reisten, immer auf meine Vermittlung angewiesen, um sich zugehörig zu fühlen. Als eine Reiseteilnehmerin, mit der K. ein wenig in einer Stadt gegangen war, mir danach fast mit einem Unterton der Empörung sagte: »Ihre Frau versteht ja gar keine Ironie«, habe ich auch das unter der Rubrik »Flexibilitätsverluste im Alter« abgelegt. Doch hätte ich diese Bemerkung wohl nicht behalten, wenn nicht schon etwas in mir daran gearbeitet hätte, genauer wissen zu wollen, was da vor sich ging. Bei K. schienen Denkweisen, die mit Spiegelung von Perspektiven ineinander spielten und daraus ihren Witz zogen, nicht mehr zu funktionieren. Ich hatte das selbst ja auch erfahren, als ich ein gutes Jahr zuvor ihr Geschenk zum 70. Geburtstag, ein Spinett, mit etwas kalauernden Versen begleitet hatte. Ich hatte sie mir beim Joggen mit viel Vergnügen ausgedacht, weil ich mir dabei *ihr* Vergnügen vorstellte, wenn sie sie las. Doch als ich ihr meine witzige Sammlung überreicht hatte, hatte sie sie bald beiseitegelegt und war nie wieder darauf zurückgekommen.

So viele Anzeichen und doch kein Verdacht? Es gab zwei mächtige psychische Mechanismen, die gegen den Schrecken des Eingeständnisses lange erfolgreich anarbeiteten: in mir eine Normalisierungsmaschine, in K. eine Dissimulationsmaschine. Dissimulation, so lernte ich später, ist eine Haltung von Kranken, auch von Dementen, die Symptome und Auffälligkeiten verdecken möchten. K. wurde in den Jahren ihrer Demenz zu einer Meisterin der Dissimulation, des Überspielens, der Vorkehrungen und des Vermeidens. Seit Mitte der ›Nuller Jahre‹, so sah ich später in ihren zahlreichen Arbeitsordnern, hatte ihr Bedürfnis sprunghaft zugenommen, für ihre Lehrveranstaltungen und Kurse jeden der Vermittlungsschritte, oft auch recht kleine, auf Folien festzuhalten. Sie schaffte sich damals einen eigenen Projektor an, den sie immer mitnahm, falls in einem der Veranstaltungsräume ein Projektor fehlte. Was sie dazu trieb, war eine Panik vor dem Verlust des Zusammenhangs, die Angst davor, plötzlich nicht mehr weiter zu wissen in Gebieten, die ihr doch seit Jahren und Jahrzehnten vertraut waren. So minutiös mit Vortragsfolien und Arbeitsblättern vorbereitet, konnte sie ihre Kurse – zuletzt Fortbildungen und für Erzieherinnen und Deutsch- und Orientierungskurse für Einwanderer – bis in das Jahr 2013 fortsetzen. Und nach wie vor konnte sie auf ihre Erfolge dabei stolz sein. Von denen, die sie dafür vorbereitete, fielen nur sehr wenige bei dem berühmt-berüchtigten Test für Einwanderer durch, und es waren höchstens die, bei denen sie selbst das auch so erwartet hatte. K. hatte es gern, wenn ich sie am Ende ihrer Kurse in ihrem Raum schon abholte, bevor die Teilnehmer sich verabschiedeten. So spürte ich, wie sie sie mochten und wie wohl K. sich mit ihnen fühlte.

Ein glückliches Zusammentreffen: hier konnten sich K.s Fürsorge und Verantwortung für die Schwachen mit den peniblen Vorkehrungen verbinden, eigenen Schwächen durch Organisation zuvorzukommen. Das gelang, weil sie Situation und Abläufe aus ihrer Perspektive vorstrukturieren und beherrschen konnte. Ganz anders war es in offenen Situationen. Wie sollte sie reagieren, wenn sie den roten Faden eines Gesprächs verlor, nicht mehr wusste, um was es ging oder nicht verstand, was jemand wollte? Wie arbeitete die Dissimulationsmaschine da? Wenn andere Perspektiven ins Spiel kamen, hatte sie es offenbar viel schwerer. Einem Gespräch kann nur gefolgt werden, wenn sein Thema und die Äußerungen dazu auch aus den Augen der anderen wahrgenommen werden. Und der Verlust oder die Einschränkung dieser Fähigkeit ist durch Vorüberlegung und Organisation kaum zu ersetzen. Wo sie nicht mich als ein stellvertretendes Ich dabeihatte, das schon mal eine Lücke füllte, neigte K. zu Formen der Situationsbehauptung, die von sehr freundlich bis ziemlich herb oder gar aggressiv reichten. Begrüßungen und Verabschiedung wurden förmlicher und ausdrücklicher, kein Dankeschön wurde vergessen, lieber nochmal wiederholt. Später, mit zunehmender Demenz, verselbständigte sich dieser Zug, wurde fast zu einem Markenzeichen ihrer Krankheit. Ich habe in meinen Eintragungen häufig etwas dazu notiert. Doch damals, in der Latenzzeit der Demenz, waren andere Formen der Situationskontrolle und Selbstbehauptung auffälliger und für ihre Mitwelt verstörender. Wenn K. z.B. einen Vorschlag, den sie etwa zum Ausstellungsprojekt gemacht hatte, nach einem Gespräch darüber so wiederholte, als sei darüber nicht gesprochen, keine Einwände erhoben oder Veränderungen vorgeschlagen worden, dann musste das wie eine befremdliche Missachtung wirken, der man für die Zukunft lieber aus dem Weg ging.

Aus ihrer Sicht hatte K. dann ihr Gesicht gewahrt, hatte erfolgreich überspielt, dass sie die Einwände nicht hatte aufnehmen und zu ihrem Vorschlag in Beziehung setzen können. Die Dissimulation hatte also funktioniert, hatte aber für beide Seiten eine ungute, kaum korrigierbare Folge: für K. das Gefühl, dass die anderen ihren guten Vorschlag aus ihr undurchschaubaren Gründen ablehnten, ihr gegenüber sich unbegreiflich bösartig verhielten, für die anderen den Eindruck, dass man die Zusammenarbeit oder Begegnung mit K. besser meiden sollte. Und diese von beiden Seiten unbegriffene Situation konnte eskalieren. Auf K.s Seite als Hang zu falschen Verallgemeinerungen, Vergröberungen, Klischees, manchmal auch laut. Auf Seiten der anderen, ihrer Freunde und Milieus, ein zunehmendes

Sich-aus-dem-Weg-gehen, das K. als unverstehbaren, kränkenden Entzug von Achtung und Freundschaft empfand.

Aber was habe ich damals davon verstanden und wie hat meine Normalisierungsmaschine gearbeitet? Einen merkwürdigen »Egozentrismus der Weltwahrnehmung« nannte ich bei mir damals das, was ich an K. und ihrem Umgang mit anderen, auch mit mir selber, beobachtete. Eine Formel, deren Großspurigkeit mir nicht gefiel, aber doch etwas zu erfassen schien, was mit dem Kern der Veränderung zu tun hatte. Denn immer wieder stieß ich darauf, dass es der Verlust der Fähigkeit war, eine gemeinsame Situation auch aus der Sicht der anderen wahrzunehmen, was die Befremdungen auslöste – und bleibende Entfremdung bewirkte. Wer seinen Blick nicht miteinander tauschen kann, ist einander fremd wie zwei Wesen unterschiedlicher Welten. Oder wird einander so fremd.

Als ich Anfang 2013 zu einer Operation für eine Woche in ein Krankenhaus ging, sprach ich nicht mit K., als ich mich selbst vor der OP über deren Sinn noch einmal beruhigen wollte. Sondern rief meinen Bruder an. Früher hätte ich selbstverständlich mit K. gesprochen, weil alle Unsicherheiten und Ängste im gemeinsamen Horizont gut aufgehoben waren. Doch hatte mich gewundert, dass sie offenbar gar nicht wissen wollte, was mit mir war, wie es mir ging und warum ich ins Krankenhaus ging. Meine Versuche, mit ihr darüber zu sprechen, schienen ins Leere einer höflichen Diskretion zu laufen, wie man sie gegenüber eher unvertrauten Menschen einhalten mag. Ihr Desinteresse kränkte mich, doch zugleich entlastete es mich. Denn es entsprach ja der Richtung, in die die Normalisierungsmaschine in mir arbeitete: ein Alltagsgleichgewicht eben in größerer Distanz zueinander zu finden, wenn die Horizonte sich nicht mehr wie selbstverständlich verschmelzen konnten. Weil ich nach wie vor interessante Arbeitsprojekte hatte, war mir auch lieb, wenn ich dafür mehr Zeit fand, und es tat mir gut, konzentriert in eine andere Welt einzutauchen. Wir lebten eher nebeneinander als miteinander.

K. ihrerseits schien ganz in ihrer Welt zu Hause, einer Welt, die sie nicht mehr teilen wollte oder konnte. Ihr schien das Mittel dazu abhanden gekommen zu sein. Empathie, das höchst wirkungsvolle und geschmeidige Geflecht von kognitiven und emotionalen Fähigkeiten, das ein verständiges Miteinander ermöglicht, stellte sich offenbar nicht mehr wie von selbst ein. Neben die unvermuteten Ausbrüche trat immer deutlicher eine Tendenz zu schweigendem Rückzug. Wie hinter einen schützenden Vorhang zog sie sich an ihren Schreibtisch zurück zu Beschäftigungen, die den Spuren ihrer peniblen Arbeitsorganisation folgen konnten. Oder sie legte jetzt häufig und mit Ausdauer Patience, spielte vor allem auf ihrem Spinett. Es war 2011 unter ihren Augen in der Cembalo-Werkstatt von Marian Schreiner entstanden, Nachbau eines Instruments aus dem 18. Jahrhundert. Als es uns gebracht wurde, hatte sie die Noten hervorgeholt, die sie aus ihrer Jugend noch hatte, und sie spielte, als hätte sie am Tag zuvor zuletzt nach ihnen gespielt. Als Kind und Jugendliche hatte sie gründlich Klavier und Orgel gelernt, hatte zuweilen, wie sie zu sagen pflegte, »zum Gottesdienst aufgespielt«. Noch heute staune ich, wie dieser Schatz sich unter den Schichten von 50 Jahren des Lebens hat erhalten können und nun unversehrt hervortrat. Und welche eigentümliche Kraft er für sie und unser Leben entfaltete. Doch blieb er immer der genau umgrenzte Schatz, den sie mit ihren Noten geborgen hatte: Bachs wohltemperiertes Klavier und das Notenbüchlein für Anna Magdalena Bach und von Mozart die Klaviersonate A-Dur KV 331 (Alla Turca). Und sie spielte immer nach Noten, nie auswendig, obwohl es tagaus, tagein dieselben Stücke waren. Weder sie noch mich störte die Wiederholung des Immergleichen; mir half dabei eine gewisse musikalische Unempfindlichkeit. Manchem unserer Besucher offenbar nicht. Ein Freund, der ein paar Tage da war, hat ein Video hinterlassen, ich habe es erst jetzt entdeckt, auf dem auf K.s Spinett eines ihrer Stücke spielt, auswendig, akzentuiert und ausdrucksvoll.

Für K. war das Spinettspiel eine Form des Bei-sich-Seins. Die Wiederholung, so habe ich später begriffen, ist eine Vergewisserung, ein Festhalten dessen, was immer wieder zu entschwinden droht. Später, davon handeln meine Einträge nicht selten, erhielt das Spinettspiel für sie eine neue Bedeutung, die mich rührte und mir etwas aufschloss. Ihr Spiel wurde zu einer Gabe, einer Gegengabe für die Zuwendung, die sie empfand, Form einer sozialen Sprache, die ihr »dementes Selbst«, wie ich es dann bei mir nannte, entwickelte.

Umzug in den Norden

Es war Anfang 2013, als ich aus einem Gemenge von Motiven die Idee aufgriff, dass wir doch nach H. oder in die Nähe ziehen könnten. Wir hatten mit dieser Möglichkeit schon einige Jahre gespielt, nachdem wir uns dort für einige Zeit um einen kleinen Enkel gekümmert hatten, damit die Eltern beide ihrem Beruf nachgehen konnten. K. war Feuer und Flamme für die Umzugsidee. Als wir das kleine Häuschen, das uns angeboten worden war, besichtigten, wollte sie gleich lauthals Besitz davon ergreifen. Unsere Tochter und ich hingegen waren wegen des Raumbedarfs eher skeptisch. Als ich nach einer halb durchwachten Nacht meine Bedenken äußerte, brach K. in Tränen aus, was bei ihr ungewöhnlich war. Der Wunsch, der undurchschauten Entfremdung von ihrem Milieu in D. zu entkommen, hatte sich bei der Besichtigung des Häuschens mit einem spontanen Gefühl der Rückkehr verbunden: die flache Landschaft, die Baumreihe an der Straße, die Bauweise hatten in ihr offenbar das Zuhause ihrer Kindheit aufgerufen, und sie wollte das Häuschen nicht mehr loslassen. Später liebte sie es als ihren Kokon, ihre Schutzhülle gegen eine unverstehbare Außenwelt und gelegentlich schaute sie mit mir auf der Straße nach ihren Verwandten.

Die Zeit unseres Umzugs 2013, vor allem seiner Vorbereitung, verbrachte K. meist auf sich und ihre Welt zurückgezogen. Dabei schien sie auch ihre Meinungen zu dem, was vor sich ging, mit nach innen zu nehmen. Oft hatte ich den Eindruck, dass sie mich für meschugge hielt mit all den Gedanken, die ich mir wegen des Umzugs machte. Wenn ich überschlägig ermittelte, wie viele Bücher wir hatten und wie viele wir mitnehmen könnten, wo welche Möbel Platz

fänden und welche nicht, was wir wie abgeben könnten, schaute sie mich an, als wollte sie sagen: Jungchen, was machst du dir für Gedanken, wir packen einfach ein, packen aus, räumen ein, fertig.
Früher war K. eine Meisterin der vorausschauenden Arbeitsorganisation und der korrekten Abläufe, viel besser als ich. Das wusste sie seit einem Schlüsselerlebnis, wenige Monate, nachdem wir uns zusammengetan hatten. Ein Gerichtsvollzieher war aufgetaucht, weil ich Rechnungen, als sie mich gerade nicht interessierten, ungeöffnet in die Schreibtischschublade geworfen und dort vergessen hatte. Seitdem hatte K., durch eine Apothekenlehre besonders auf Umsicht und Genauigkeit bei der Arbeit trainiert, dem zerstreuten Schlamper die Organisation des gemeinsamen Lebens aus der Hand genommen. Nun aber konnte K. offenbar keine Vorstellung mehr bilden, was ein Umzug alles einschloss, was geplant und vorbedacht werden musste. Aber sie ließ sich bei der Hand nehmen, wenn ich mit ihr ihre Bücher durchging, um zu entscheiden, was davon weggegeben werden könnte und wohin. Sonst saß sie an ihrem Schreibtisch, legte Patience oder spielte Spinett, ging zu dem einen oder anderen Termin. Irgendwie wirkte sie entrückt, an ihrer Umgebung nicht mehr so interessiert. Wenn sie mich nach den Namen der Nachbarn fragte, fiel mir ein, dass sie das schon seit längerem gelegentlich getan hatte.

Den Umzug habe ich ganz gut hinbekommen. K. richtete sich die praktische Küche ein, die wir übernommen hatten. Nach wie vor und noch für einige Jahre kochte sie gerne und gut und organisierte den Haushalt. Die Demenz hatte die greifbare, anschaubare Umgebung, die sie aus ihrer Perspektive beherrschen konnte, noch lange nicht erfasst. Der Haushalt war eines der Felder, auf dem K. sich gegen die Krankheit verteidigte. Erst ein, zwei Jahre nach unserem Umzug setzte eine Entwicklung ein, in der sie ihre Tätigkeiten im Haushalt nach und nach mir überließ. Manchmal widerstrebend, manchmal erleichtert. Doch bis kurz vor ihrem Tod hielt sie an dem fest, was sie noch konnte, etwa die Bananen für das Frühstück zu zerkleinern oder zusammen mit mir die Wäsche aufzuhängen. Das ist mein Beitrag, sagte sie. Und manchmal: Das ist wichtig für meine Achtung.

Für K. richteten wir das Zimmer im Dachgeschoss des kleinen Häuschens ein. Spinett, Schreibtisch und einige kleinere Bücherregale waren das Wichtigste. Noch war es möglich, zusammen mit ihr zu entscheiden, was von ihren Büchern und Ordnern sie aktuell brauchte. Sie hatte noch sehr entschieden eine Vorstellung davon, was sie in der nächsten Zeit tun würde: ihre Kurse für Zugewanderte wieder aufnehmen, in Gruppen arbeiten, die Wege des Zusammenlebens bahnten und Immigranten halfen, sich zurechtzufinden. Durch die beiden Fenster ihres Zimmers blickte K. auf das große Gartengelände, das wir mit den Nachbarinnen teilten, auf Büsche und Bäume und einen großen Ausschnitt des südöstlichen Himmels. Später, als sie viel Zeit auf ihrer Liege verbrachte, folgte sie den Wolken und sprach mit ihnen.

Unser Wohnraum unten war mein Arbeitsraum. Natürlich vermisste ich die großzügige Arbeitsumgebung, die ich in der alten Wohnung hatte: so viel Regalraum, dass selbst ich darin Ordnung halten und mit einem Griff jedes Buch herausziehen konnte, das mir einfiel. Nun plagte mich bei jeder Büchersuche die Ungewissheit, ob ich das Buch an einem der möglichen Orte überhaupt finden würde – oder war es vielleicht sogar eines, das ich weggegeben hatte? Jedoch, auch wenn ich mich so klar verschlechtert hatte, der Umzug mich viel Zeit gekostet hatte: Im Rückblick bin ich sehr froh über unsere Jahre in diesem Häuschen, das zu ihrem Kokon wurde.

Andalusien

Und außerdem gab es ja noch unser kleines spanisches Haus, unsere verwinkelte casita im steilen Barrio Alto von F., einem andalusischen Ort am Hang einer Sierra, mit Blick aufs Mittelmeer und auf ein weites grünes, im Herbst ockerfarbenes Tal. Wir hatten das Häuschen 1996 erworben, ein Glücksgriff ohne große Suche. Wir waren in den Osterferien ans Mittelmeer gefahren wie fast jedes Jahr, weil mir das half, besser über die Pollenzeit des Frühjahrs zu kommen. Diesmal nach N., einem Küstenort östlich von Málaga mit felsigen Strandbuchten. Wir wunderten uns, wenn wir durch den Ort bummelten, über die vielen Immobilienbüros, die kleine Häuser in den Dörfern der Umgebung anboten oder große Fincas in deren Nähe. Nach einem Ausflug nach F. war aus unserer Verwunderung über die kuriose Angebotsflut ein Interesse, fast eine Sehnsucht geworden. Im Casco Antiguo, so erfuhren wir, standen viele der alten Häuser zum Verkauf, weil die Nachfahren der alt gewordenen Bewohner lieber im neuen Teil von F. lebten, in moderneren, bequemeren Häusern, an die man auch mit dem Auto heranfahren konnte. Also wurden die Häuser im alten maurischen und moriskischen Teil mit seinen gestuften Gassen verkauft, wenn die Alten starben oder in ein Heim gingen.

Was für eine Chance für Menschen, für die allein schon das andalusische Licht ein Glücksversprechen war, erst recht mit dem Meer im Blick und der Berglandschaft im Rücken, in einem Dorf, dessen Gegenwart wie atmende Geschichte war. Wir entschlossen uns schnell, kauften eines der Häuschen.

Wir waren damals, 1996, nicht die ersten Sehnsuchts-Europäer, die im Pueblo so ein altes Haus kauften. Deshalb gab es einheimische Baumeister und Handwerker, die Erfahrung mit der Renovierung und inneren Modernisierung dieser Häuser hatten. J., der unsere casita umbaute, wurde unser Freund. Was er plante, zeichnete er zu K.s Entzücken mit dickem Bleistift auf die weißen Wände. Oder er nahm uns mit in andere Häuser, um uns dort etwas zu zeigen. Das Häuschen wurde ein Schmuckstück; perfekt für unsere Bedürfnisse. Aus dem Stall wurde unser Salon, aus dem Eselseingang ein Patio, der nachmittags zuerst Schatten hatte, aus der Rumpelkammer im Fels unser Schlafraum, aus dem Heuspeicher die Bibliothek, dazu zwei kleine Bäder und eine praktische Küche, der alte Wohnraum ganz unten ein weiterer Schlafraum. Eine größere und eine kleinere Terrasse. »La metamorfosis de una casa«, »Die Verwandlung eines Hauses«, nannte K. das Fotoalbum, das sie den Beteiligten schenkte.

Auch in diesem Paradies, das uns für einige Wochen des Jahres umgab, lebten wir lange, ohne es zu wissen, mit der Demenz, die sich in K. entwickelte. In meinem Erinnerungsfilm an die Aufenthalte in F. tauchen nach gut zehn Jahren, um 2008, die ersten dieser rätselhaften Findlinge auf, erratische Ereignisse, die uns seitdem begleiteten. Zuerst war es vielleicht ihr unbegreiflich heftiger Ärger über Küchengeräte, die sie nicht mehr an ihrem Platz fand, wenn Freunde in der casita gewesen waren. Jedenfalls wurde das nun zu einem gewohnten Thema in den ersten Tagen unserer Aufenthalte, und sie begann, die Freunde mit Nachdruck auf solche Kleinigkeiten hinzuweisen. Es waren wirklich alles Kleinigkeiten, immer fand sich rasch, was sie suchte, nie war etwas verloren. Manche der Freunde fühlten sich nun nicht mehr so selbstverständlich wohl in der casita, kamen nun seltener oder nicht mehr. Erst viel später habe ich begriffen, dass das Beharren auf einer kleinlichen Ordnung keine sich verselbständigende Sturheit war, sondern Ausdruck einer inneren Unsicherheit, einer Panik über entgleitende Dinge, die sie durch Forschheit, manchmal Aggressivität, überspielte. Darin kündigte sich die unablässige Vergewisserungsarbeit an, die stetige Rekonstruktion ihrer immer kleiner werdenden Welt, die sie später so beschäftigte.

Damals waren solche Szenen nicht mehr als ein vorübergehend lästiges Beiwerk eines Lebens, das es weiterhin gut mit uns zu meinen schien. In K. schienen sie, waren sie vorbei, wie weggewischt; in mir kehrten sie wieder, wenn sie sich wiederholten. Doch spielten sie in meinem Lebensgefühl eine untergeordnete Rolle. Gewiss war befremdlich, wenn K. mir erzählte, sie habe den Mulo-Treiber des Ortes getroffen und ihm zugesagt, dass wir das verfallene Nachbargrundstück kaufen würden, das er uns angeboten hatte. Wir hatten untereinander über Vor- und Nachteile geredet, waren aber skeptisch gewesen. Oder es war nervend, wenn wir beim Autofahren aneinandergerieten, weil sie eine Orientierungsunsicherheit durch Vorwürfe an mich überspielte. Etwa wenn sie mich, selbst fahrend, heftig beschimpfte, weil ich ihr in einem unübersichtlichen Kreisel nahe der antiken Ruinenstadt Itálica nicht auf Anhieb die richtige Ausfahrt zeigen konnte. So etwas hatte früher auch nicht im Entferntesten zu ihrem Verhaltensrepertoire gehört.

Doch dagegen stand alles, was blieb. K. war es, auf deren Neugier viele unsere Ausflüge, auch der nach Itálica, zurückgingen. Sie entdeckte in den Lokalzeitungen die Ankündigung interessanter Veranstaltungen, legte großen Wert darauf, bei Vorträgen oder Konzerten im Ort selbst früh anwesend zu sein, und dabei Bekannte zu treffen. 2014 noch bot sie an, einen recht umfangreichen spanischen Führer durch F. und seine Geschichte ins Deutsche zu übersetzen – woran sie scheiterte, weil sie sich nun an wortwörtliche Übersetzungen klammerte, die keinen Text mehr entstehen ließen. »Wo können denn auf dem Dach der Kirche Wasserleitungen sein?«, fragte ich sie. Gemeint waren offenbar Regenabflüsse, aber K. bestand darauf, es wörtlich als Wasserleitung übersetzen zu müssen. Vor allem blieben als Gegengewicht gegen K.s unvermutete Ausbrüche die Gewohnheiten des gemeinsamen Lebens, die sie liebte, wie der tägliche Gang über den Burgberg, oft frühmorgens, um die Sonne hinter der Sierra aufgehen zu sehen. Viele von den spontanen Portraitfotos, die in F. in diesen Jahren entstanden sind, zeigen K. sehr entspannt, mit Augen, als sollte man in ihre Seele schauen.

»Genießen Sie Ihr Leben, Frau S.!«

In W., wohin wir im Herbst 2013 umgezogen waren, fand ich mich bald in derselben Rolle wieder, die ich für K. in D. am Ende gehabt hatte. Doch ich begann stärker darunter zu leiden. In D. waren es mir meist vertraute Menschen gewesen, denen gegenüber ich K.s Verhalten irgendwie abzufedern hatte. Nun waren es die neuen Nachbarn, die K. formvollendet zu einem schmackhaften Abendessen eingeladen hatte, bei dem man sich durch die eine oder andere Geschichte miteinander bekannt machte. K. trug dazu durch merkwürdig unplatzierte Details bei. Sie erfasste die Gesichtspunkte nicht mehr, unter denen eine Geschichte erzählt wurde oder vielleicht lustig war.

K. drängte mit Macht darauf, ihre Tätigkeiten wieder aufzunehmen und ihre Kompetenzen einzubringen. Sie knüpfte Kontakte, vereinbarte Termine, ging zu Sitzungen, bot ihre Hilfe an. Sie wurde überall freundlich empfangen, doch niemand griff ihre Angebote auf. Ich versuchte, sie mit dem »normalisierenden« Hinweis zu trösten, dass es eben auch in W. schon in diesen Bereichen eingearbeitete und aufeinander eingespielte Menschen gebe. Wenn ich mit ihr zu Sitzungen ging, nahm ich selbst den Graben wahr, der zwischen ihrem formvollendeten Auftreten und der inhaltlichen Passung ihrer Beiträge bestand. Und den Graben zu den anderen, bei aller Freundlichkeit des Umgangs, den sie nicht überwinden konnte – und ich für sie auch nicht.

Ich begann damals an den Einschlägen der Außenperspektive in mir zu leiden, an dem Armer-Teufel-Blick, der mich streifen konnte, an einem Wohlwollen, das zugleich zu sagen schien: Mit dir möchte ich nicht tauschen – und warum tust *du* dir das an? Die Selbstverständlichkeit meines normalisierenden Umgangs mit K. kam mir abhanden und die Überzeugung, dass ich das richtig so machte. Was bisher sich wie in einem Spiel der Anpassung an Gegebenheiten geregelt hatte, wurde nun mehr und mehr zu einem Willensakt, der sich gegen Einreden und Zweifel einer verinnerlichten Außensicht durchsetzen musste. Gewiss, in den Phasen selbstgenügsamen Beisammenseins oder konzentrierter Arbeit an Texten oder Vorbereitungen zu Tagungen oder Lehrveranstaltungen schloss sich der Zwiespalt. Doch jede Begegnung mit realen Außenblicken auf uns konnte ihn wieder öffnen, vor allem, wenn K.s Verhalten dabei Anlass zur Verwunderung bot.

Als ich im Sommer 2014 mit K. in einen Streit geraten war, weil sie an einer gut bekannten Stelle in der Stadt unbedingt in die falsche Richtung gehen wollte, verarbeitete die Normalisierungsmaschine in mir das nicht mehr auf die gewohnte Weise. Das war neu, auffällig auch deshalb, weil ihr Bewegungsgedächtnis in Städten immer legendär gewesen war. Als ich mit unserer Tochter darüber sprach, nannte auch sie einige Befremdlichkeiten, die für einen Termin bei einer Neurologin sprachen. Der Diagnoseprozess, der nun einsetzte, dauerte bis Februar 2017. Gewiss: Schon nach Testungen im Winter 2014/2015 im nahegelegenen Klinikum hatte der Neurologe dort uns im Frühjahr 2015 eröffnet, es liege zweifellos eine Demenz vor. Doch frage er sich, was es bringe, die genaue Art dieser Demenz zu bestimmen. Denn keine dieser Demenzen sei heilbar oder tatsächlich wirkungsvoll durch Medikamente zu behandeln. Wie bei anderen unabänderlichen Krankheitsverläufen sei es auch hier wohl eher richtig, sich nicht durch den dauernden Blick darauf lähmen zu lassen. »Genießen Sie Ihr Leben, Frau S.«, schloss er. K. hatte ihm fröhlich zugehört, als beträfe sie das alles gar nicht.

Die Ordnung des Alphabets und die Ordnung der Dinge

Wir gingen nun zwei Jahre lang weiterhin zu Testungen ins Klinikum. Bei intelligenten und gebildeten Personen wie K., erklärte unsere Neurologin, sei es schwieriger, Grad und Eigenart der Einschränkungen in Tests zu erfassen; es ergebe sich nicht so rasch ein klares und eindeutiges Bild. Tatsächlich erlebte ich ja täglich, wie K. gegen ihre Demenz anarbeitete. Unter der Überschrift »Bewusstes Dagegenarbeiten« habe ich für einen der ersten Termine bei der Neurologin notiert:

- Präzise und klare Organisation des Alltags und ihrer Arbeitsanteile
- Wiederfinden/Vergewissern von Wortbedeutungen im Lexikon
- Kreuzworträtsel und »Um die Ecke denken«. Stark in Buchstabenkombinatorik, schwächer in Sinnkombinatorik
- Aufrechterhalten der sozialen Aktivitäten
- Bewusstes Anwenden/Ausüben von Fähigkeiten wie Fahrradfahren, Autofahren, Spinettspiel.

Mich überrascht heute, dass sie damals noch mit mir »Um die Ecke« dachte. Das »Um die Ecke«-Rätsel der »Zeit« war seit den achtziger Jahren ein wöchentliches Vergnügen für sie gewesen; manchmal zog sie mich mit hinein. Seit Mitte der 90er war es ein gemeinsames Vergnügen geworden, eine fast intime Form des Beisammenseins, wenn wir uns am Wochenende eine Mittagspause gönnten. Als sie etwa ein Jahrzehnt später damit begann, die Lösungen, die ich fand, zu bewundern, fühlte ich mich irgendwie geschmeichelt. Doch es war offenbar eine Vorform der schrankenlosen Bewunderung, mit der sie in ihren letzten Jahren ganz einfache, selbstverständliche Dinge kommentierte, die ich erledigte, z. B. den Weg nach Hause zu finden.

Die Gewohnheit, gemeinsam »Um die Ecke« zu denken, war bald aus unserem Leben davongetrieben. Stattdessen lösten wir nun, bevor wir abends einschliefen, gemeinsam das Kreuzworträtsel aus der Tageszeitung. Hier war zur Erschließung nur ein Schritt nötig, eine Übersetzung gleichsam, und meist war ja der Gesichtspunkt genannt, unter dem die Begriffsentsprechung zu finden war. K. war damals noch – der Wortzerfall setzte erst später ein – sehr schnell darin, einzelne Buchstaben zu einem Wort von der richtigen Länge zu ergänzen. Auch wenn der Sinn nicht passte. Sinn und Bedeutungen verloren bei ihr schon die Tragfähigkeit, durch welche Wahrnehmungen ihren Zusammenhang finden. Noch etwas war auffällig: Das durch Bildung erworbene Wissen zog sich zurück, viel rascher als der muttersprachliche Wortbestand. Und von den fremdsprachlichen Bedeutungen hielten diejenigen sich länger, die sie früher in ihrem Leben gelernt hatte.

Das gemeinsame Rätseln vor dem Einschlafen behielten wir sehr lange bei, bis in K.s letzte Wochen. Es war eine rituelle Form beruhigender Nähe und fühlbarer Vergewisserung im Leben. Doch rätselte sie auch für sich alleine, und die Zeit, die sie dabei verbrachte, nahm in dem Maße zu, wie die Arbeit am Laptop oder mit Büchern abnahm. Deren Spuren verloren sich im Lauf des Jahres 2016. 2015 noch hatte ich sie mit einem Diercke-Schulatlas glücklich gemacht. Geographische Aufgaben beim Rätseln löste sie nun, indem sie im Register nachschlug. Sie ging bei einer Suche niemals mehr über das

Inhaltsverzeichnis, das ja eine Vorstellung von der Gestalt der Welt und von den Begriffen voraussetzte, mit der sie beschrieben wird. Das Alphabet des Registers hingegen war eine gleichsam eindimensionale Sortiermaschine, ebenso wie in den Lexika und Wörterbüchern, die sie noch einige Zeit benutzte. Als sie damit aufhörte, war es nicht die Ordnung des Alphabets, die ihr verloren gegangen war, sondern die Ordnung der Dinge. Der Weg vom Wort zum Ding oder vom Ding zum Wort war unsicher geworden. Nun waren ihr die Rätselblöcke am liebsten, bei denen sie auf der Rückseite nach den Lösungen schauen konnte. Zunächst versuchte sie die Lösung selber zu finden, schaute dann nach. Später, in ihrem letzten Jahr, schaute sie sofort nach und übertrug das Wort, das sie dabei flüsterte, um es sich einzuprägen. Wenn ich ihr Flüstern hörte, berührte mich das, wie alles, was sie tat, um sich im Leben festzuhalten.

Zwischen Wollen und Können

So gut sich K.s langsamer Abschied von den Wörtern in unser Leben hineinnehmen ließ, so aufregend und anstrengend war die Lösung vom Fahrrad- und vom Autofahren. Anfang November 2014 hatte K. einen dramatischen Fahrradunfall. Sie kam von einem ihrer vergeblichen Besprechungstermine zurück. Weil es früh dunkel wurde, war ich ihr entgegengefahren. Ich hatte schon Sorge, wenn sie allein mit dem Fahrrad unterwegs war. Als wir in unsere Straße einbogen, blieb ich auf dem breiten Bürgersteig der linken Seite, sie aber folgte einem plötzlichen Impuls, verließ den Bürgersteig und fuhr auf der Straße, bis ein schnell entgegenkommendes Auto sie zwang, auf den Bürgersteig der rechten Seite auszuweichen. Dabei stürzte sie und prallte mit dem Kopf gegen den Metallmast der Straßenlaterne. Ich ließ mein Fahrrad fallen, rannte zu ihr, fand sie bewusstlos und am Kopf stark blutend. Das Auto, das sie zum Ausweichen gezwungen hatte, war davongefahren. Eine junge Frau, die angehalten hatte, rief den Rettungsdienst an. Ich setzte mich auf den eisigen Bürgersteig, bettete K.s Kopf und Oberkörper vorsichtig auf meinen Schoß, versuchte ihre Lage zu erleichtern, wartete eine gefühlte Ewigkeit auf den Krankenwagen.

K. blieb eine Woche im Krankenhaus. Die Blutung in ihrem Kopf war bald zum Stillstand gekommen und hatte offenbar keine bleibenden Folgen. Im nächsten Frühjahr kauften wir ein neues Fahrrad. Noch etwa zwei Jahre machten wir gelegentlich Ausflüge. Ich wurde immer vorsichtiger, machte lieber unsere Spaziergänge am Nachmittag zu einer unumstößlichen Gewohnheit. K. liebte diese Spaziergänge, doch manchmal sagte sie noch: Früher bin ich ja auch Fahrrad gefahren, aber das wolltest du ja nicht mehr.

Sie zum Abschied vom Autofahren zu bewegen war sehr viel schwerer. Nicht nur, weil sie so gerne fuhr. Das Autofahren war eine Souveränitätsbastion, die sie verteidigte. Sie schien zu spüren, wie ich meine Anteile am gemeinsamen Fahren zu ihren Ungunsten verschob. Sie war eine gute und ruhige Fahrerin gewesen, doch nun war es viel anstrengender geworden, ihr Beifahrer zu sein. Sie blieb zwar aufmerksam und konzentriert und behielt – im ständigen Gespräch mit mir – die Verkehrslage im Blick, doch weil sie ihre Unsicherheit empfand, entwickelte sie Vorkehrungen, die ihr rasche Entscheidungen ersparen sollten. Auf der Autobahn hielt sie sehr große Abstände ein und blieb nach Möglichkeit auf der linken Spur. Sie zu einer an den Verkehrsfluss besser angepassten Fahrweise zu bewegen, war nicht leicht. Aufregender wurde es, als sich ihre Fahrweise änderte und Übervorsicht in Draufgängertum umschlug. Als wir im Herbst 2015 mit einer Freundin von F. nach Toledo fuhren, drängte sie heftig darauf, selbst ein Stück zu fahren. Ich hielt sie eine Weile hin; als der Verkehr ruhiger zu werden schien, wechselten wir. Die Fahrt wurde zu einem Höllenritt. Der Verkehr war keineswegs ruhiger geworden, die Autobahn kurvenreich, die Straßendecke sehr schlecht, A. litt auf der Rückbank. Doch K. bretterte unbeeindruckt dahin. Was willst du, sagte sie, da steht doch »120« und ich fahre 120. Sie hielt die rot umrandete »120« für ein Gebot. Mein Hinweis auf den

Unterschied von »Gebot« und »Verbot« kam nicht an, aber sie folgte meiner Aufforderung, fuhr auf einen Parkplatz und wir wechselten. Ich hatte schon vorher, aber eher beiläufig, versucht, mich über »Demenz und Autofahren« kundig zu machen. Nun fragte und suchte ich systematisch. Es zeigte sich: Weder eine ärztliche noch sonst eine Instanz würden mir mit einer Entscheidung helfen, es sei denn, ich ließe mich auf umständliche Verfahren mit ungewissem Ausgang ein. Aber es gab Fahrschulen, die Ältere hinsichtlich ihrer Fahrtüchtigkeit berieten und eine Überprüfung anboten. Ich meldete uns beide an. Als der Fahrlehrer ihr nach der Überprüfung riet, aufs Autofahren zu verzichten, protestierte K: »Das ist eine frauenfeindliche Entscheidung – *er* darf fahren und ich nicht?!« Tatsächlich hatte K. bei der Probefahrt keinen eindeutigen Fehler gemacht, war aber übervorsichtig gefahren und hatte sich durch ständige Rückfragen vergewissert. Die Dissimulationsmaschine hatte funktioniert und der erfahrene Fahrlehrer hatte das durchschaut.

Trotz ihrer Empörung akzeptierte K. die Entscheidung. Von nun an war klar, dass sie nicht mehr Auto fuhr, auch wenn sie mir das gelegentlich noch bitter vorhielt. Sie entwickelte bald ein ganz anderes, fast ehrfürchtig-religiöses Verhältnis zum Autofahren. Unsere Autofahrten wurden nach und nach zu einer Feier der Gemeinsamkeit für sie, zu einer Aktivität, an der sie durch ihre Fragen und Hinweise teilhatte und durch ihr überschwängliches Lob für meine Ortskenntnisse, die ihr wundersam erschienen. Das Auto, meine Einträge handeln gelegentlich davon, war zu ihrer rollenden Hülle geworden, und sie konnte nicht aufhören zu versichern, wie wohl sie sich neben mir fühlte.

K. lebte in diesen Jahren zwischen Wollen und Können. Sie empfand den Widerspruch, wollte ihn aber nicht wahrhaben. Das Autofahren war ja nur eines der Felder, auf denen sie sich behaupten wollte. Mit großer, doch nach und nach abnehmender Energie hatte sie versucht, an ihre Arbeitsfelder auch in W. wieder anzuknüpfen. Immer wieder zu erleben, wie das misslang, zermürbte sie und auch mich. Doch sie war von sich aus noch nicht in der Lage, die Versuche aufzugeben. Und ich fühlte mich zwischen Baum und Borke. Einerseits war es richtig, ihr Aktivitätsbedürfnis zu unterstützen, andererseits sah ich, dass das meist nur misslingen konnte.

Eine Ausnahme gab es, und wir waren beide darüber glücklich. Im Willkommens-Café für Flüchtlinge arbeitete K. noch etwa zwei Jahre lang mit. H., die das Café organisierte, wusste wie selbstverständlich, welche Aufgaben für K. passten. Und wie gut tat es K., wenn H. sie ab und zu spüren ließ, wie ernst sie ihr Engagement nahm! Als K. die Arbeiten schwerer fielen, vereinbarten wir einen langsamen Ausklang. Als es endete, schien K. erleichtert. Sie hatte gegeben, was sie noch geben konnte.

Ein schreckliches Paar

Dass die meisten Außenkontakte schwieriger verliefen, lag – meist jedenfalls – keineswegs an mangelnder Aufmerksamkeit der Menschen, auf die wir trafen. Sondern vielmehr daran, dass wir uns nach wie vor in einem ungeklärten Zwischenreich des Umgangs bewegten. Noch immer war keine abschließende Diagnose gestellt, die Tests gingen auch im Jahr 2016 weiter. Immer öfter peinigte mich das Gefühl, K.s Verhalten erklären zu sollen, es aber nicht zu können. Was sollte ich sagen? Es gab keine Formel, keinen Schlüsselbegriff, den ich irgendwie hätte einstreuen können. Und wollte ich das? Es hätte ja bedeutet, K. unter eine Art Quarantäne des Umgangs zu stellen, untauglich zur normalen Kommunikation, was für manches zutraf, aber keineswegs für alles. Und ich hätte mit dem Stempel »dement« ihre Anstrengungen entwertet, die sie unternahm, ihre Einschränkungen zu kompensieren.

Was wusste K. selbst von ihrer Demenz, was dachte, ahnte sie? Und wie ging sie mit dem um, was sie womöglich ahnte oder dachte? Dass ich die Frage im Rückblick heute so stelle, heißt auch: Ich habe nie mit ihr direkt über Demenz gesprochen. Hätte ich sie mit dem Thema konfrontieren sollen? Aber sie war ja damit konfrontiert, zumindest wenn wir zu ihrer Neurologin oder zu Testungen und Gesprächen ins Klinikum gingen. Nie eine Rückfrage oder eine Bemerkung dazu. In den Sprechzimmern inszenierte sie fröhlich Gespräche, als ginge es ums Wohlbefinden derer, die sie untersuchten. Als nähme sie gar nicht wahr oder ließe nicht an sich heran, dass es um sie und ihre Demenz ging. Ich sagte mir: Demenz nicht wahrhaben zu wollen, gehört offenbar zum Wesen der Demenz.

Doch war das zugleich richtig und falsch. Richtig, weil vieles am Verhalten der Kranken auf ihr Bedürfnis zurückgeht, den Fortbestand der Normalität zu verteidigen und Situationskontrolle zu behalten. Der Satz verdeckt jedoch, was ich so deutlich erst später wahrgenommen habe: Unter der Oberfläche des Verhaltens bleibt ein Selbst, welches sehr wohl über sich und seine Veränderungen nachdenkt, verlangsamt und irgendwie eingeschränkt zwar, doch mit dem Ziel, sich nicht zu verlieren. Deshalb hat mich nicht mehr wirklich überrascht, als eine Freundin mir später erzählte, K. habe im Herbst 2015 mit ihr über eine Demenzdiagnose gesprochen, die sie erhalten habe. Von den drastischen Worten des Neurologen im Frühjahr 2015 war also doch etwas bei ihr angekommen und hatte in ihr gearbeitet.

Warum hatte sie nicht mit mir darüber gesprochen? Vielleicht, weil ich Teil ihrer Umwelt war, der gegenüber sie sich doch keine Blöße geben wollte. Und die Normalisierungsmaschine in mir hatte mich ja all diese Jahre auch so gesteuert: möglichst viel von unserer Alltagsnormalität retten, die Clashs mit der Außenwelt ertragen und abmildern, wo es ging. Auch wenn das in mir nun immer stärker das Gefühl nährte, Mitgefangener ihrer Demenz zu sein.

In den Jahren 2016 und 2017 fühlte ich mich oft, als geriete ich von einer unlösbaren Situation in die andere. Sie konnten alle nur ausgehalten werden. Wenn K. nach der Landung des Flugzeugs gleich ihren Rucksack gereicht haben wollte, was wegen des Gedränges im Gang nicht möglich war, hatte ich nicht nur ihr Losbrüllen zu ertragen: »Nun gib mir endlich meinen Rucksack!« Sondern auch die erstarrten Mienen vieler Menschen, die uns anschauten, als wollten sie sagen: Was für ein schreckliches Paar. Und was für ein armer Kerl! Als K. für ein paar Tage im Krankenhaus war, musste ich täglich den

Unmut der Mitpatientinnen wegen K.s barschem Verhalten besänftigen. Das Krankenhauspersonal wunderte sich, wieso ich für K. keine Demenzdiagnose vorlegen konnte und sie auch keinen Pflegegrad hatte. Manche solcher peinlichen oder schrecklichen Situationen habe ich offenbar erfolgreich verdrängt, wie die, die unser Enkel mir kürzlich erzählte: Ich sei kurz bei den Nachbarn gewesen und als ich zurückgekommen sei, habe K. mich angeschrien, ob ich sie verlassen wolle und habe mit dem Küchenmesser herumgefuchtelt, mit dem sie gerade gearbeitet hatte. Das habe ihn sehr erschreckt. Die bis dahin regelmäßigen Übernachtungsbesuche unseres Enkels verloren sich in dieser Zeit.

Zwischenlagen und Selbstkonflikte

2016 war das letzte Jahr, in dem ich K. für ein paar Tage allein lassen konnte. Ihren persönlichen Alltag konnte K. noch organisieren. Sie beschäftigte sich gern und ausdauernd mit allem, was sie bei sich sein ließ – Spinett, Patience oder Kreuzworträtsel, mit Nachschlagen und Einprägen. Vor allem konnte sie noch zuverlässig telefonieren. So beruhigte ich mich mit täglichen Anrufen morgens und abends, wusste, dass die Nachbarn rechts und links einen Blick für sie hatten, vor allem, wenn sie sich im Sommer lange im Garten oder Hof aufhielten, und auch unsere Tochter hielt telefonisch Kontakt oder besuchte sie. An die beiden Wochenenden meines Seminars in Wien erinnere ich mich noch jetzt so gern, weil sie mir zurückbrachten, was mir wichtig war: mit jungen Menschen darüber nachzudenken, wie Gesellschaften über sich selbst lernen können. Und mit J., unserem Enkel, hatte ich sogar acht, neun Tage für einen entspannten Wanderurlaub in den Alpen, von dem ich eine Weile zehrte.

Doch begann ich in diesem Jahr auch schlecht zu schlafen. Die Selbstgewissheit des Schlafs, seine verlässliche Regenerationsfähigkeit kamen mir abhanden – zum ersten Mal seit gut 50 Jahren. Nicht schlagartig und nicht stetig, aber als Beunruhigung, die sich aktualisieren konnte. In diesen Jahren lernte ich nicht nur an K., wie Erinnerungsbahnen sich verlieren, sondern auch, an mir, wie sie sich reaktivieren können. Wie Impulse Wege finden können, die seit über 50 Jahren verschlossen waren, Erinnerungsspuren sich öffnen, die in eine Krisenlage des jungen Erwachsenenlebens zurückführen und Körpersignale erneuern konnten. Als ein Freund aus der Studienzeit bei einem Besuch nicht nur meinen ruhigen und souveränen Umgang mit K. bewundert hatte, sondern in unserem Gespräch auch an meine nervöse Magenerkrankung von damals gerührt hatte, hatte er sie unversehens wieder hervorgezaubert, und meine Sorgen begannen, sich mit meinen Magennerven zu unterhalten. Noch ein Zustand, den ich durch Disziplin unter Kontrolle halten musste.

Was machte mich nur so empfänglich für solche Impulse? Seit Jahren war ich doch schon gewöhnt, mich in Zwischenlagen des Lebens aufzuhalten: zwischen Demenz und immer noch keine Diagnose, zwischen meinen eigenen Vermutungen über die Art von K.s Demenz, zwischen K.s Wollen, weiter nach außen zu wirken und ihrem nachlassenden Vermögen dazu, zwischen meinen eigenen Arbeitsinteressen und der einschrumpfenden Zeit dafür, zwischen ...zwischen... zwischen. Und jedes dieser »zwischen« wollte zu einem »sowohl als auch« verbunden sein und ausgehalten werden. Lange hatte mich die Normalisierungsmaschine in mir davor bewahrt, in den Sog dieser alltäglichen Dilemmata zu geraten. Sie arbeitete weiter, glücklicherweise, ich versank keineswegs in einem Strudel der Unlösbarkeiten und der Verzweiflung. Es gab weiterhin gute Tage. Doch in dem Maß, in dem etwas in mir darüber nachdachte, dabei Zweifel produzierte und Gefühle der Unsicherheit erzeugte, wurde der Außenraum unseres Lebens zugleich zu einem Innenraum der Konflikte mit mir selber. Vor allem, wenn Blicke von außen mich gleichsam als zweite Person so neben mich selber stellten, wie ich mich aus den Augen der anderen wahrzunehmen glaubte. »Warum begibst du dich in diese Mitgefangenschaft mit Demenz?«, fragte diese zweite Person immer vernehmlicher. »Du, der du noch bei

Kräften bist und ein anderes Leben führen könntest!« Und: »Das kann nur schlimmer werden. Was willst du tun?«
  Die innere Szene meiner Selbstkonflikte verstummte nun nicht mehr. Ich musste lernen, mit ihr zu leben. Das gelang zunächst mehr schlecht als recht. Auch wenn unsere Existenz im Dazwischen sich 2017 gleichsam amtlich vereinfachte: Eine Diagnose über eine Alzheimer-Demenz wurde erstellt; ich erhielt eine Vertretungsvollmacht. Doch K. blieb, abgesehen von ihrer Demenz, auch in diesem Jahr gesundheitlich instabil. Jede der zahlreichen Untersuchungen war kompliziert, weil K. Fragen und Anweisungen immer weniger aufnahm. Die Anspannung, in der ich lebte, ließ mich auch in meinen Arbeitsbeziehungen dünnhäutiger werden. In einer Kontroverse brachte ich nicht mehr die frühere Gelassenheit auf; eine langjährige und freundschaftliche Arbeitsbeziehung zerbrach.

Schreiben als Rettungsversuch?

Außenkontakte zusammen mit K. bewegten sich in den Jahren 2016 und 2017 zunehmend an der Kante zum Irrealen, manchmal darüber hinaus, wenn sie K.s Erwartungen folgten. Erwartungen bilden sich in einem Horizont, in welchem sich Vorinformationen zusammenfügen und einschätzen lassen. Aber K. war nicht mehr in der Lage, solche Horizonte zu bilden. K. konnte deshalb ganz irreale Erwartungen hegen. Zum Beispiel, dass sie als Ehrengast zur Eröffnung einer großen nationalen Ausstellung zur Migrationsgeschichte geladen sei. Sie hatte einige Exponate beigesteuert. Und weil diese Ausstellung in mehreren großen Städten gezeigt wurde, glaubte sie zu all diesen Eröffnungen reisen zu sollen.
  Als wir im Herbst 2017 der Einladung eines befreundeten Paars zu einem größeren Fest folgten, erkannte K. niemanden von unseren früheren Freunden wieder. Obwohl sich einige sehr klug und zugewendet um sie kümmerten, stand sie nach der Vorspeise des Fest-

Schreiben als Rettungsversuch?

essens abrupt auf und verabschiedete sich. Es war ihr alles zu viel, zu viele Menschen, zu viele Gespräche, zu viel an vergeblicher Arbeit in ihrem Kopf. Ich nahm sie, wie schon üblich, bei der Hand, und wir gingen.

Ein paar Wochen zuvor hatte sich K. plötzlich vom Kochen verabschiedet. Jemand, der uns für ein paar Tage in F. besuchte hatte, hatte etwas über ein zu salzig geratenes Salatdressing gesagt. K. war nicht gekränkt, aber sie ließ von nun an das Kochen sein, das sie so gut beherrscht hatte. Sie hatte begonnen, den Konflikt zwischen Wollen und Können aufzulösen. Immer häufiger wollte sie nun nicht mehr, was sie nicht mehr konnte. K. konnte loslassen. Sie verbiss sich nicht mehr in die Verteidigung ihres früheren Selbst. Jedenfalls viel seltener.

Diese Wende, vor allem ihre erleichternde Bedeutung, ist mir erst später bewusst geworden. Mich bedrängte im Herbst 2017 das Gefühl meiner Mitgefangenschaft in der Demenz immer stärker. Was stand uns bevor? Und mir? Wie lange? Wie konnte ich Geduld und Zuwendung für K. bewahren, ohne mich selbst zu verlieren? Wie den Streit in mir lösen, wenigstens beherrschen? Auf einem Spaziergang in F. wurde mir klar: Wenn ich nicht zum Opfer von K.s Demenz werden will, muss ich sie zu meiner Aufgabe machen. Nicht nur als tagtäglicher Helfer, der ganz nah ist, sondern zugleich als ein Beobachter, der ferner steht. Der registriert, was er erlebt und darüber nachdenkt. Planmäßiger als bisher und nicht nur dann, wenn die Normalisierungsmaschine es nicht mehr schafft. Wenn ich über K. und unser Leben mit der Demenz schreiben würde, hätte ich einen Platz außerhalb und doch ganz bei mir selber. Einen Platz für ein Selbstgespräch, das sich nicht in kreisenden Gedanken verliere, sondern vielleicht von der größeren Klarheit profitieren würde, zu der Schreiben zwingt. Am Tag nach dem Spaziergang begann ich mit meinen Einträgen.

»Da gibt's ja noch ein frisches Licht!« – Tagebucheinträge 9/2017 bis 5/2020

»Vor zehn Jahren habe ich alles noch genau gewusst. Geht das so mit mir noch?«

27. 9. 2017 – in F., Andalusien

Fahrt nach Málaga. Besuch im Picasso-Museum und Einkauf von Kleidchen für die süßen Enkelinnen. K. ist die Strecke, obgleich oft gefahren, nicht mehr vertraut. Die gigantische Zementfabrik, ein industrieller Dino am Meer, nimmt sie wie etwas Neues wahr. In der Stadt erinnert sie sich aber, dass es dort Passagen mit 40 km/h-Beschränkung gibt. Sie teilt ihre Wahrnehmungen beständig mit, um sich ihrer zu vergewissern. Sie deutet eine etwas irritierende Situation richtig. Der vor uns fahrende Linienbus verlangsamte seine Fahrt vor einer Haltestelle, hält aber nicht an. Der Fahrer habe gesehen, dass die dort Sitzenden sich nicht erhoben, also offenbar auf einen anderen Bus warteten und im Bus habe niemand ein Haltesignal gegeben. Auf dem Weg zu unserer üblichen Tiefgarage fällt ihr auf, dass sie sich nicht an den Weg erinnert. Sie kann nicht mehr, was sie immer gern getan hat, mit mir streiten, wie ich zu fahren habe. Auch als wir das Parkhaus verlassen, kann sie sich nicht zurechtfinden. An einigen Stellen kommt eine Erinnerung auf dem Weg, z. B. an das Kino neben dem römischen Theater. Aber sie hat keine vorausgehende Erinnerung mehr, also keine Karte mehr im Kopf. Früher war ihre Ortskenntnis in Städten phänomenal.

»Vor zehn Jahren habe ich alles noch genau gewusst. Geht das so mit mir noch?«

Beim Einkauf der Kleidchen ist ihr der Unterschied zwischen zwei Stapeln, dem Ausgewählten und dem Zurückgewiesenen, nicht klar. Sie will partout beide kaufen. Zu Hause spielt sie nach der üblichen Ruhepause schön auf dem elektronischen Piano. Sie ist den ganzen Tag, wie eigentlich immer, gut gelaunt, fröhlich und zärtlichkeitsbedürftig. Abends schockt sie mich mit der Frage nach meinem Namen.

29. 9. 2017

Am späten Vormittag zum Strand, anschließend zum üblichen Eis mit café con leche. Sie möchte schon seit Beginn unseres Aufenthalts, dass ich für sie den Geschmack der Eiskugeln wähle. Anschließend bedankt sie sich überschwänglich, dass ich alles »so toll« einrichte, eine Gewohnheit, die sich schon seit ein paar Monaten herausbildet und oft ganz selbstverständliche Abläufe betrifft.

8. 11. 2017 – *in W.*

Nachmittags Fahrt zu Einkäufen nach H. Zunächst ist ihr die Strecke ungefähr klar, dann nicht mehr. W. sei ja jetzt unsere Heimat, hat sie auf der Hinfahrt gesagt, da würden wir diese Strecke sicher häufiger fahren. Ihr scheint vieles tatsächlich wie neu, so gründlich hat sie es vergessen. Es ist, als ob sie ihre Umgebung durch Fragen und Vergewisserung stets neu schaffen muss.

Später, am Abend: Sie hat sich zunächst im Liegen, dann beim Patiencespiel, dann am Spinett erholt. Wir essen beim Fernsehen, schauen Nachrichten. Sie schläft auf dem Sofa ein. Als ich gegen 20:30 Uhr den Fernseher ausmache, erwacht sie und wechselt ins Schlafzimmer aufs Bett. Ich decke sie mit Decken zu, verabschiede mich mit einem Kuss. Sie fragt nach meinem Namen, ich nenne ihn, sie zweifelt daran, dass ich G. sei, ich sei doch eine Frau. Ich lege meine Wange an ihre, reibe ein wenig mit meinen Bartstoppeln und sage: Ich habe doch einen Bart. Ja, sagt sie, immer noch etwas ungläubig, und einen Schnurrbart. Dann über »ich finde dich doch immer so schön« – was sie seit einigen Monaten immer wiederholt – findet sie wieder in die Identitätsspur, sagt: »Nachher rätseln wir wieder, dann schlafen wir und morgen früh legen wir uns ganz aneinander, Po an Bauch«.

12.11.2017

Für drei Tage war eine Freundin zu Besuch. Sie habe sie anders in Erinnerung, schmaler und blond, sagt K. nachher. »Mein blöder Kopf«, sagt sie. Die Gestalt -und Gesichtserkennung hat in den letzten beiden Jahren am deutlichsten nachgelassen. Über ihr Befinden spricht sie jetzt viel häufiger als früher. Sie versucht zu erfassen, was mit ihr und ihrem Kopf ist. Glücklicherweise versetzen diese Versuche sie nicht in Panik oder trüben ihre gute Laune. Gegenüber Dritten führt sie das Nachlassen ihres Kopfes auf den Fahrradunfall im November 2014 zurück. Gesprächen zu folgen strengt sie an. Deshalb zieht sie sich nach einer Weile gern zurück. Ich muss mir angewöhnen, ausdrücklicher mit ihr zu reden, nicht in abkürzenden Floskeln oder Andeutungen, wie sonst in Gesprächen üblich, die in einer gemeinsamen Umgebung miteinander geführt werden.

14.11.2017

Heute Nachmittag im Willkommens-Café für Flüchtlinge, zum ersten Mal seit drei Monaten wieder. Wie beim letzten Mal bleibe ich dabei und helfe bei der Arbeit hinter der Theke. Vor dem Aufbruch dorthin hatte sie gesagt, dass ihr alt werdender Körper ihr nahelege, diese Tätigkeit aufzugeben.

Für mich war der Nachmittag anstrengend. In öffentlichen Situationen, also mit Menschen, die von ihrem Zustand nichts wissen, muss ich immer versuchen, ihr Verhalten abzupuffern. Nicht alle gehen gelassen damit um, wenn K. ihnen zum Beispiel darüber, wie der Kaffee eingegossen oder die Wasserkanne gefüllt werden soll, Anweisungen geben will. Zwischendurch setzt sie mal H., die das Flüchtlingscafé organisiert, in Verlegenheit. Nachdem sie sie intensiv

»Vor zehn Jahren habe ich alles noch genau gewusst. Geht das so mit mir noch?« von der Seite angeschaut hat, sagt sie: »Du bist eine schöne Frau«. Ihr seit Monaten neu erwachtes Interesse an Körperlichkeit, am Anschauen und Berühren anderer, kann Fremde oder Außenstehende sehr in Verlegenheit bringen. R., eine Freundin in F., versucht seit einiger Zeit, K.s stürmischen und nicht enden wollenden Begrüßungs- und Abschieds-Umarmungen zu entgehen, und erträgt sie, wenn es sich nicht vermeiden lässt, mit großer Freundlichkeit.

15. 11. 2017

Wichtige Elemente im ständigen Neuaufbau ihrer Welt: 1. Zahlen und Daten. Sie vergegenwärtigt sich häufig, dass sie jetzt 76, bald 77 ist, vergleicht sich immer mit dem Alter anderer, fragt auch danach. Ihren Kalender, in dem sie aktuelle Termine notiert, hat sie stets bei der Hand, immer wieder vergewissert sie sich der Termine. 2. Die ständige Vergewisserung unserer Zusammengehörigkeit. Ihr Bedürfnis, mich auch in der Öffentlichkeit oder beim Autofahren beständig anzufassen, zu streicheln, mir einen Kuss zu geben. Ich bin das leibliche und kommunikative Medium ihres immer erneuten Realitätsaufbaus. 3. Sexualität spielt in ihren Äußerungen, gerade auch den erinnernden, eine viel größere Rolle als früher.

Mittags, nach dem Rätseln und vor der Ruhepause – in dieser Situation denkt sie oft über sich und uns nach – sagt sie: »Wie gut, dass wir uns getroffen haben. Du hast mich ja damals, als ich aus Peru zurückkam, in Heidelberg auf der Straße angesprochen und mich mit hoch in dein kleines Zimmer genommen.« In Wirklichkeit sind wir uns am Abend der Bundestagswahl 1969 in einem Haus im Hunsrück, wo wir ein Wochenende mit Freunden verbrachten, nähergekommen und zwar vorsichtig, Fuß für Fuß. Aus Peru und Chile war sie schon fünf Jahre zuvor zurückgekehrt.

11. 12. 2017

Baumkuchen backen. Im letzten Jahr hat sie in der Adventszeit weder Baumkuchen noch Stollen gebacken. Unsere Tochter hat mir K.s

Rezept in übersichtliche Arbeitsschritte zerlegt. K. hat bei der Arbeit geholfen, indem sie die Eier getrennt und Eischnee hergestellt hat, wollte aber partout den fertigen Teig auf einmal, statt Schicht für Schicht, in die Form geben. Kurze Schreierei. Danach erkläre ich ihr den Sinn nochmal, vor allem, dass sie das immer so gemacht hat. Das wisse sie nicht mehr, sagt sie kleinlaut. Meine Unsicherheit, ob es wirklich gut ist, sie so mit der früheren Version ihres Selbst zu konfrontieren. Aber sie soll doch auch wissen, was sie gewusst, gekonnt, getan hat. Ihr Baumkuchen war viele Jahre lang ein beliebtes Adventsgeschenk für Kinder und Freunde.

1.1.2018

Seit dem 27.12. waren wir unterwegs; zuerst, am 27., über M. nach T.T. Unterwegs Gespräche über ihre Wahrnehmungen. Was das für ein See sei, der sich dort – sie zeigt in den Himmel – abzeichne. Weil das ordnende Hintergrundwissen verblichen ist, ist sie ganz der Macht der Augenblickseindrücke ausgesetzt. Nur für einen Moment ist mir neulich an der Elbe gelungen, diese überwältigende Kraft zu durchbrechen. Sie hatte gemeint, auch der Mond, schon als blasser Halbmond sichtbar, bewege sich hinter den rasch vorbeiziehenden Wolken. Ich zeigte ihr mit dem Geäst eines Baums, dass sich demgegenüber der Mond überhaupt nicht bewegte, wohl aber die Wolken. Sie staunte einen Moment, sah aber im nächsten schon wieder den Mond in Bewegung.

Am 28.12. sind wir von der Mosel in den Odenwald gefahren. Ich habe den Weg durch D. und O.R. gewählt, wo wir von 1978 bis 1994 gewohnt haben. O.R. war das Wirkungsfeld, in dem sie am meisten bewegt und Spuren hinterlassen hat: Sie hat als Elternbeirätin den Kindergarten umgekrempelt, für eine neue Leitung gesorgt, als Elternbeirätin in Grundschule und Gesamtschule sich um eine Verbesserung der Schulwege und Lernverhältnisse und ganz besonders um migrantische Kinder und Eltern gekümmert. Sie hat als Mitbegründerin und treibende Kraft des deutsch-türkischen Arbeitskreises durch gesellige Aktivitäten (z.B. Eltern-Kind-Ausflüge am Wochen-

»Vor zehn Jahren habe ich alles noch genau gewusst. Geht das so mit mir noch?«

ende) oder spektakuläre Veranstaltungen (z. B. eine öffentliche türkische Hochzeit) das Selbstbewusstsein der Migranten beispielhaft gestärkt und für ein integratives soziales Klima am Ort gesorgt. Die Eingesessenen nannten sie, halb spöttisch, halb bewundernd, »Türken-Mami«, die Eingewanderten liebten sie. Wenn sie durch den Ort ging, dauerte das Stunden, weil sie an jeder Ecke jemanden traf, der sie um Rat fragte oder ein Schwätzchen halten wollte.

Nun sagten ihr weder das Haus, indem wir 16 Jahre gewohnt hatten, noch unsere Straße, noch die vertrauten Wege ins Ortsinnere mehr etwas. Keine Reaktionen des spontanen Wiedererkennens. Auch ein berührendes Denkmal ihrer Aktivitäten, das Aprikosenbäumchen mit Gedenkstein im Hammergarten, erkannte sie nicht wieder. Es war 2011 der krönende Abschluss eines Ausstellungsprojektes »50 Jahre türkische Einwanderung in O.-R. gewesen, das sie angetrieben und vor allem mit zwei Freundinnen und mit dem türkischen Arbeiterjugend-Verein realisiert hatte. Die Ausstellung war zu einem großen Erfolg geworden und hatte viele Besucher berührt – K.s letztes gelungenes Projekt.

Im Ferienhof, wo wir uns mit den Familien unserer Kinder treffen, fällt es ihr schwer, sich an die Örtlichkeiten zu gewöhnen. Den Weg zwischen unserer Wohnung und dem Aufenthaltsraum, der einige Richtungswechsel einschließt und ein kleines Stück über den Hof führt, lernt sie bis zum Ende nicht sicher. Weil die Gestalt-Erinnerung nicht mehr funktioniert, kann sie unsere Enkelinnen nicht auseinanderhalten. Die Zahl der Personen, wir sind ja neun, und deren wechselnde Zusammensetzung sind für sie anstrengend, ebenso die Gespräche. Daher zieht sie sich oft zurück, liegt auf dem Rücken auf dem Bett, rätselt, sinniert und wartet, bis ich komme. Vom ersten Tag an fragt sie wie ein Kind, wie lange wir noch bleiben, zählt die Nächte, die noch zu schlafen sind. Sie grüßt und verabschiedet sich mit förmlicher und wiederholender Freundlichkeit, seit langem eine Möglichkeit für sie, Interesse und Teilnahme zu zeigen, weil sie es ja im Gespräch nicht mehr kann. Für die vierjährige Enkelin ist das irritierend, weil vom üblichen Erwachsenenverhalten abweichend.

Die Zweijährige scheint das nicht zu stören, und am letzten Tag haben die beiden ein fröhliches Tête-a-Tête.

5.1.2018

Heute Nacht war sie von starken Hustenanfällen geplagt; wir haben beide aus dem Odenwald eine Erkältung mitgebracht. Von 1:00 Uhr bis 3:30 Uhr bemühten wir uns, mit Einreiben, Hustensaft, Wasser trinken, die Hustenanfälle in den Griff zu bekommen. Es gelang schließlich, sie schlief ein und hat seitdem nicht mehr gehustet. Zwischendurch hatte sie gesagt: »Ich geh in den Iran, da wird man getötet, da falle ich niemandem mehr zur Last.«

8.1.2018

Heute Morgen zur Kontrolle bei der Hausärztin. An der Theke will sie, wie immer, die Anmeldung selber in die Hand nehmen, wie immer achtet sie dabei nicht auf Situation und Umgebung, nimmt die Bitte der Sprechstundenhilfe nicht wahr, noch einen Moment zu warten. Als die Sprechstundenhilfe dann Zeit hat, kläre ich die Anmeldung rasch, K. kann sich schon setzen, die Sprechstundenhilfe sagt leise zu mir: »Sie haben's auch nicht leicht«, ich antworte: »Nicht immer«. Gern hätte ich ihr erläutert, dass zu Hause alles viel leichter für mich ist als in öffentlichen Situationen, in denen sie ihre fortbestehende Selbstständigkeit und Situationskontrolle zeigen will.

12.1.2018

Gestern Termin bei der Neurologin. Zunächst ein standardisierter Test. Der in meinen Augen deutlichste Ausfall: Aufgefordert, eine Reihe von Dingen zu nennen, die sie beim Einkauf im Supermarkt kaufen würde, schafft sie es nicht, sich in diese Situation zu versetzen. Sie argumentiert, das könne sie nicht sagen, weil wir noch gar keinen Einkaufszettel geschrieben hätten. Sie ist außerstande, sich diese Situation bloß vorzustellen. Der Verlust des Möglichkeitsraums fällt

»Vor zehn Jahren habe ich alles noch genau gewusst. Geht das so mit mir noch?«

mir schon länger auf. Doch ist diese Beobachtung für den Test selber offenbar uninteressant, er ist allein auf eine Messung von Gedächtnisleistung angelegt, und an dieser Stelle kam es auf die Anzahl der Alltagsprodukte an, die der getesteten Person einfallen. Das Gespräch über den Einkauf – Bananen hat sie schließlich genannt – veranlasst sie, mit überströmender Herzlichkeit die Sprechstundenhilfe zum Frühstück mit Joghurt und Bananen einzuladen.

Im Gespräch mit K. M., unserer Neurologin, erhalte ich Hinweise und Formulare zur Einstufung in Pflegegrad und Behinderung. Ich erwähne, dass Personenerkennung und räumliche Orientierung deutlich nachgelassen haben und nenne Beispiele. Das sei entwicklungstypisch.

21. 1. 2018

Heute Morgen beim Frühstück. Wir sprechen, wie oft, über das, was sie sich für den Tag vornimmt, zum Beispiel nachher den Plastikmüll in den Keller zu bringen, eine der Pflichten, die sie sich zuschreibt. »Und wo sind die Tüten dafür?« »Aber K.«, sage ich vielleicht mit einer Spur Strenge, »die liegen doch im Keller, im Regal«. »Wie dumm«, sagt sie etwas schuldbewusst, »vor zehn Jahren habe ich alles genau gewusst. Geht das so mit mir noch?« Ich umarme sie, sage, »Ja, du hast immer alles genau gewusst, doch jetzt geht das doch auch toll mit uns beiden zusammen«. Wenig später sagt sie, wir sitzen einander wieder gegenüber: »Es drängt mich einfach aus meiner Brust, ich muss dich umarmen, es ist so schön.«

Sie muss die Welt ihrer Alltäglichkeit stets neu herstellen, auch Selbstverständlichkeiten besprechen, sich der Zeitabläufe und Daten vergewissern, zum Beispiel, dass sie bald 77 wird. Nachts, wenn sie wach ist, flüstert sie spanische Zahlen vor sich hin. Auch wo sie sich befindet (»das ist ja die Holzdecke unseres Schlafzimmers«), muss sie sich vergegenwärtigen. Doch die Ränder dieser Welt versinken immer wieder im Nebel der Ungewissheit.

Tagebucheinträge

25.1.2018

Uran oder Urin? Heute Morgen, sie kommt von oben herunter: »Ich bin mal wieder ganz dumm. Heißt es Uran oder Urin?« »Urin ist die Pipi, Uran ist ein Metall, aus dem Bomben gebaut werden«, sage ich. »Urin kommt aber nicht im Lexikon vor«, sagt sie. Sie schaut erneut nach, findet es, findet auch »Uran« und liest vor. »Wie bist du darauf gekommen, kam das im Kreuzworträtsel vor?« Es stellt sich heraus, dass sie wohl ohne Kreuzworträtsel auf Wortsuche war. Sie hatte beim Frühstück aus dem Radio »iberische Halbinsel« aufgeschnappt und dann gefragt, wie das Gebirge heiße, das Frankreich (sie sagte Frankfurt) und Spanien trenne. Ich hatte »Pyrenäen« gesagt und sie hatte offenbar oben mit dem Duden das Wort festigen wollen, glaubte aber – vielleicht durch »Ural«, ein anderes trennendes Gebirge – es habe »Uran«, »Urin« oder »Uron« geheißen, wobei »Uran« und »Urin« ihr vertrauter klangen, weshalb sie mit der Frage kam. Sie ist ein wenig beschämt, schlägt, wie oft in solchen Situationen, leicht gegen ihren Kopf, sagt: »Seit ich 77 bin« und: »Vor zehn Jahren habe ich das alles noch gekonnt.« Ich nehme sie in den Arm und drücke sie. »Das ist so toll mit dir«, sagt sie.

»Ich bin so froh, dass meine Hände das mit meinen 77 Jahren noch so gut können«

26.1.2018

Ihr Spinettspiel. Präludium, Alla Turca, Notenbüchlein. Ihr Programm ist seit Jahren identisch. Fast immer fragt sie mich, was ich hören will, und ich nenne ihre Stücke von Bach und Mozart, die sie dann oft zwei- oder dreimal hintereinander spielt. Ich kann leider nicht mit ihr musiktechnisch über ihr Spiel sprechen, auch wenn sie mir manchmal an den Noten etwas zeigt. Doch stört sich mein grobes Wahrnehmungsvermögen auch nicht an der Verstimmtheit des Instruments oder gelegentlichen Fehlern, mich nervt nichts und ich werde des Hörens auch nicht überdrüssig. So kann ich, ohne mich selbst zu belügen, meine Lobesworte nach oben rufen, während ich unten lese oder schreibe. Oder nach oben gehen und sie loben und streicheln. Sie sagt dann: »Ich bin so froh, dass meine Hände das mit meinen 77 Jahren noch so gut können.« »Ja, du hast richtig flott und schwungvoll gespielt.« »Und wenn es dir gefallen hat«, sagt sie, »dann finde ich das toll«. Und sie ist sehr fröhlich. Dass die Abläufe gleich und die Kommunikation stereotyp sind, stört sie gar nicht. Denn die Situation wird immer neu geschaffen. So sind weder ihr Spiel noch meine Worte durch Wiederholungen verbraucht. Es ist die immer erneuerte Selbstwirksamkeitserfahrung, die ihr Spiel und die Reaktion darauf so wichtig macht.

1.2.2018

Gestern K.s Geburtstag. Sie wird 77 und hat sich schon seit Wochen damit beschäftigt. Mittags ab 15:30 Uhr Kaffee bei uns mit Kuchen von unserer Tochter. Mit J., dem Enkel, übe ich zwischendurch französische Vokabeln. B. und I., langjährige Freunde, kommen dazu. K. spielt ihre Stücke und erntet viel Anerkennung. Gegen 17:00 Uhr laufen wir ein Stück an der Elbe entlang, glücklicherweise hört der Regen auf und es klart auf bei frischem Wind.

Es war, glaube ich, ein rundum schöner Geburtstag, den sie hatte. Etliche Freunde und Verwandte haben geschrieben oder angerufen; meist muss ich ihr dann erklären, um wen es sich handelt. Nicht immer öffnet meine Erklärung bei ihr eine Erinnerungsspur, wie bis vor etwa zwei Jahren zuverlässig. Telefongespräche nehme ich an, wie schon seit geraumer Zeit, und reiche mit einer kurzen Erklärung (»deine Cousine«) an sie weiter. Sie hat mittlerweile eine gewisse Routine im verbergenden Telefonieren mit starken Höflichkeits- und Freundlichkeits-Redewendungen und der Vermeidung von Inhalten. Als eine langjährige Freundin heute Morgen anrief, merkte man nur an überflüssigen Erklärungen, dass sie nicht recht weiß, mit wem sie spricht.

3.2.2018

Fernsehszene: Während der Tagesschau will sie, wie oft, mit mir über anderes reden, gleichzeitig streichelt sie sehr besitzergreifend meine Hände. Ich entziehe ihr meine Hände und sage etwas ungehalten, dass ich doch gerade den Nachrichten zuhöre. Darauf sie: »Du verstehst ja auch, was sie sagen, ich nicht«.

Auf die gemeinsame Fernsehstunde abends will sie keineswegs verzichten. Sie ist ein wichtiges Ritual ihrer fortbestehenden Teilhabe an der Welt. Doch sind ihre Wahrnehmungen oft auf nebensächliche Details bezogen, z.B. die Krawatte des Sprechers oder das Gesichtsprofil einer Figur. So baut sie eine Eigenwelt der Kommunikation auf, eine Nische in der kleinen Welt der alltäglichen Gemeinsamkeiten von K. und G.

8.2.2018

Gestern der Besuch des MDK (Medizinischer Dienst der Krankenkassen) wegen Pflege-Antrag und Einstufung. K. ist zeitweise dabei, zeitweise zieht sie sich zum Spinett zurück. Die Gutachterin erfragt K.s Selbständigkeitsgrad und unsere Lebensumstände. Ich überlasse die Befunde und schildere an Beispielen die Veränderungen im letzten Jahr, insbesondere hinsichtlich Personenerkennung und räumlicher Orientierung.

Gestern Nachmittag habe ich begonnen, Eric Kandels Autobiographie zu lesen. »Dank des Gedächtnisses«, heißt es im 1. Kapitel, »können wir die Probleme unseres Alltags lösen, indem es uns mehrere Tatsachen gleichzeitig vor Augen führt, eine Fähigkeit, die für die Problemlösung von entscheidender Bedeutung ist. Allgemeiner betrachtet, versieht das Gedächtnis unser Leben mit Kontinuität. Es liefert uns ein zusammenhängendes Bild der Vergangenheit, das unsere aktuelle Erfahrung in ein Verhältnis rückt.«[1] Kontinuität, Zusammenhang und Verhältnis sind ja Schlüsselwörter, zu denen ich bei meinem Nachdenken über K. immer wieder greife. Doch frage ich mich, ob die Herstellung von Zusammenhängen allein Leistung des Gedächtnisses oder ob sie nicht zuerst Leistung einer Zuordnungsfähigkeit ist, die das wahrgenommene oder vom Gedächtnis gelieferte Material in eine zusammenhängende Ordnung bringt. Bei K. habe ich immer wieder den Eindruck, dass es die Zuordnungsfähigkeit, also die ordnende Verknüpfung der Dinge ist, die ihr vor allem verlorengeht.

In Literatur über Demenz habe ich bisher zu den spezifischen Syntheseleistungen, der Herstellung von Zusammenhängen, nichts gelesen. Ohne einen ordnenden Hintergrund wie zeitliche Abfolge, räumliche Verhältnisse, Ursachen oder der Relevanz-Erschließung – wichtig/unwichtig, wahrscheinlich/unwahrscheinlich, real/irreal etc. – lässt sich die Welt, in der wir uns bewegen, nicht zusammenfügen. Es sind gerade diese Leistungen, deren Nachlassen oder Ausfallen mir bei K. zuerst aufgefallen sind.

10. 2. 2018

Gestern Abend Staatsoper, »Fidelio«. Wir haben ein »kleines Opernabo«, vier Aufführungen. Unser letzter Opernbesuch etwa vor einem Jahr, »Carmen«. Wie damals gehen wir auch diesmal in der Pause. Für K. war es genug so. Ich wäre gern geblieben, doch war es mir auch lieb zu gehen, weil ich immer im Zwiespalt wegen K.s manchmal unangepassten Reaktionen dasaß. Anfangs wollte sie mir, wie sie das oft tut, ihre Beobachtungen (»schau, die spiegeln sich ja«) und Fragen mitteilen, was die Nachbarschaft nicht schätzte: »Wir sind doch hier nicht zu Hause beim Fernsehen.« Sie wollte auch, wie sie das beim Singe-Nachmittag auch macht, gerne den Rhythmus auf ihren Beinen schlagen und laut und demonstrativ mit erhobenen Armen applaudieren. Mit einer Mischung von Streicheln und Festhalten versuchte

---

1 Eric R. Kandel: Auf der Suche nach dem Gedächtnis. Die Entstehung einer neuen Wissenschaft des Geistes. 5. Aufl. München 2007: Pantheon – Zitat S. 26

ich sie daran zu hindern, was sie einmal, weil ich sie ihrem Empfinden nach wohl etwas hart am Handgelenk hielt, mit einem lauten »Au« quittierte. Sie war danach ein bisschen gekränkt und verhielt sich ruhiger. Dennoch war ich dann erleichtert, als sie zu Beginn der Pause sagte, dass wir jetzt gehen sollten, weil es schön, aber genug sei. Wir haben dann in einem kleinen Restaurant in der Nähe noch etwas getrunken. Ich habe versucht, ihr ein wenig die Handlung zu erklären. Sie sagte bei allem, an dem ich anknüpfen wollte, das habe sie nicht bemerkt und verstanden – und klopfte sich gegen den Kopf. Es sei sehr schön gewesen, dass wir den Ausflug in die Oper gemacht hätten, so auch heute Morgen noch einmal.

21. 2. 2018

Eben beim Spaziergang im Wildgehege. Als wir uns darüber unterhalten, wie wir nach einer Pause weiter gehen wollen, kann sie mit meinem Vorschlag, das Tiergehege durch den Haupteingang zu verlassen, nichts anfangen. Wir sind diesen Weg, wie alle Wege dieses begrenzten Wegenetzes, in den letzten Jahren immer wieder und meist in kurzen zeitlichen Abständen, gegangen. Ich will ihr helfen, indem ich aufzähle, worauf wir auf diesem Weg nacheinander treffen: die Uhus, Norbert, den Nerz, dann die Tierskulpturen aus Holz, ihre »institutionellen Tiere«, wie sie sie nennt, vor dem Ausgang und den Spielplatz nach dem Ausgang. Sie kann sich den Weg als Abfolge offenbar nicht vorstellen. Erst auf dem Weg realisiert sie jeden dieser Punkte als ihr vertraut. Sie freut sich, dass Frost und Schnee den »institutionellen Tieren« nichts ausgemacht haben.

Auch hier zeigt sich: Der Verlust der Erinnerung ist der Verlust eines Zusammenhangs, der die Erinnerungsbilder tragen und ordnen kann. K. kann den Weg nicht mehr als Vorstellung aufrufen. Erst als wir ihn gehen, ist ihr jede Station, an die wir gelangen, wie selbstverständlich vertraut. Als wir zum Spielplatz kommen, bemerkt sie, dass heute gar keine Kinder da seien.

2.3.2018

Heute Morgen beim Aufwachen. Sie hat länger geschlafen, weil wir gestern wieder in der Oper waren. »Hast du gut geschlafen?«, fragt sie. »Wir sind doch zuhause in W., ich erkenne das an der Holzdecke«. Sie erzählt, nachts hätten ihr das linke Bein und der Fuß weh getan. Jetzt, wo sie wieder wisse, dass sie nicht einsam sei, nicht mehr. Beim Frühstück, sie rührt den Zucker in den Kaffee: »Ich rühre erst in die eine Richtung, dann in die andere. Das habe ich in der Apotheke gelernt. Das ist ja schon lange her. Daran hat sich mein Kopf erinnert.« Sie lacht, schlägt sich gegen den Kopf und findet ihn wenigstens ein bisschen rehabilitiert. Sie schaut mich intensiv an, als wollte sie sich meiner vergewissern. »Nächstes Jahr sind wir 50 Jahre zusammen«, sagt sie, »wollen wir das dann feiern?« »Klar«, sage ich, »darüber haben wir doch schon gesprochen«.

Bei der Rückfahrt aus der Oper hat sie mehrfach gesagt, wie schön der Abend gewesen sei, wie schön es überhaupt mit mir zusammen sei und wie gut ich alles organisiert hätte. Sie hat ein Bewusstsein ihrer Einschränkungen und ist oft damit beschäftigt. Fast alles, was sie bewusst tut, hat mit deren Bewältigung zu tun: Die Eintragungen in den Kalender (sie führt drei Kalender, einen in der Handtasche, einen in der Küche, einen oben), die tägliche Vergewisserung über den Wochentag als Einordnung in die Gegenwart und über ihr Alter, über meines und das der Kinder als Anker in der Lebensgeschichte. Ihr Altersstatus (»ich mit meinen 77 Jahren mache das doch noch ganz gut«) ordnet ihre Einschränkungen positiv ein und ihr Spinettspiel, das Kreuzworträtseln oder Patiencelegen sind Gelegenheiten der Selbstbestätigung.

Tagebucheinträge

»Ich muss meinem Kopf beibringen, dass Du derselbe bist«

11.3.2018

Nun habe ich eine Weile nichts eingetragen, weil ich die Zeit, die mir für mich bleibt, für die Vorbereitung der Tagung am kommenden Freitag nutze, aber auch, weil wir eine stetige, ruhige Zeit hatten und nichts Eintragenswertes anfiel. Auch der Besuch, den wir letzten Sonntag hatten, brachte nichts aus dem Gleichgewicht. Wie aus heiterem Himmel daher heute beim Mittagessen die folgende Identitätsverwirrung: Sie zeigt mir ihren Ring, den sie ihren Ehering nennt, und fragt, ob ich auch einen habe. Ich verneine, sie sagt: »Der hatte auch keinen«. »Wer?« »Der G.« »Aber ich bin doch der G.« »Ich dachte, du bist ein Neuer, ein anderer, du bist viel schöner als der G. früher.« Wir lachen beide. Sie: »Ich muss meinem Kopf beibringen, dass du derselbe bist.«
    Warum schockieren mich solche Identitätshavarien immer wieder? Weil sie meine Vorstellung, ihre Verluste an Umgebungssicherheit ein wenig ausgleichen zu können und ihr dadurch Halt in der Welt zu geben, ins Wanken bringen. Was wird, wenn sie mich nicht mehr als einen und denselben, diesen Halt nicht mehr als Bleibendes, erkennt?

31.3.2018

Kurz nach vier ruft K.s Freundin S. an. K. spielt ihr, während ich telefoniere, ein Präludium von Bach und Alla Turca von Mozart auf dem Keyboard vor. Ich erwähne, dass jetzt auch das Keyboard in ihrem Zimmer aufgestellt sei, sie lieber darauf spiele, weil das Spinett neu gestimmt werden müsste. S. findet, dass sie sehr schwungvoll spielt.
    Nach dem Telefongespräch stellt sich heraus, dass K. sich nicht erinnert, dass sie ihrer Freundin auf diesem Keyboard auch in deren

Wohnung schon vorgespielt hat. Das war vor zwei Wochen, und als ich ihr unsere Reise nach D. beschreibe, schaut sie ungläubig, bis ich erwähne, dass sie mit S. bei meinem Vortrag gewesen sei; daran erinnert sie sich. Wir hatten das Keyboard vor dieser Reise erworben, und es hatte für sie den Mittelpunkt der Reise gebildet. Danach hat sie gleich gewünscht, dass ich es in ihrem Zimmer aufbaue.

An diesem Ort und in dieser Funktion hat es nun für sie seinen täglichen Sinn, alles andere sonst ist versunken. Das Jetzt des Alltagslebens, seine Gleichförmigkeit und seine räumliche und personale Überschaubarkeit, die sich wiederholenden, festgelegten Abläufe, werden immer mehr zu einer kleinen Insel im Meer der Ungewissheit. Diese kleine Insel, darauf laufen K.s Aktivitäten hinaus, muss jedoch verteidigt werden: durch Vergewisserung des eigentlich Selbstverständlichen (wie die Abend für Abend nach der Tagesschau wiederholte Formel: Ich lege mich jetzt aufs Bett, später gehen wir zusammen ins Bett – ich muss das jedes Mal bekräftigen) oder durch Vorbesprechung des doch Immergleichen, wie die morgendlichen Absprachen über den Verlauf des Vormittags, die immer erneute Nachfrage, womit sie mich erfreuen könne auf dem Spinett oder Keyboard, und die immer gleiche Antwort, mein auch immer erwartetes Lob dafür.

1.4.2018

Um eine Anregung aus der Lektüre von Kandel aufzugreifen: Ist die Widerstandsfähigkeit von Erinnerungen womöglich lustgesteuert? Dazu habe ich schon Beobachtungen notiert: wie sie unser Kennenlernen erotisch akzentuiert erzählt, wie sie ihr Leben der 60er Jahre auf Perioden intensiverer Lebensfreude und erotischer Attraktivität zusammenschneidet: Zürich, Peru, unsere Begegnung in Heidelberg. Die dazwischen liegenden längeren Zeiten sind verschwunden. Der zweijährige Südamerikaaufenthalt schnurrt auf die drei Monate in Peru mit der Liebesepisode mit dem peruanischen Arzt zusammen und daran schließt sich gleich – ihre ganze Studienzeit in Heidelberg verschwindet! – unsere Begegnung an.

Tagebucheinträge

Gestern vor dem Einschlafen sagte sie erneut, wie sehr sie unser Zusammensein genossen habe; sie erinnere sich auch, dass ich ihr anfangs viel erzählt habe, aber was, wisse sie nicht mehr – es waren ad hoc erfundene, etwas skurrile Wildwestgeschichten. Als sie heute beim Mittagessen wieder ausgerechnet hat, wie lange wir uns kennen, sagte sie wie überfließend vor Glück: »Weißt du, wie glücklich du mich damals gemacht hast in deinem Zimmer im Studentenheim, als du mich auf der Straße getroffen hast und mich mit zu dir hochgenommen hast?«

2.4.2018

Beim Frühstück heute, wie fast üblich, der Anstoß zur Fortsetzung des gestrigen Themas: »Wie schön du bist, ein schöner Mann, ich bin ganz verliebt«. Sie steht auf, um durch einen Kuss zu prüfen, ob meine Wangen nach dem Rasieren glatter sind als vorher. Ihre erotische Emotionalität ist auf eine Weise und in einem Maß freigesetzt, wie ich es früher nur in seltenen Momenten gekannt habe, nun als Dauererscheinung. Allerdings scheint sie, was im letzten Spätsommer in F. noch durchaus der Fall war, kein Interesse an genitaler Sexualität mehr zu haben.

Wie ist diese Steigerung des Glücksempfindens und der Freiheit, darüber zu sprechen, zu erklären? Hat sie mit einer allgemeinen Erhöhung der Empfindlichkeit oder Empfindungsfähigkeit zu tun, wie sie auch an ihrer gesteigerten Geräusch-, Druck-, Schmerzempfindlichkeit zu beobachten ist? »Sind wir heute eine Prinzessin auf der Erbse?«, hatte etwa ihr Zahnarzt im letzten Sommer zu ihr gesagt. Und die letzte MRT-Aufnahme war stark verwackelt, weil sie nicht ruhig gelegen hat, es sei so laut gewesen. Welche Schwellen sind abgesenkt oder geschwunden? Schwächen sich die Grenzen des Selbst, des Ich, so ab, dass Empfindungen fast widerstandslos nach außen fließen? Dafür sprechen auch einige andere Beobachtungen: die distanzlose Heftigkeit, mit der sie Menschen begrüßen oder umarmend verabschieden kann. Die strahlende Fröhlichkeit, mit der sie auch Menschen, denen sie gar nicht nahe steht, sagen kann: Du bist schön. Ihre Angewohnheit, den Verkäuferinnen an der Kasse nach dem Bezahlen in wohlgesetzten Worten eine Ansprache zu halten, in der sie ihnen jegliches Wohlergehen wünscht. Auch der – nach meinen Vorhaltungen wieder besser beherrschte – Impuls, im Restaurant ihre Zahnprothese herauszunehmen, weil nach dem Essen etwas stört; oder ihr Drang, im Konzert oder in der Oper spontan und andauernd zu applaudieren.

15.4.2018
In den letzten Tagen viel Besuch, für unsere Verhältnisse jedenfalls. Zunächst B. und I., mit uns lange befreundetes Paar, denen sie sehr schwungvoll auf dem Spinett vorspielt. Dass sie sich an sie und die Geschichte unserer Freundschaft nicht erinnert, hindert überhaupt nicht daran, eine spontane und fröhliche Beziehung aufzubauen. Sie lacht viel. Später, als der Besuch weg ist, fragt sie mich, wer das war.

Gestern und heute war unser Sohn zu Besuch. Sie findet ihn schön und versichert ihm das ein ums andere Mal. Abends, K. hat sich schon aufs Bett gelegt, unterhalte ich mich lange mit R. über die Situation seiner Familie, über ihre Pläne, über seine Arbeit, aber natürlich auch über K. und mich, über die casita in F. – behalten oder verkaufen? – über die 68er und deren spezifische Sozialisation, doch auch über die aktuelle Politik.

Am späten Nachmittag – wir hatten R. drei Stunden zuvor zum Hauptbahnhof gebracht – fragt K., wo denn jetzt die junge Frau sei, die in letzter Zeit doch immer bei uns gewesen sei.

K. ist sehr lieb, oft rührend hilflos und ich glaube, sie empfindet, wie ihr vieles entschwindet. Das versetzt ihr aber glücklicherweise keinen Schock, scheint sie meist auch nicht ins Grübeln zu bringen. Sie findet immer rasch in ihr fröhliches Gleichgewicht zurück, jedenfalls in der geschützten Hülle unserer Zweisamkeit. Die muss morgen allerdings eine Prüfung aushalten; die Reise nach F. steht an und mit ihr relativ viele ungeschützte Situationen.

»Die Frau freut sich doch, wenn ich sie so begrüße!«

19.4.2018 – *in F.*

Unsere Reise war ein Auf und Ab. Es ist schon anstrengend, immer von neuem eigentlich Selbstverständliches erklären zu müssen und fortwährend Zuneigungsimpulse zu erwidern. Die im Flugzeug mit zwei kleinen Kindern vor uns sitzende junge Schweizerin hielt K.s Freundlichkeitsoffensiven gut aus, sagte mir aber nachher am Gepäckband: »Sie ist ja ziemlich dement, Ihre Frau«. Sie komme aus der Pflege und sehe das. Auch wenn ich das weiß, schockt mich eine solche Außenwahrnehmung immer noch. In F. gegen Mitternacht angekommen, erkennt K. zunächst nichts wieder, sie versteht nicht, wo wir sind. Auch das Haus scheint ihr zunächst fremd, ich zeige und erkläre ihr vieles, schließlich sagt sie: »Das ist ja wie in F.!«

29.4.2018

Mit K. über den Burgberg gelaufen. Wir brauchen jetzt eineinviertel bis eineinhalb Stunden, weil sie sehr häufig eine Sitzpause braucht und weil sie öfter stehen bleibt, von einer Zuneigungswelle überflutet ist und mich küssen mag. Sie begrüßt alle Menschen, die wir treffen, äußerst nachdrücklich und laut. Fast alle nehmen das, obwohl es sichtlich nicht situationsangepasst ist, freundlich auf. Viele verstehen offenbar recht unmittelbar, was mit ihr ist. Manchmal sage ich ein erklärendes Wort und finde Verständnis, wenn sie etwa einer ganz fremden Frau den Arm tätscheln will.

3.5.2018

Heute, Donnerstag, ist Markttag. Und es ist seit jeher ein Muss für sie, auf den Markt zu gehen. Doch haben sich die Abläufe stark verändert. Früher, das heißt, bis vor vier bis fünf Jahren, ging sie allein auf den Markt, nahm ihren kleinen Einkaufstrolley, kaufte dann an den

Ständen, wo man sie schon kannte, vor allem Gemüse ein und schaute nach Mitbringseln. Oft ging ich dann etwas später auch runter, um ihr beim Transport über die vielen Stufen nach oben zu helfen. Vor zwei bis drei Jahren war etwas anders geworden. Zwar blieben die äußeren Abläufe gleich, doch bemerkte ich, dass sie nicht mehr zielgerichtet einkaufte, sondern eher wahllos nahm, was ihr ins Auge fiel und zahlte, was man von ihr verlangte.

Beim Marktgang hält sich der Kaufdrang nun in Grenzen, sei es, weil sie sich durch die Fülle der Angebote überfordert fühlt, sei es auch, weil ihr das Gehen und das Stehen schwerer fällt. So landen wir zu ihrer Erleichterung nun recht schnell in unserem Lieblingscafé und beobachten das Marktgeschehen.

4. 5. 2018

»Nur, damit ich mich richtig erinnere«, hat sie bei unserem Gang über den Berg heute Vormittag gefragt: »Sind wir miteinander verheiratet? Und haben wir ein oder zwei Kinder? Unsere Tochter«, sagt sie dann, »hat die zwei Kinder?« Ihr fallen dann die Namen der Enkel ein. Also drei Enkel haben wir. Dass auch die engsten Familienverhältnisse rekonstruiert werden müssen und meine eigene Identität für sie nicht stabil ist, erschreckt mich immer von neuem. Für sie ist diese Erfahrung offenbar mit keinem Erschrecken verbunden. Auch wenn ihr fraglich ist, mit wem sie da gerade den Berg hinab spaziert, beunruhigt sie das offenbar nicht.

6. 5. 2018

Gegen 11:30 Uhr brechen wir zu unserem Gang über den Berg auf, Sonnenschein, aber noch kühle Luft. Nach ein paar Schritten begegnen wir drei Touristinnen, sie grüßt wie immer, überschwänglich mit mehrfach wiederholtem »Muy buenos dias«, sie umarmt eine der Touristinnen, Küsschen links, Küsschen rechts. Die Frau spielt das fröhliche Begrüßungsspiel mit. Als wir weiter gehen, sage ich: »Aber K., du kennst die Frau doch gar nicht.« »Doch«, sagt sie, »sie begegnet uns jeden Tag und sie freut sich, wenn ich sie so begrüße.« Ich versichere ihr, dass wir die Frau noch nie getroffen hätten, doch das beeindruckt sie gar nicht. Wir haben dann einen sehr schönen gemächlichen Gang mit vielen Sitzpausen und natürlich einem kleinen Rhythmuskonzert an der Metallskulptur. Ein vorübergehendes deutsches Touristenpaar macht ihr ein freundliches Kompliment dafür. Das tut ihr so gut, dass sie während des Spaziergangs mehrfach darauf zurückkommt. Sie ist so ungeheuer bedürftig nach Anerkennung, einen guten Teil des gemeinsamen Tages bin ich damit beschäftigt, ihr Anerkennung zu spenden: für ihre Musik, für ihr Aussehen, für ihre Kreuzworträtselleistungen. Lob, Anerkennung und alle Formen emotionaler Zuwendung halten offenbar ein Selbstgefühl aufrecht, das sich sonst ständig verliert.

9.5.2018

Heute sagt sie, als ich nach den Abendnachrichten hochkomme und mich zu ihr setze:»Dann gehen wir nachher, um halb elf, ins Bett.« Ich:»Und machen unser tolles Rätsel.« Und dann, mit jenem Blick, dem ich schon seine Verirrtheit, Ratlosigkeit oder Verlorenheit ansehe:»Und wo ist die schöne junge Frau, die heute Nachmittag da war?«»Da war keine schöne junge Frau, ich habe keine gesehen.« Ich streichle ihr Gesicht und sage:»Du bist eine schöne Frau.«

11.5.2018

»Jerusalem liegt doch in den USA?«, fragt sie bei den Abendnachrichten, nachdem sie gefragt hat, welche Stadt im Hintergrund des Nachrichtensprechers abgebildet ist. Alles Bildungswissen ist auf die Mobilisierung von Zusammenhängen angewiesen, ist verknüpfende Leistung. Wenn die nicht mehr gelingt, löst sich Weltwissen in Myriaden von Splittern auf. Es ist auch hoffnungslos, Brücken zu bauen, weil die in ihrem Kopf keinen Widerhalt mehr finden. Wenn ich ihr beim gemeinsamen Kreuzworträtseln eine Hilfe auf der Bedeutungsebene gebe, funktioniert das nicht, wohl aber ziemlich oft auf der Buchstabenebene. Das Wort »Strudel« z.B. findet sie kaum, wenn ich sage: ein Wirbel im Wasser, eher, wenn ich sage: das Wort beginnt mit St. Der Unterschied zwischen scheiternder Sinnerschließung und gelingender Buchstabenkombination ist verblüffend. Beim Buchstabenkombinieren ist sie flott, schlägt aber öfter auch sinnwidrige Lösungen vor, wenn nur die Buchstaben passen. Wenn ich ihr sinnerschließend helfen will, dauert es, auch bei Naheliegendem, oft lange. Trotzdem lieben wir beide das gemeinsame Rätseln, ein Beisammensein in einem gemeinsamen Denkraum, in dem sie Erfolgserlebnisse hat.

»Ich fühle mich dann wie 17«

13. 5. 2018

Wir sind nach einem gemächlichen Gang über den Burgberg bei R. auf dem Mirador zum Mittagessen eingekehrt. Zwei Stunden, so lange brauchen wir mittlerweile, die mich am Ende an den Rand meiner Geduld bringen. Nicht wegen der Langsamkeit der Bewegung und der häufigen Pausen. Sie sind bei allem, was man in der Nähe und der Ferne sehen kann, ein Genuss. Sondern wegen ihrer besitzergreifenden Umgangsweise. Immer wieder soll ich bestätigen, dass ich weiß, dass sie mich liebe, dass ich ein schöner Mann sei, dass diese Fragen mir nicht lästig sind. Oft hält sie mich an der Hand fest, um mich zu küssen, wobei ich wiederum versichern soll, dass mir das nicht lästig ist. Gewiss, das sind ihre Lebensäußerungen, und dass es so positive und lebhafte Gefühle sind, die sie dazu drängen, ist ein großes Glück. Doch spricht sich darin auch, so scheint mir, ein durch ihre Krankheit umgeformtes Herrschaftsbedürfnis aus, ein Versuch, Situationskontrolle durch ein lautes Setzen ihrer Äußerung zu erlangen. R., der Wirt, kommt zum Beispiel an unseren Tisch, erzählt eine Anekdote, sie redet laut dazwischen, als ob es das laufende Gespräch gar nicht gäbe, und wiederholt, dass sie als Nachtisch ein Eis haben möchte.

Schon vor Jahren hat mich, etwa bei Gesprächen mit Freunden, ein unvermitteltes Dazwischenreden gelegentlich perplex gemacht. Seit etwa fünf Jahren weiß ich, dass das ein Zeichen dafür ist, dass sie dem Gespräch nicht folgen kann und sie ihre Äußerung, die mit dem Gesprächsinhalt gar nichts zu tun hat, als ein Mittel dagegensetzt, um die Situation in ihrem Sinn zu verändern. Wenn ich mich in W. zum Beispiel mit der Nachbarin über den Zaun hinweg unterhalte, kann sie hinzutreten und durch laut vorgebrachte gute Wünsche oder Abschiedsformeln die Situation in eine Gruß- oder Abschiedssituation verwandeln wollen. Die formelhaften, immer mehrmals wiederholten Grüße oder guten Wünsche sind sozusagen die Standardwährung ihrer Gespräche mit anderen. Damit bringt sie oft überschwängliche Freundlichkeit zum Ausdruck und begrenzt zugleich die Gesprächssituation auf ihre Möglichkeiten. Und sie sind eine Möglichkeit, Resonanz zu erzeugen und Selbstwirksamkeit zu empfinden.

So erklärt sich m.E. auch die schon erwähnte Manie, jeden Entgegenkommenden lauthals und mehrfach zu grüßen. Wenn ich sage, dass das zufällig anwesende Touristen sind, die gar nicht erwarten, von ihr gegrüßt zu werden, meint sie, die Leute würden sich doch darüber freuen. Die meisten schauen zwar erstaunt, aber nicht unfreundlich und deuten diesen unvermittelten Grußüberfall vermutlich richtig. Doch weil es eben am Ende unseres Weges ist, dass wir vermehrt auf flanierende Touristen in der Calle Alta treffen, strapaziert das meinen schon fast leeren Geduldsakku. Und im Restaurant, wie heute anschließend, bin ich wie immer unter Leuten auch der Moderator unangepasster Äußerungs- und Verhaltensformen. »Ach, ich mit meinen 77 Jahren darf das«, sagt sie – und schlägt laut auf dem Tisch einen Rhythmus.

16.5.2018

Nach dem Frühstück legt sie sich hin und rätselt. Als ich aus dem Bad komme: »Das ist doch toll für meinen Kopf.« Sie schaut mich an: »Das ist doch toll für mich, mit dir zusammen zu leben. Außerdem bist du schön«. Aber gleich auch: »Ist das lästig?« Ich küsse und streichle sie, sage, wie gut wir es zusammen haben. Wenig später: »Dass wir so eine tolle Beziehung haben! Ich fühle mich dann wie 17!«

20.5.2018

Als ich heute Morgen mit meinen beiden Brüdern telefoniert habe, sagt sie merkwürdigerweise: »Deine Mutter und dein Vater waren ja meine Tante und mein Onkel«. Ich erkläre ihr, dass meine Eltern ihre Schwiegereltern gewesen seien, doch der Begriff scheint ihr nichts zu sagen. Sie hat offenbar die Vorstellung der durch Heirat entstehenden Verwandtschaftsgrade verloren. Verwandtschaft ist nur noch die Herkunftsfamilie. Dort weist sie meinen Eltern Tante/Onkel-Positionen zu.

21.5.2018

Gestern habe ich Oliver Sacks' »Der Mann, der seine Frau mit einem Hut verwechselte«[2] gelesen. Sehr aufschlussreich. Vor allem, dass Sacks den Begriff des Urteilsvermögens ins Zentrum seiner Interpretation rückt, bestärkt mich in meinen Wahrnehmungen und Deutungen. Denn es sind, wie ich ja verschiedentlich notiert habe, die einordnenden und verknüpfenden Fähigkeiten, deren Schwinden bei K. zuerst wahrzunehmen war. Dieser Verlust könnte es sein, der dann alle anderen Ausfälle nach sich zieht. Nur wenn Erscheinungen, Geschehnisse, Erfahrungen, also alles in der natürlichen und sozialen Welt, miteinander in Beziehung gesetzt, verglichen und in Begriffen geordnet werden kann, sind Urteile, das heißt begründete Aussagen über etwas möglich. Urteilsvermögen ist zwar eine individuelle Fähigkeit, aber in seiner Praxis immer sozial, eine individuelle Stimme

---

2   Oliver Sacks: Der Mann, der seine Frau mit einem Hut verwechselte. 40. Aufl. Hamburg 2018: Rowohlt – vgl. insb. S. 20–22 u. 40f.

zwar, aber an die anderen gerichtet. Ist es eingeschränkt, entstehen befremdliche Gesprächssituationen.

22.5.2018

Wir gehen unseren üblichen Weg nach unten. Dabei begegnen wir den Tischen einer Taperia. Sie sind heute unbesetzt. Wahrscheinlich deshalb bemerkt K., dass auf allen Stühlen und Tischen »Cervezas Alhambra« steht. Sie wundert sich darüber. Ich helfe zuerst mit der Bedeutung von cerveza, die sie offenbar nicht mehr weiß, und sage dann, dass »Alhambra« auch der Name einer Brauerei in Granada ist. Doch klärt das für sie überhaupt noch nicht, warum das auf Tischen und Stühlen steht. Denn meine Information kann nicht mehr an ein Alltagswissen anknüpfen, dem klar ist, dass die Aufmachung von Gaststätten häufig sehr sichtbar mit Biermarken verbunden ist. Die Aufschrift bleibt für sie rätselhaft. Das selbstverständliche Hintergrundwissen, das den gemeinsamen Horizont der Lebenswelt bildet, geht bei Demenz offenbar verloren.

24.5.2018

Málaga, im Museumsshop. Glücklicherweise gibt es dort Sitzgelegenheiten. Während ich nach netten Mitbringseln suche, blättert sie in einem Buch, einem richtig dicken Wälzer. Als ich bei ihr vorbeikomme, erklärt sie, das Buch kaufen zu wollen. Sie hat seit ungefähr drei Jahren kein Buch mehr gelesen, liest seit sicher einem Jahr außer den Kreuzworträtseln nichts mehr. Sie will über ihren Buchkauf, es ist eine Kunstgeschichte Spaniens, nicht mehr sprechen, geht zur Kasse, bezahlt das Buch. Später gibt mir die Frau an der Kasse 5,20 € zurück, die ihr K. hat schenken wollen. Sie versteht den Unterschied zwischen Bezahlen in einer Buchhandlung und Bezahlen im Restaurant mit einem Trinkgeld nicht mehr. Während ich hastig weitersuche, sehe ich, wie sie den Museumsshop mit ihrer Büchertüte verlässt. Nur mühsam und mit Stimmaufwand bringe ich sie zu ihrem Sitzplatz zurück und beende schnell meinen Einkauf. Dann verlassen wir das Museum, ohne irgendein Kunstwerk angeschaut zu haben. Die Möglichkeit dazu hat sich in den letzten drei Jahren rapide reduziert: zunächst sehr rascher Durchgang, dann Sitzplatz-strategisch angelegte Besichtigung, das heißt, ich besichtige in Räumen, in denen sie sitzen kann, dann, letztes Jahr: ich bringe sie ins Café und schaue rasch das eine oder andere an, nun bloß noch ein nervöser Besuch im Museumsshop.

»Du hast mich schon immer intellektuell nicht ernst genommen!«

25. 5. 2018

Heute Vormittag mein Gang auf den Fuerte, heute Nachmittag Strandbesuch. Wie üblich laufen wir 100–150 Meter an der Wasserlinie entlang, dann hat sie das Bedürfnis zu sitzen. Wir lassen uns im Sand nieder, der heute durch den frischen Wind sehr angenehm temperiert ist. Wir sitzen entspannt in der Sonne, lauschen den Wellen und schauen dem Strandleben zu. Währenddessen hat sie ein nicht nachlassendes Bedürfnis, mich zu streicheln und zu sagen, wie glücklich sie ist. Ich kann das hier viel besser ertragen als etwa auf der Straße oder im Café. Am Strand sitzend darf man ein wunderliches altes Paar sein.

29. 5. 2018

Fahrt nach Granada. Ich hatte vor einer Woche Tickets für die Gärten der Alhambra besorgt; wir haben uns dort immer wohlgefühlt. Und seit wir in F. einige Wochen des Jahres verbringen, gehörte ein Alhambra-Besuch immer dazu. K. meint aber heute früh, wenn ich etwas in Granada zu erledigen hätte, könne ich doch auch allein fahren, sie bleibe lieber zu Hause. Sie liebt die ruhigen Zeiten im Haus ohne Außenanforderung sehr. Ich erkläre ihr noch einmal, was wir in Granada vorhaben. Wir würden unseren täglichen Spaziergang heute eben in den Gärten der Alhambra machen. Wir seien im Mai 1970 zum ersten Mal dort gewesen, wir seien damals im Auto und mit Zelt einen Monat durch Spanien gefahren. Sie erinnert sich nicht, sagt, seit dem Fahrradunfall vergesse sie so viel. Bis vor zwei bis drei Jahren war ihr diese abenteuerliche und politisch erlebnisreiche Reise noch gegenwärtig. Auch an unsere vielen Besuche in Granada seit 1996 erinnert sie sich nun nicht mehr, als wir durch die Gärten gehen. Auch nicht an die Tanztheateraufführungen von Lorca-Stücken, die wir an wunderbaren Augustabenden dort erlebt haben. Als wir an dem Freilichttheater vorbeigehen, sagt ihr das nichts mehr. Vor zwei Jahren noch hat sie dort gesagt: Das waren tolle Aufführungen, die wir hier gesehen haben.

2. 6. 2018

Am Verstörendsten bleiben für mich die Identitätshavarien. Heute Nachmittag vor dem Einschlafen fragte sie: »Fliegst du denn mit nach H.?« »Wohin sollte ich denn sonst fliegen?« »Vielleicht nach Darmstadt, nach Freiburg oder nach Berlin, ich weiß nicht:« »Aber wir sind doch zusammen in W. zu Hause!« Sie greift in mein Gesicht, findet meinen Schnurrbart, sagt: »Oh, bin ich blöd!« Morgens hatte sie, als ich ihr auf dem Laptop Bilder von meinem Weg auf den Fuerte zeigte, mich auf einem Selfie ebenfalls am Schnurrbart identifiziert, keineswegs mit spontanem Gesichtserkennen. »Außerdem«, hatte sie gesagt, »trägst du die Mütze verkehrt herum, wie du das oft machst«.

Woher die Instabilität meiner Identität, wo wir doch Tag und Nacht zusammen sind, immer aufeinander bezogen, sie nichts tut, ohne sich bei mir zu vergewissern oder – beim Gehen außerhalb – an meiner Hand zu sein? Ich bin sozusagen ihre permanente Vergewisserungsagentur, ihr Anker in der Realität, ihr einziger Kommunikationspartner, ihr Lebensorganisator und Versorger – und doch sind meine Umrisse offenbar schwimmend, meine Identität nicht fest. Ich vermute, dass ich mittlerweile ein Aggregat ihrer Männe-

»Du hast mich schon immer intellektuell nicht ernst genommen!«

rerinnerungen und -projektionen bin, eine Figur, in der ihre früheren Freunde, aber auch Variationen meiner selbst zusammenfließen. Wenn ich zum Beispiel einen Vorschlag von ihr zurückweise, etwa als unrealistisch oder unpraktisch, kommt in letzter Zeit immer als Gegenschlag: »Du hast mich schon ›69 intellektuell nicht ernst genommen«. Davon kann nach meiner Erinnerung überhaupt nicht die Rede sein. Ich finde keine Spur, auf der ich erschließen könnte, was sie damit meint. Vielleicht habe ich etwas gründlich verdrängt. Wohl aber erinnere ich mich gut, dass sie sich, als wir uns näher kennenlernten, mit eben diesen Worten über einen früheren Freund beklagt hat.

Um die akute Bedeutung dieser Formel an einem Vorkommnis von heute zu verdeutlichen: Als wir nachmittags an den Strand fahren, besteht sie auf einem Parkplatz im Schatten. Ich sage, es sei Nachmittag, da gebe es im Unterschied zum Vormittag keinen Schattenparkplatz, weil die Sonne anders stehe. Ihre Vermutung, dass es einen Schattenplatz gebe, könne nicht richtig sein. Und wir hätten es auf ihren Wunsch hin auch schon zweimal ausprobiert. An dieser Stelle der Gegenschlag: Ich hätte sie schon immer intellektuell nicht ernst genommen.

5. 6. 2018

Gestern ein Gang am Strand, heute über den Berg. Mir wird das keineswegs langweilig, K. schon gar nicht. Obgleich wir an den immer gleichen sieben Punkten eine Sitzpause machen, ist in diesem großartigen Amphitheater der Landschaft doch jedes Mal Neues zu entdecken. Für K. umso mehr, als jeder dieser so gleichen Gänge wie ein Gang ins Ungewisse ist. Es ist gerade das nächste Etappenziel, welches sie, wenn wir darüber sprechen, erfasst. Und an unseren Seh-Punkten muss doch immer neu besprochen werden, was man dort sieht: Die erdigen, landwirtschaftlich genutzten Lomas auf der einen Seite etwa und die felsige Sierra auf der anderen Seite und ihr Unterschied, oder der Pinto auf der einen, der Fuerte auf der anderen Seite. Ob heute unten im Tal des Huigerón Wanderer zu entdecken sind? Und ob heute das Bewässerungsbecken auf dem Lizar ganz gefüllt ist?

»Du bist mein Mann, ich bin deine Frau, ich freue mich so, dass ich mich wieder erinnere«

20. 6. 2018 – *in W.*

»Die Caritas ist eine Apotheke«, behauptet sie und möchte davon auch nicht abgehen. Inder Regionalsendung war etwas über die Caritas gemeldet worden und sie hatte wissen wollen, was »Caritas« sei. »Du hast doch bei der Caritas in D. gearbeitet«, hatte ich da gesagt. Was sie zu dem Schluss führte, dass Caritas eine Apotheke sei. Denn an sich als Arbeitende erinnert sie sich nur noch in der Apotheke, ihrem frühesten Arbeitsplatz. Ihre berufsbiographische Erinnerung scheint seit Beginn der 70er Jahre getilgt. Auch als ich ihr ein paar Stichworte zu ihrer Arbeit im Migrationsdienst der Caritas nenne, erinnert sie sich nicht.

Ein wenig zuvor hatte mich etwas anderes geschockt. »Ist das hier dein Haus?«, hatte sie gesagt, als sie zum Abendessen kam. »Das ist unser Haus, K.« Sie wirkt ungläubig und irritiert. »Aber da hat doch vorher jemand anderes gewohnt?« Offensichtlich hält sie mich für jemand anderen als heute Nachmittag. »K., ich bin dein Mann«, sage ich deshalb nachdrücklich, »und der Vater deiner Kinder«. »Wissen die denn, dass du ihr Vater bist?«, fragt sie, offensichtlich immer noch unsicher, wer ich denn sei und wie ich zu ihr stehe. »Und bist du es, der nachher bei mir schläft?«

11. 7. 2018

»Wo ist denn meine Mutter?«, fragt sie mit einem etwas verstörten Blick, nachdem sie ein wenig geschlafen hatte. »Ich bin hier, K., dein

Mann, deine Mutter nicht. Hast du gerade von deiner Mutter geträumt?« Sie nickt. Meine Vermutung ist, dass die Identitätsabbrüche nach Schlafphasen mit Träumen zusammenhängen können, die sie nicht als solche erkennt und die nach dem Aufwachen als ein scheinbarer Rest von Wirklichkeit zurückbleiben.

13.7.2018

Heute Nachmittag war sie wieder beim Singkreis. Sie ist allein hingegangen, wir hatten den Weg nochmal besprochen. Weil sie für die letzte Abbiegung unsicher schien, bin ich nach einigen Minuten mit dem Fahrrad hinterhergefahren und habe von ferne geschaut, ob sie den Weg findet. Sie ging langsam und mit Mühe.

Ich habe währenddessen den Wohnungswochenputz gemacht. Als ich sie kurz vor fünf vom Singen abholen wollte, hielt mich die Leiterin der Einrichtung an, sie müsse mit mir sprechen. Meine Frau sei auffällig, hätten die zuständigen Mitarbeiterinnen ihr berichtet, sie sei unruhig und zeige ein merkwürdiges Verhalten. Sie wolle z.B. den Mitarbeiterinnen beim Bezahlen 10 € statt 2,50 € aufdrängen. Ich sagte, K. leide tatsächlich an Alzheimer-Demenz, sei in Pflegestufe 2, ich hätte auch Kontakt zum Pflege-Stützpunkt aufgenommen usw., im Grunde für den Anlass überflüssig. Ich frage mich nun, ob K. weiterhin zu diesem Singe-Nachmittag hingehen kann, ob die Botschaft also war, dass sie mit ihrem Verhalten so aus dem Rahmen falle, dass das für die anderen alten Menschen und die Betreuerinnen nicht mehr zumutbar sei.

Bin ich durch meine dauernde Nähe blind für das Ausmaß der Veränderung geworden? Mit distanzierterem Blick nahm ich beim Betreten des Raums die Auffälligkeit der Situation deutlicher wahr oder – vielleicht besser – ließ eine Wahrnehmung der Auffälligkeiten eher zu. K. saß, wie in den letzten Wochen immer schon, allein in der Mitte mit einigem Abstand zu zwei Blöcken von Anwesenden, hatte die Schuhe ausgezogen, ein Bein über einen Stuhl gelegt, wirkte stark enthusiasmiert und schlug mit übermäßigen Armbewegungen den

Takt. Ich versuchte, sie etwas zu dämpfen, mit wenig Erfolg, weil sie meinte, das sei doch alles gut und schön so.

8. 8. 2018

Gazpacho. Wie oft hat sie diese wunderbare andalusische Sommersuppe zubereitet. Nun fragt sie, was das für eine Suppe sei, die ich nach ihrem Rezept bereitet hatte. Sie schmeckt ihr, aber der Geschmack erinnert sie an nichts. Auch mit den Paprika-, Gurken- und Tomaten-Stückchen, die eingestreut werden, kann sie nichts mehr anfangen. Sie hatte immer großen Wert auf diese Beigabe gelegt, nun muss ich es ihr erklären. Dass mit dem Verlust der Verknüpfungsfähigkeit und der Erinnerung eine ganze Lebenswelt versinkt, die einem Leben Kontur, Sinn, Selbstorientierung und Verständigungsfähigkeit gegeben hat, ist für mich immer noch schockierend und in seiner Radikalität schwer nachvollziehbar.

14. 8. 2018

Das Lebensalter ist ein wichtiger Anker ihrer biographischen Vergewisserung, wie auch die Berechnung der Dauer unserer Beziehung, »49 Jahre«, hat sie flüsternd gestern vor dem Einschlafen ausgerechnet. Als sie nach dem Frühstück voller Vorfreude auf ihren Vormittag nach oben geht, sagt sie, mich heftig umarmend: »Du bist mein Mann, ich bin deine Frau, ich freue mich so, dass ich mich wieder erinnere«.

Nach einer knappen Stunde kommt sie herunter, um zu bekräftigen, wie gut es sei, dass wir verheiratet seien und dass wir das jetzt wieder wüssten, um dann zu fragen: »Oder waren wir zwischendurch einmal getrennt?« Sie hat den Anfang unserer Gemeinsamkeit wiedergefunden, doch die versunkene Zeit zwischen Damals und Jetzt bleibt undurchdringlich.

»Hilf meinem messrigen Gedächtnis!«

20. 8. 2018

Am letzten Freitag ging K. zum ersten Mal verloren. Sie war um halb drei Uhr zum Singe-Nachmittag gegangen, dort aber nicht angekommen, wie ich zu meinem Schrecken feststellte, als ich um 16:15 Uhr für die letzte Dreiviertelstunde dazukommen wollte. Ich fuhr mit dem Auto zwei Suchrunden; gegen 17:00 Uhr, als ich zuhause schauen und den Anrufbeantworter kontrollieren wollte, stand sie am Hofeingang und unterhielt sich mit den Nachbarn. Sie habe das Gebäude nicht gefunden, habe erfolglos Leute gefragt, war dann in der Stadt umhergeirrt. Sie war glücklicherweise auf ein Straßenschild unserer Straße gestoßen und in die richtige Richtung gelaufen, bis sie das Häuschen erkannte. Später hat sie sich ganz sachlich mit mir über die Orientierungsverluste unterhalten. Sie wusste auch noch, dass sie früher unschlagbar gut darin war, sich in Städten zurechtzufinden.

31. 8. 2018

Gestern Nachmittag ist ihr in der Praxis von Frau Dr. L. ein Basaliom an der Nasenwurzel neben dem linken Auge entfernt worden. Unsere Hausärztin hatte es mit sicherem Blick erkannt und Frau L. hatte erklärt: Wenn man unter Krebsarten wählen dürfe, wäre es klug, ein Basaliom zu wählen. Es müsse zwar entfernt werden, weil es sich nach innen fresse, streue aber nicht. Die kleine OP hat K. zu meiner Erleichterung sehr gelassen und geduldig ertragen. Ich hatte etwas Sorge, weil sie in den letzten Jahren sich so schmerz- und berührungsempfindlich gezeigt und alles, was ihr lästige Empfindungen bereitete, abgewehrt hatte. Das hatte ich Frau L. auch gesagt; sie und ihre Helferin gingen sehr ruhig und schön erklärend, aber nicht überfordernd, mit K. um, ich hielt und streichelte ihre beiden Hände, K. war aufmerksam und antwortete gut auf Fragen, zum Beispiel ob sie an der betäubten Stelle noch etwas spüre. Oft kommen solche

Fragen ja gar nicht bei ihr an. Sie blieb ruhig liegen, Frau L. entfernte mit einem Skalpell ein Hautstück, nähte dann zu und nach zehn Minuten war alles erledigt. K. erhielt großes Lob, wie toll sie alles gemacht habe.

Ihre Situationspräsenz scheint sich wirklich stabilisiert zu haben. Was sich auch verändert hat: Sie scheint mehr und intensiver über sich und ihre und unsere Situation nachzudenken und sie spricht auch darüber. Heute Morgen: »Ich mag dich sehr. Wie gut, dass dazu meine Intelligenz anscheinend noch ausreicht«. Es klang überraschend selbstironisch, sie lachte auch ein wenig darüber.

9.9.2018

»Hilf meinem messrigen Gedächtnis«, sagt sie, als sie von oben herunterkommt: »Du heißt doch G.?« Als ich bestätige: »Und du hast jetzt keinen anderen Namen?« Sie erklärt ihre Verunsicherung: Für sie verbinde sich der Name G. mit ihrem Herkunftsort und ihrer Kindheit. Ihr Cousin heißt ja so.

Das »messrige« Gedächtnis: Ein Messer kann Löcher machen, daher kommt ihr statt »löchrig« »messrig« unter. Es gibt bei ihr oft solche Neubildungen, die auf Lautähnlichkeit oder, wie hier, eine Nachbarschaft von Bedeutung zurückgehen. Ich müsste sie eigentlich notieren, zum Beispiel: Gebäck statt Besteck; Vase statt Glas; Kanne statt Wasser.

30.10.2018

Gestern Abend vor dem Einschlafen sagt sie: »Entschuldige, es ist mir peinlich, aber ich muss dich nach deinem Namen fragen«. Zuvor hatte sie, nach einer Hymne auf meine angebliche Schönheit, gesagt: »Wie schön, dass wir zusammen schlafen«. Es war, als erlebte sie die alltägliche Situation des gemeinsamen Zu-Bett-Gehens ganz neu und mit einem ganz neuen Mann, den sie hinreißend fand. Auch wenn ihr das Bedürfnis nach Sex abhandengekommen zu sein scheint, hat ihre Libido doch freien Lauf und äußert sich ungebremst in Umarmungen, Küssen, Berührungen oder im Wunsch, gestreichelt zu werden. Auch gegenüber anderen, seien es vertraute oder eher fremde Personen, kann sie ihr unvermitteltes Berührungsbedürfnis kaum zügeln. Um im Freudschen Schema zu bleiben: Das Es hat freien Spielraum, weil das Ich die Fähigkeiten der verknüpfenden Urteilsbildung weitgehend eingebüßt hat, die zur Ausübung seiner moderierenden Kontrolle unerlässlich sind.

31. 10. 2018

Heute Morgen, während sie auf dem Bett liegt und rätselt, immer mit dem Lösungsblatt, um zu vergleichen, sagt sie, als ich das Zimmer betrete und ihr auf ihre Frage hin eine Lösung nenne: »Seit ich 70 bin, hat sich mein Kopf vermindert. Bei dir ist das überhaupt nicht der Fall«.

7. 11. 2018

Nachdem sie ihre Stücke gespielt hat, gehe ich hoch, um sie zu loben und mich zu bedanken. Sie sitzt beim Kartenspiel am Schreibtisch, ich lege meine Hand um ihre Schulter und streiche sie: »Sehr schön hast du gespielt, meine Liebe«. Sie schaut mir intensiv in die Augen: »Und was macht der G.?« – »Der streichelt dir gerade deinen Busen.« »Oh«, sagt sie, »habe ich dich nicht erkannt?« Ich erzähle ihr, dass ich in einer halben Stunde in die Muckibude gehen möchte. »Was soll ich dir noch spielen?« Ich wünsche mir zwei ihrer Stücke.

Tagebucheinträge

»Ich kann mich nicht erinnern. Aber du kannst das«

26.11.2018 – *in F.*

Nun sind wir seit drei Tagen in F. Gern hätte ich schon früher Notizen gemacht, doch erst einmal musste unser Alltagsleben wieder in Gang kommen. Das hat erstaunlich gut geklappt. Schon die Reise war problemfrei, auch dank einer freundlichen Stewardess, die K.s Ansprachen lächelnd hinnahm und es sogar über sich ergehen ließ, wenn K. ihr im überschäumenden Zuwendungsbedürfnis den Po tätschelte. Erstaunlich, wie viele Menschen mit ihrem doch ungewöhnlichen Verhalten gelassen umgehen können. In der S-Bahn auf dem Weg zum Flughafen hatte sie einen gegenübersitzenden Mann nicht nur ungeniert nach seinem Alter gefragt, sondern mehrfach auch sein »schönes Gesicht« gelobt. Ihm war das sichtlich nicht angenehm, er müsse mit seinem Gesicht halt leben, doch bewahrte er seine freundliche Haltung. Abends, im Büro des Autoverleihs, sprach sie, während ich am Tresen die Automiete regelte, mit einer Frau, die offenbar im gleichen Flugzeug gewesen war. Als ich dazu kam, fragte die Frau, ob K. eine Kopfverletzung erlitten habe. Als ich antwortete, sie leide unter Alzheimer-Demenz, meinte die Frau, sich den Anschein gebend, davon etwas zu verstehen: »Solange sie alles ergreifen und halten will, wird das nicht gut, das muss sie loslassen.«

K. hat den anstrengenden Reisetag, der ja zum Schluss im steilen Anstieg zu unserem Häuschen gipfelte, mit Gelassenheit und Gleichmut ertragen. Abends vor dem Einschlafen, als ich bemerke, dass sie den Tag und wo wir sind und wie wir dahin gekommen sind, gar nicht auf die Reihe bekommt, gehen wir den Tag noch einmal durch. Sie ist erstaunt, das habe sie so nicht mitbekommen oder vergessen. »Oh, mein blöder Kopf, entschuldige.«

2.12.2018

Sonntagvormittag. Wie üblich familiäre Telefonate. »Da hast du aber schöne Telefonate gehabt.« Obgleich sie weiß, dass ich mit Tochter und Enkel telefoniere und sie ihre Grüße hineinruft, und obwohl ich von uns erzähle, sind es meine Telefonate, wie es auch mein Haus in W. oder hier ist. Ich bin der Verursacher aller unserer Gemeinsamkeiten und Aktivitäten. Als ich ihr heute Morgen erzählt habe, dass ich ihrer Freundin S. eine SMS geschrieben habe, meint sie, das sei doch meine Freundin. Ich erkläre ihr, dass sie mit S. vor 20 Jahren sehr viel zusammengearbeitet und unternommen habe. »Das ist lange her«, meint sie, »ich kann mich nicht erinnern, aber du kannst das«. Ich sage ihr, dass wir uns so ergänzen. Aber es gelingt mir nicht, ihre Traurigkeit darüber zu überspielen.

15.12.2018

Wir hatten eine sehr schöne und entspannte Zeit hier mit gleichförmigen Tagesläufen, die sie liebt und mir Spielräume verschaffen. Ich konnte vormittags arbeiten oder zuletzt unsere Weihnachtspost erledigen und mich um unseren Alltag kümmern. Ich habe das Gefühl, dass mir das mittlerweile ganz gut gelingt, ich habe die Haushalte hier und in W. ganz gut im Griff, komme mit der vorausschauenden zeitlichen Organisation unseres Lebens klar und habe jetzt, am Ende unseres Aufenthalts in F., das Gefühl, alles ganz gut hingekriegt und geschafft zu haben, was ich mir vorgenommen habe. Sogar auf den Fuerte habe ich mehrmals steigen können; ein Weg mit wunderbaren Sichten, von denen ich gar nicht genug haben kann. Wir haben jedes Mal, bevor ich ging, zusammen den kleinen Brief gelesen, in dem ich ihr sage, wohin ich gehe und wann ich zurück bin. K. fühlt sich in unserer dichten Gemeinsamkeit offensichtlich glücklich und äußert das auch, ein »toller Lebensbegleiter« sei ich. Anders als im Frühsommer hat sie auch öfter gesagt, dass sie gern hier ist, und sie freut sich auch darüber, dass wir im Mai wiederherkommen wollen. Was mich ein wenig besorgt macht: Anders als in der ersten Hälfte unseres

Aufenthalts schafft sie den Weg über den Burgberg nicht mehr. Wir sind vom ersten Pausenpunkt aus heute wieder zurückgegangen; sie war kurzatmig und sagte, sie sei erschöpft. Auch die beiden letzten Versuche hatten schon vorzeitig geendet.

»Ist das frech?«

19.12.2018 – *in W.*

Nach dem Abendessen und gegen Ende der Nachrichten die immer rituelle Ankündigung des Abendablaufs: »Nach den Wetteraussichten lege ich mich aufs Bett, ist das frech?« »Was soll daran frech sein, K., das tust du doch immer und das ist völlig in Ordnung.« »Aber vielleicht missfällt dir das.« Ich versichere, dass das heute wie jeden Abend völlig in Ordnung und gut ist. Erstaunlich das fast permanente Nebeneinander von entschlossen anredendem und zupackendem Auftritt und Entschuldigung: »Darf ich dir einen Kuss geben, ist das lästig?«

25.12.2018

Gestern hatten wir einen sehr schönen und entspannten Heiligabend bei der Familie unserer Tochter. Sie hat, wie immer, sehr gut gebacken – einen Stollen und Plätzchen – und gekocht, ein feines Lammragout und sehr leckere Antipasti. Zwischen 17:00 und 17:30 Uhr hatten wir ein Videotelefonat mit R. und Familie in Abidjan, alle bei über 30 Grad sehr leicht gekleidet und mit einem kleinen echten Tannenbäumchen in der Ecke, das R. im Reisegepäck mitgenommen hat.

Beim Essen erinnern wir uns an die großen Weihnachtsessen, die K. zwischen 1995 und 2012 in unserer Wohnung in T. veranstaltet hat. Der riesige Rinderbraten »von der Nuss« à la Siebeck wurde am ersten Weihnachtstag morgens gegen 06:30 Uhr mit einem spektakulären Flambieren auf seinen Weg gebracht. Dazu tauchte üblicherweise unser Sohn, aus der Disco kommend, ziemlich angeheitert auf. Zum Mittag fanden sich dann um den großen Tisch im Wohnzimmer etwa zwölf Personen ein, Verwandte und Freunde, oft Frauen aus der Migrationsszene mit ihren Partnern oder Kindern, später auch die Partner unserer Kinder und natürlich J., der – 2005 geboren – sich auch an diese großen Runden erinnerte. K. war eine sehr gute Köchin und eine perfekte Logistikerin, deren Helfer ich war.

K. hörte diesen Erinnerungen gestern ganz unbeteiligt zu, so als gehe es um Personen, die sie gar nicht kennt. Vielleicht realisierte sie auch, dass es um sie ging, aber sie hat sich ganz damit eingerichtet, dass es um eine Lebensphase geht, die ihr nun so fremd ist, als wäre es die einer anderen Person. Dass sie sich nun – fast wie mit einem gewissen Realismus der Demenz – mit ihren Einschränkungen einrichten kann, macht vieles leichter. Der Impuls, undurchschauten und unbeherrschten Situationen durch Flucht zu entgehen, hat nachgelassen. Vor zwei Jahren noch hatte sie unsere Tochter enttäuscht und gekränkt, als sie mit dem letzten Bissen des Weihnachtsessens vom Tisch aufstand und erklärte, jetzt zu gehen. Zwar hat K. mich auch diesmal immer mal wieder gefragt, wann wir denn nun gehen, aber sie hat sich gut mit der Auskunft abgefunden, das werde um halb acht sein. Sie kann sich jetzt, wenn es ihr zu viel wird, ganz gut ausklinken und von ihrer Sofaecke aus uns zuschauen. Sie verhält sich dann ein wenig wie ein Kind, das den Erwachsenen zuhört, ohne sie ganz zu verstehen. Meistens war sie aber, auf gelegentlich lustige Weise, einbezogen. J. hatte vorgeschlagen, Stadt-Land-Fluss zu spielen. Wir nahmen die Tempobedingung raus, die Runde war erst fertig, wenn alle fertig waren. K. spielte mit mir und wir berieten uns laut. Sie verstand, dass zu einem gegebenen Buchstaben Stadt, Land und so weiter zu finden waren und sie fand auch einiges. Aber sie verstand überhaupt nicht, wie die Punkte für die Lösungen zustande kamen. Sie ließ sich nicht darin beirren, dass es dabei auf die Zahl der Buchstaben des gefundenen Wortes ankomme: »Wieso zehn Punkte, das Wort hat doch nur sechs Buchstaben!« Für sie musste die Bewertung mit der konkreten Beschaffenheit des Wortes zusammenhängen; dass es sich um Regelfestlegungen und symbolische Wertgrößen handelt, ist nicht mehr begreifbar. Jedenfalls war das so ein heiteres, aber auch ergreifendes Spiel, weil der Ausfall des Abstraktionsvermögens sich so ganz unverstellt manifestierte, und K. als früher so starke erwachsene Person sich so ganz ohne diese basale Fähigkeit des Erwachsenwerdens und Erwachsenseins und in aller Hilfsbedürftigkeit zeigte.

11.1.2019

Gestern habe ich damit begonnen, ihre alten Ordner zu sichten. Ich lege nur beiseite, was als besonderes Erinnerungsstück an ihre Initiativen, Ideen, ihr Engagement, auch ihren immensen Fleiß gelten kann. Sie hat damals, 2013, bei unserem Umzug nach W., als ich wochenlang die Sedimente meiner eigenen Lebensarbeit gesichtet und vieles weggeworfen habe, alles mitgenommen. Nicht nur ihr Zimmer oben, sondern auch einer der Kellerräume ist voll mit Ordnern und Büchern, die sie nie mehr nutzen wird und die sie an nichts mehr erinnern, weil alle Erinnerungen an Tätigkeiten, ihr Leben, ihre Freunde nach etwa 1970 versunken sind. So werde ich zum Abwickler und Entsorger unserer beider Leben, eine bittere Rolle.

13.1.2019

Beim Frühstück behauptet sie, unsere Tochter habe sie kritisiert, weil sie faul sei und zu wenig tue. Sie kann damit nur eine Bemerkung meinen, die unsere Tochter in meine Richtung gemacht hatte, als wir an Heiligabend von dort wieder nach Hause aufbrachen. Wie in den letzten Wochen üblich geworden, hatte ich K. dabei geholfen, in ihre Schuhe zu kommen. Ich solle ihr doch besser nicht dabei helfen, damit sie die Fähigkeit nicht verlerne. Damit hatte unsere Tochter eines der zentralen Motive von K.s Nachdenken über sich selber getroffen. Sie spricht öfter über ihr »Faulenzen«, womit sie ihr häufiges Bedürfnis nach einer Pause, nach Nichtstun bezeichnet. Nun war mir aufgefallen, dass sie viel häufiger und drängender noch als sonst nachfragte, ob sie etwas an Hausarbeit tun könne. Und die Frage »Was kann ich tun?« leitete auch heute Morgen die Bemerkung über die vermeintliche Kritik an ihrem Nichtstun ein. Wieder ein Zeichen dafür, wie etwas in ihr arbeitet und sie über sich und ihre Veränderung nachdenkt.

25.1.2019

Heute Morgen sagt sie, als ich in der Ruhepause nach dem Frühstück zu ihr hochkomme: »Ich bin sehr unzufrieden mit mir, weil mein Kopf nicht mehr gut funktioniert, seit ich 70 bin. Ich schäme mich. Ich bin ganz ungebildet.« Sie hat offenbar mit dem Rätselblock gearbeitet, in den Lösungen nachgeschaut und sich gewundert, wie vieles sie nicht kannte oder nicht mehr wusste. Das ist eigentlich eine seit langem übliche Situation, doch bemerkt sie offenbar ihre Einschränkungen deutlicher und oder bringt sie immer offener zur Sprache. Ich widerspreche ihr nicht, sage: »Das ist nun mal so, doch wir beide zusammen bringen doch alles toll hin.«

Mit der Formel: »seit ich 70 bin«, die sie seit einiger Zeit gebraucht, wenn ihr Einschränkungen ihrer Erinnerungen oder ihrer Fähigkeiten auffallen, hat sie nicht Unrecht. Denn in den Jahren 2010, 11, 12 sind mir und denen, die häufiger mit ihr zu tun hatten, eben jene Veränderungen aufgefallen, die aus späterer Sicht als Anzeichen ihrer Krankheit erscheinen, vor allem Verhaltensweisen, die zur Situation irgendwie nicht passen wollten. Ich erinnere mich zum Beispiel gut, wie entsetzt unsere Schwiegertochter geschaut hatte, wenn K., die früher doch so sehr auf gutes Benehmen geachtet hatte, bei unserer Romreise 2012 beim gemeinsamen Essen schon begann, ohne zu schauen, ob die anderen auch so weit waren. Oder wenn sie, z.B. im Pantheon, Behauptungen aufstellte und rabiat verteidigte, die weder durch die Anschauung noch durch ein Nachlesen im Reiseführer zu belegen waren. Was uns dabei verstörte, war nicht ihr Irrtum, sondern ihre Weigerung, Gegengründe zur Kenntnis zu nehmen. Damals nannte ich solches und ähnliches Verhalten bei mir einen »merkwürdigen Egozentrismus der Weltwahrnehmung«.

»In meinem Alter bin ich wie ein kleines Kind, finde ich«

2.2.2019

Vorgestern hatte K. Geburtstag. Mit Tochter und Enkel gemeinsames Mittagessen. Ein Restaurantbesuch ist jetzt viel entspannter als noch vor ein oder zwei Jahren, weil K.s Bedürfnis, sich aufmerksamkeitsheischend durchzusetzen, deutlich nachgelassen hat. Während des Essens ein Videotelefonat mit unserem Sohn und seiner Familie in Abidjan; schwirig für sie, weil sie nicht recht erfassen kann, worum es geht, aber sie hält sich gut und versucht, die offenbar ihr geltende Freundlichkeit zurückzugeben. Wir blieben annähernd drei Stunden bei guten Gesprächen und mit Blick auf die besonnte Elbe. Gegen Ende wurde K. müde und schlief fast ein, doch zeigte sie keine Ungeduld wie früher in solchen Situationen. Seit sie ihre Einschränkungen akzeptiert, arbeitet sie daran, deren Folgen für die Umgebung erträglich zu halten. Situationsfluchtimpulse sind seltener geworden. Der letzte wirklich krasse überkam sie, als wir beim Rückflug aus Málaga am 17.12. am Rand des Rollfeldes auf den Einstieg warten mussten und ich sie nur durch festes Umklammern daran hindern konnte, aufs Rollfeld zu laufen.

5.2.2019

Gestern in der Hausarztpraxis. K. im Auftrittsmodus. Laute Begrüßungsrede im Wartezimmer, ich höre während der Anmeldung, wie sie lauthals Gesicht und Kopfform von jemandem lobt. Das wiederholt sie, als ich dazu komme. Der junge Mann ist verlegen, nimmt es aber gelassen hin. Mit unserer Hausärztin ein Rundum-Gespräch, soweit es sich gegen die Unterbrechungen durch K. behaupten kann. »Sie sind eine schöne Frau«, sagt K. fortwährend, und es ist hier wie sonst die andauernde Wiederholung solcher Komplimente, die nervt. Frau K. erträgt es geduldig und sie geht auf K.s Bedürfnis nach Nähe ein, indem sie ihren Geburtstag preisgibt, den K. erfragt wie ein vorwitziges Kind. In solchen Situationen wirkt K. wie aufgedreht, und sie folgt nichts anderem als den emotionalen Impulsen, die in ihrem Kopf feuern. Als eine Praxismitarbeiterin ein EKG mit ihr machen soll, gelingt ihr das kaum, weil K. weder ihren Redestrom unterbrechen noch ruhig liegen will. Ihre Empfindungen haben absoluten Vorrang vor den Erfordernissen der Untersuchung, deren Sinn sie nicht begreifen kann. »Darf ich Sie küssen?«, fragte sie die Mitarbeiterin, die sich K.s handgreiflicher Zuwendung kaum erwehren konnte.

15. 2. 2019

Einige Szenen des heutigen Tages:
Szene 1: Singe-Nachmittag, Platz nehmen. Sie sitzt gerne und schon sehr lange gegenüber der Musikgruppe. Aber seit unserer vierwöchigen Abwesenheit im November/Dezember hat ein in dieser Zeit neu hinzugekommenes Paar aus dem Haus diesen Platz für sich gewählt. Das Unangenehme: Er ist cholerisch, will sich nicht damit abfinden, seitlich am Tisch zu sitzen, was das Problem lösen würde. Und sie hat heute überaus angestochen auf K.s wie immer und überall überschwängliche Begrüßung reagiert: »Fassen Sie mich nicht an!«
Szene 2: Gemeinsames Singen. K.s emotionale Auftritte: Nicht enden wollende Beifallsbekundungen mit über dem Kopf zusammenschlagenden Händen, laute Beifalls- und Dankesrufe nach jedem Lied, die gleichfalls nicht enden würden, wenn ich sie nicht unterbräche, laute Begrüßungsansprache an die Musiker am Anfang, Dankesrede am Schluss. Es wirkt wie ein rücksichtsloses Sich-in-Szene-Setzen. Ich bin vor allem damit beschäftigt, sie im Zaum zu halten, damit die ohnehin schmaleren Toleranzreserven älterer und sehr alter Menschen nicht überstrapaziert werden.

Szene 3: Bezahlen und Aufbruch. Wie beim letzten Mal schon wollen wir die Pause nutzen, um zu gehen. Unglücklicherweise begann heute das Kassieren auf der anderen Seite des Raums; es galt also zu warten. Das wollte K. kaum ertragen; mir gelang es nur schwer, ein völlig unangemessenes Rufen, Winken, Fingerschnippen zu verhindern. Die einfache Regel, dass sie in einer solchen Situation warten muss, bis sie an der Reihe ist, schien ihr gleichgültig zu sein. Beim Bezahlen sagte ich der Mitarbeiterin, dass wir wegen einer Reise beim nächsten Mal nicht da sein könnten. Die Nachricht schien ihr nicht unlieb.

Szene 4: In der Bäckerei. Im kleinen Bäckerladen in der Innenstadt gibt es einen samtüberzogenen Prachtstuhl. Heute war er durch zwei Taschen belegt. K., die jede Sitzgelegenheit sofort wahrnehmen will, fragte laut in Richtung einer älteren Frau an der Theke: »Sind das Ihre Taschen?« Da die alte Dame, gerade mit dem Einkauf beschäftigt, nicht sofort reagierte, begann K., die Taschen abzuräumen. Die alte Dame drehte sich um, nahm die Taschen und machte eine unfreundliche Bemerkung, die ich nicht behalten habe. Als wir den Laden verließen, grüßte eine der wartenden Kundinnen mit sehr freundlichem und verständnisvollem Lächeln. Es war Frau Z. von der Pflegeeinrichtung, die neulich zum halbjährlichen Kontrollbesuch bei uns war – nur wissend konnte man K.s herrisch wirkendem Auftritt noch mit Freundlichkeit begegnen.

Szene 5: In der Buchhandlung. Hier gibt es eine schöne Sitzecke, zu der ich K. auch diesmal bringe. Sie wartet dort, während ich in den Regalen schaue und suche oder mich mit einer der Buchhändlerinnen unterhalte. Heute muss einiges gefunden werden, Geschenke für R.s Familie, ein Geburtstagsgeschenk, einiges, was mich interessiert. K. winkt mir zu, ich freue mich über die entspannte Situation, aber meiner Freude bewusst zu werden, ruft immer auch das Gegenteil auf und weckt die Nervositätspotentiale meines Magens.

Szene 6: Heimfahrt. K.s räumliche Desorientierung begegnet ihrem Willen zu wissen, wo es langgeht. Permanente fordernde Fragen: Wohin geht es jetzt? Nach rechts? Nach links? Geradeaus? Ich muss ihr energisch sagen, dass ich mich auf den Verkehr konzentrieren muss und ihre Fragen mich dabei stören.

27.2.2019

»In meinem Alter bin ich wie ein kleines Kind, verhalte ich mich manchmal, finde ich«. Leider weiß ich nicht mehr, was diese Äußerung, die ich gestern rasch notiert habe, ausgelöst hat. Sie denkt aber so viel über ihren Zustand nach, dass sie auch ohne äußeren Anlass gefallen sein kann. Die oft wiederholte Frage: »Bin ich lästig?« oder: »Bin ich blöd?« ist ja ein Ausdruck von Selbstbeobachtung. Sie hat ein Empfinden davon, dass sie sich anders verhält, als von einem erwachsenen Menschen üblicherweise erwartet werden kann. Woraus entsteht diese Empfindung einer Differenz? Aus schattenhaften Erinnerungen an Verhaltensstandards? Aus wahrgenommenen Unterschieden zwischen ihr und mir? Aus den Beobachtungen von Reaktionen – oft versucht sie, Gesichtszüge zu lesen: warum schaust du so streng?

Vermutlich spielt das alles eine Rolle. Doch was dieses Nachdenken über sich selbst aufrechterhält, ist, glaube ich, unsere gemeinsame Lebensform und ihre Teilhabe daran. Deswegen rede ich jetzt oft bewusster mit ihr, eben wie mit einem Kind. Ihre Fragen, wie etwa bei den Autofahrten letzte Woche, sind ja oft kindlich, z. B. wenn ihr eine Beobachtung deshalb rätselhaft bleibt, weil sie sie nicht in den Zusammenhang einer Situation einordnen kann: »Warum fährst du nicht auf der Fahrbahn nebenan, sie ist doch ganz frei?« Sie ist aber, wie ich ihr zu erklären versuche, durch rot-weiße Ständer abgesperrt, weil wir uns in einer Baustelle befinden. Doch anders als ein Kind, das an dieser Antwort etwas über die typische Anlage von Baustellen lernen kann, weil es wissen will, wie etwas funktioniert, lernt K. daran nichts, weil ihr Interesse ganz in der Anschauung einer scheinbar freien Fahrbahn gefangen bleibt, und sie wiederholt bald ihre Frage: »Warum fährst du nicht dort?« Das ist nur ein Misserfolgserlebnis für mich, nicht für sie, sie ist glücklich über jede meiner Antworten und über die Zuwendung, die sie an meinen Erklärungen empfindet.

Mit Kindern fällt mir, wie ich es mit den Enkelinnen gerade wieder erlebt habe, kindhafte Kommunikation natürlich leichter, weil sie spontan und wie selbstverständlich funktioniert. Gegenüber einem

Erwachsenen geht kindhafte Kommunikation nur als bewusster Willensakt, der jedes Mal auch das eigene Selbstverhältnis berühren kann. Diese Quelle des Haders mit mir selbst habe ich nach und nach ganz gut eingefasst, so dass ich jetzt auch innerlich gelassener bleibe und meine Wahrnehmungen über uns und mich sich seltener in einen Schrecken verkehren.

»Das kommt so aus meiner Brust, dass ich fragen will«

5.3.2019

»Liegt Moskau nahe bei Hamburg?«, hat sie gestern bei den Abendnachrichten gefragt. Als ich ihr sage, Moskau sei die Hauptstadt Russlands und ziemlich weit weg, meint sie: »Aber das ist doch Madrid.« »Madrid«, sage ich, »ist doch die Hauptstadt Spaniens«. »Wie dumm ich geworden bin in meinem Alter, kannst du das ertragen?« Ich tröste sie, wir hätten es doch so gut miteinander.

Ich vermute, dass die Verwechslung durch den gleichen Anfangsbuchstaben zustande gekommen ist. Buchstaben und Buchstabenfolgen, nicht die Bedeutung der Worte sind für sie der Suchpfad. »Ja, ›Besen‹ ist ein ›Reinigungsgerät‹«, hat sie gestern Abend beim Kreuzworträtseln nachsinnend gesagt, nachdem sie zunächst das Wort über die Buchstabenfolge erschlossen hatte. Sie brauchte dann einen Moment und ich spürte, wie die Bedeutung als Folge einer gedanklichen Anstrengung nachkam. Das gelingt aber nur bei Wörtern, die – früh erworben – auch heute noch in die nahe Umgebung ihres Lebens gehören wie »Kleid«, »lesen«, »abends«, »genug« oder »dorthin«. Hingegen sagen Wörter wie »Kürbis«, »Oase«, »Geier«, »Kilometer« oder »Mumps« ihr nichts mehr.

8.3.2019

Ihre Ordner sind wie Denkmale ihrer Arbeit. Mit dem Schwinden ihres arbeitsbiographischen Bewusstseins ist all dies zu einem Werk ohne Autor und ohne Adressaten geworden. Doch muss ich große Widerstände in mir überwinden, wenn ich diese Ordner leere. Es ist nicht nur die Melancholie verlorengegangenen Sinns, die mich dabei anrührt. Vor allem der Respekt vor so viel sedimentierter humaner Energie, die sich oft keiner Entlohnung verdankte, macht mein Aufräumen eher zu einer Trauerarbeit in einem Leben, das ja noch seine eigenen fröhlichen und glücklichen Momente hat.

9.3.2019

»Meinst du, dass ich das auch lesen kann?«, hat sie gestern Nachmittag gefragt, als ich einen Teil unserer gemeinsamen Mittagspause mit »Bruder und Schwester Lenobel« von Michael Köhlmeier verbrachte. Ich würde ihr das Buch, wenn ich damit fertig sei, auf den Nachttisch legen. »K.s Bettbibliothek« hatte ich ihren geräumigen Nachttisch immer genannt. Denn dort hatte sich alles gesammelt, was sie lesen wollte oder gerade gelesen hatte, außerdem unsere Rätselbibliothek.

Als ich K.s Bettbibliothek kürzlich aufgeräumt habe, habe ich dort unter den Rätselblöcken auch Juli Zehs Roman »Unterleuten« wieder gefunden. Sie hatte, mit den gleichen Worten wie gestern, vor einigen Monaten darum gebeten, den Roman lesen zu können, wenn ich fertig sei.

17.3.2019

Gestern Abend hat sie ihren und unseren Nachnamen nicht mehr gewusst. Sie suchte zunächst nach meinem, probierte »Effert« oder »Elster«, die tragenden Vokale stimmten also und ein Teil der Konsonanten, wie oft, wenn sie ein Wort sucht. Ich wollte ihr helfen, indem ich ihr sagte, wir hätten dieselben Nachnamen. Als das nicht half, fragte ich, wie sie früher als Mädchen geheißen habe. »A.«, sagte sie auf Anhieb. Ich: »Und jetzt heißt du und heiße ich S.« »Ach ja, ach ja, mein Kopf – und wir haben 1971 geheiratet.« Dieses Datum ist einer der Rettungsanker in der Zeit, an dem sie ihre biographische Identität und ihre heutigen Lebensumstände noch festmachen kann. Dem folgt dann, wie aufgesagt, um den Text nicht zu vergessen: »Und 1969 haben wir uns kennengelernt, als ich aus Peru kam und du hast mich gleich an dich gezogen.« Anschließend erwähnt sie immer die Geburt unserer Kinder, deren Zeugung und Namen. Auf diesen Kern ist die Vergewisserung ihrer Existenz und der Personen, die für sie wichtig sind, zusammengezogen, und an diesem Kern hält sie im aufsagenden Erinnern fest.

Vor dem Einschlafen fragte sie gestern, wie schon gelegentlich: »Darf ich denn heute Nacht auch auf die Toilette gehen?« Darauf antworte ich regelmäßig, sie gehe doch selbstverständlich jede Nacht ein oder zweimal zur Toilette. Aber warum fragt sie und warum dieser etwas befremdliche Wortlaut? Womöglich weiß sie das von sich aus in dem Moment, in dem sie fragt, tatsächlich nicht mehr, weil Zeitkontinuität ihr als selbstverständlich mitlaufende Hintergrundgewissheit nicht mehr zur Verfügung steht. Und ohne Zeitkontinuität, im bloßen Jetzt, schwimmen dann auch die räumlichen und persönlichen Dimensionen ihrer Existenz: Wo bin ich? Kenne ich dieses Haus und die Person, die da ist? Sollte ich nach der Möglichkeit, zur Toilette zu gehen, fragen? Tatsächlich schien es mir, jedenfalls gestern Abend, als wollte sie auch darüber sprechen, wo es denn zur Toilette gehe, und als sei ich ihre gerade gastgebende Person. Und als hilfloser Gast muss ich ja fühlen, wer eine Situation nicht mehr in ihren Ursachen verankern kann.

21.3.2019

Kalte Hände – warme Hände. Als sie meine wie üblich kalten Hände spürt, weil ich ihr Gesicht streichele, sagt sie: »Wie kommt es, dass du immer kalte Hände hast und ich immer warme?« Und bevor ich etwas vom Kreislauf sagen kann, meint sie: »Vielleicht haben Frauen wärmere Hände als Männer, damit ihre Babys nicht erschrecken.«

22.3.2019

Nichts ist selbstverständlich. Heute Morgen fragte sie wieder, als sie aufwacht: »Darf ich zur Toilette gehen?« Gestern Morgen hat sie gezögert, ihr Nachthemd unter ihr Kopfkissen zu legen: »Sind wir denn noch länger hier?« Weil die aus Lebensumständen und Abläufen sich ergebenden Selbstverständlichkeiten keine Selbstverständlichkeiten *für sie* mehr sein können, muss all dies erfragt, besprochen werden. Das ist die Ursache ihrer permanenten Vergewisserungsbedürfnisse, die auf ihre Umgebung wie ein nervender Wiederholungszwang wirken. Es sind die geteilten Horizonte der Lebenswelt, die in der Demenz nach und nach abhandenkommen.

25.3.2019

Ich bin mehrere. Als ich kurz nach eins aus der Muckibude zurückkomme und zu ihr hoch gehe, um sie zu begrüßen, fragt sie: »Seid ihr jetzt alle da?« Nur ich sei da, wie immer, sage ich. »Wer sollte sonst noch da sein?« Sie zeigt auf die beiden kleinen Briefe, die auf ihrem Schreibtisch liegen. Einen hatte ich geschrieben, als ich vormittags zum Einkaufen gegangen war, den anderen, bevor ich gegen Mittag zur Muckibude ging. Offenbar hat sie die Briefe für Mitteilungen zweier verschiedener Personen gehalten. Sie schaut auf eine Unterschrift, fragt: »Bist du der G.?«, sieht dann, dass beide Unterschriften gleich sind, sagt: »Ach, ja.« Doch war offenbar für sie noch eine dritte Person im Spiel. »War da nicht jemand, der mit mir einen Knopf annähen wollte?« Ich hatte sie nach dem Frühstück gefragt, ob wir den Knopf, der von ihrem blauen Jäckchen abgerissen war, wieder annähern wollten.

So deutlich wie in dieser Episode habe ich noch nie beobachten können, wie meine Zerlegung in mehrere Personen passiert. Sie hat drei an sie gerichtete Handlungen, die an diesem Vormittag in einem gewissen zeitlichen Abstand geschahen, zwar behalten, aber sie hat sie nicht als Momente einer bleibenden Einheit von Zeit, Raum und Personen behalten, sondern als isolierte Aktionen, wie Inseln im Meer der Ungewissheit. In *ihrer* Erinnerung des Vormittags zeigen sie sich vereinzelt, möglicherweise durch unterschiedliche Personen ausgeführt, im unverbundenen Nebeneinander. Ein verbundenes Nacheinander stellt sich nicht mehr ein.

26. 3. 2019

Einen Knopf annähen. Sie hatte also das Knopfannähen nicht vergessen. Deshalb habe ich gleich, als sie daran erinnerte, die Nähsachen herbeigeholt. Aber wie einen Knopf annähen, wie geht das? Ich zeigte ihr, wo der Knopf hinsollte, welchen Faden ich ausgesucht hatte und wo in ihrem Nähkasten, den sie nicht mehr kannte, die Nadeln waren. Sie schien nicht mehr zu wissen, dass der Faden durch das Öhr der Nadel müsse, ich wollte ihr das zeigen, schaffte es aber nicht sofort. Sie: »Lass mich mal«, nahm die Nadel und fädelte den Faden auf Anhieb ein. Aber wie weiter? Ich zeigte ihr, wo der Knopf hinsollte. Als der Faden einfach durchflutschte, fiel ihr ein, dass der Knoten am Ende fehlte. Sie nähte nun geschickt, traf immer das richtige Loch im Knopf, fragte aber vor jedem Stich, ob das richtig sei und durch welches der vier Löcher im Knopf der Faden nun zurückgeführt werden sollte. Die manuelle Geschicklichkeit war gleich wieder da, auch wenn das Wissen, wie Knopfannähen geht und was man dazu braucht, verschwunden war. Alle Verknüpfungen, die hinter der unmittelbar angeschauten Oberfläche liegen und einen erklärenden Zusammenhang bieten, scheinen nicht mehr aktivierbar.

Das Programm wechseln. Als ich gestern beim gemeinsamen Nachrichtenfernsehen vom Arte Journal zum regionalen Journal umschaltete, sagte sie: »Toll, dass sie immer gleich beginnen, wenn du einschaltest«. Sie hielt meinen Druck auf den Fernbedienungsknopf für die Ursache des gehorsamen Auftritts der Moderatoren. Funktionelle, im Erfahrungswissen abgelagerte Zusammenhänge sind nicht mehr begreifbar, weil Erfahrung regelhafte Begriffsbildung, also Verknüpfung, Synthesis, voraussetzt, wie Kant so gut erklärt hat[3]. Wenn ich ihr auf ihre Frage hin zu den Nachrichten etwas erläutere, bewundert sie das lauthals, als wären solche Verknüpfungen, Herstellen von Zusammenhängen, außerirdische Fähigkeiten. Sie kann aber auch traurig werden und sagen: Seit ich alt bin, bin ich dumm geworden.

27. 3. 2019

»Ich habe ... die Geschenke ... das Papier aufs Bett gelegt.« »Die Wäsche«, ergänze ich, denn sie möchte mich bitten, mit ihr die Wäsche einzuräumen. Die Wäsche auf dem Ständer im Badezimmer oben auf- und wieder abzuhängen, ist einer ihrer Beiträge zum Haushalt. Das Einräumen besorgen wir gemeinsam, weil sie nicht mehr sicher weiß, was wo hinkommt. Sie legt auf ihre akkurate Art die Wäschestücke zusammen, ich sortiere ein. Dass sie erst »Geschenke« und »Papier« gesagt hat und ich ihr mit »Wäsche« helfen musste, hat offenbar damit zu tun, das es um Einräumen/Einpacken ging. In letzter Zeit kommt es häufiger vor, dass sie zu Wörtern greift, die eine Bedeutungsüberschneidung mit dem gesuchten Wort haben oder eine ähnliche Aktion meinen, wie »fegen« und »kämmen«, wenn sie sich die Haare »fegen« will. Auch »Bahnhof« statt »Parkplatz« kam schon vor.

2. 4. 2019

Tag oder Nacht? Heute Nacht fragte sie, als sie von einem Gang zur Toilette zurückkam: »Was ist das für ein komisches Wetter, es ist doch halb drei und es ist ganz dunkel?« »Es ist halb drei in der Nacht, K.«. Aber das kam nicht bei ihr an, sie blieb bei ihrer Vermutung über das Wetter und ihrer Beunruhigung über irgendeine Anomalie. Sie

---

3 Vgl. Immanuel Kant: Kritik der reinen Vernunft. Werke in zehn Bänden. Hrsg. v. Wilhelm Weischedel. Bd. 3. Darmstadt 1975: Wiss. Buchgesellschaft. S. 196–201; Otfried Höffe: Immanuel Kant. München 1983: Beck. S. 56–61

wollte hochgehen, um von ihrem Zimmer aus nach draußen zu schauen, dort hat sie einen weiteren Blick, um sich über das Wetter zu vergewissern. Vielleicht hätte ich mit ihr hochgehen sollen und vielleicht wäre ihr die Verknüpfung »dunkel – Nacht« dann von selbst gekommen, doch war ich zu verschlafen, wollte auch nicht weiter wach werden, deshalb sagte ich: »K., wir befinden uns nicht am Nachmittag, sondern in der Nacht. Halb drei gibt es zweimal am Tag, einmal am Tag, einmal in der Nacht.« Das leuchtete ihr offenbar überhaupt nicht ein, vielleicht wegen des Gleichlauts Tag als Gesamtheit und Tag als Teileinheit. Der Sachverhalt Tag/Nacht schien ihr völlig entglitten zu sein. Deshalb versuchte ich, die Situation in ihre Perspektive zu rücken, sagte: »Es ist jetzt halb drei und wir schlafen normalerweise bis halb acht. Wie viele Stunden können wir noch schlafen?« Sie zählte stundenweise, kam auf 5, schien zufrieden und schlief bald ein. Heute Morgen beim Aufwachen war ihr völlig klar, dass nun Morgen war und Tag.

»Ich habe das Gefühl, dass ich hier zu Hause bin«, sagte sie heute Vormittag mit fast treuherzigem Augenaufschlag. Es war, als wollte sie sich vorsichtig nach etwas erkundigen, von dem sie hoffte, dass es wahr wäre. »Ja, du bist immer hier zu Hause, K.«. »Ist das dein Haus?« – »Das ist unser Haus, K.«. Sie lacht ein wenig, ich umarme sie. »Das kommt so aus meiner Brust raus«, sagt sie dann, »dass ich fragen will«. Sie ist froh und wirkt erleichtert. Ihr Zugehörigkeitsgefühl hat nicht getrogen. Warum aber musste sie sich dessen vergewissern, als könnte es auch sein, dass sie nur vorübergehend hier wäre, von mir wie ein Gast aufgenommen? Offenbar sind alle Zustände für sie instabil, selbst die, die von einer relativ dichten Folge der Wahrnehmung getragen sind wie unser Zusammenleben hier. Es ist vermutlich die Schwächung, das Verschwinden der Zeit als Ordnungsform des inneren Erlebens, was sie zu immer neuen Vergewisserungen antreibt.

4.4.2019

Der Ausfall verbürgter Kontinuität ist es, der für K. auch meine Identität auflöst. Ich war gegen zehn Uhr zu ihr hoch gegangen, weil ich mich mit dem üblichen kleinen Brief für etwa eineinhalb Stunden verabschieden wollte. Ich hatte einen Arzttermin. Sie war eingeschlafen, ich möchte sie wecken, ich wollte keinesfalls weggehen, ohne durch die üblichen Abschiedsrituale – das gemeinsame Lesen des Briefchens, das Gespräch über die Musikstücke, die sie zur Zeit meiner Rückkehr spielen würde – meine Abwesenheit und die Zeit meiner Rückkehr zu verankern. Sie schaute mich gleich fröhlich und zutraulich an, sagte dann: »Bin ich hier in deinem Haus?« – »Nein, das ist unser Haus, K.«. Sie widersprach, beharrte auf »dein Haus«, schien sich hier gut aufgenommen zu fühlen. »Du bist großzügig«, der G. dagegen sei nicht großzügig gewesen, habe ihr das Autofahren verboten, wo sie doch so gut gefahren sei und ihn, als er in Kassel gearbeitet habe, mit dem Auto besucht habe. So sprach sie zwei bis drei Minuten mit mir über G. als abwesenden Dritten, wiederholte, ich sei eine großzügige Frau oder Mann? Die Identitätshavarie löst sich dann gar nicht auf, ging in die Abschiedszeremonie mit Winken aus dem Fenster über. Später, in der Mittagspause, hatte sich meine Verdopplung wieder aufgelöst, als sie zur Wurzel unserer Gemeinsamkeit, unserem Kennenlernen in Heidelberg, zurückkehrte.

Vielleicht hebe ich mich in meiner gegenwärtigen Gestalt positiv von meiner früheren ab, so sehr, dass sie darin unterschiedliche Personen sieht. Sie kann offenbar nicht sagen: Du hast dich verändert oder du bist jetzt viel lieber oder großzügiger als früher. Tatsächlich hat sie ja recht, ich bin zugewendeter und kann es nun sein. In den Jahren des Übergangs, als sie in der Zwischenwelt des Noch-Wollens-aber-nicht-mehr-Könnens lebte und ich mir ihr Verhalten oft nicht erklären und manches nicht akzeptieren konnte, gab es häufiger Situationen, in denen ich mich wehren und mich durchsetzen musste, manchmal auch harsch. Sie hat dann jeweils beigegeben, aber offensichtlich ist ein Gefühl der Kränkung erhalten geblieben, am

Tagebucheinträge

stärksten hinsichtlich des Autofahrens, und diese emotionale Marke hält die Konflikte mit dem wenig großzügigen G. in ihrem Gedächtnis.

7.4.2019

Ich habe wieder drei ihrer Aktenordner geleert. Es handelte sich um Unterrichtsmaterialien zu den Orientierungskursen, die sie an der VHS in D. bis 2011 oder 2012 gegeben hat. Ich erinnere mich gut an diese Kurse, weil ich sie oft dort abholte. Sie liebte das Abgeholtwerden sehr, legte auch Wert darauf, dass die Kursteilnehmer mich wahrnahmen. Oft kam ich unmittelbar nach dem Ende des Kurses in den Klassenraum, half beim Aufräumen und erlebte die große Zuneigung, die die Kursteilnehmer ihr entgegenbrachten.

Weil Folien und Papier beim Wegwerfen getrennt werden müssen, fasse und schaue ich alles an und sehe dabei in den Abgrund verschwundenen Wissens. Was sie noch 2010, 11 oder 12 für sich als Kenntnisse aktualisiert und gelehrt hat, ist alles verschwunden, nicht nur ihr Spezialwissen über Ausländerrecht, Soziologie der Einwanderungsgesellschaft oder interkulturelle Erziehung, sondern auch jenes Allgemeinwissen, das als Grundausstattung eines hier lebenden Erwachsenen gilt. Alle Hintergrundzusammenhänge, sie mögen das politische System betreffen oder die Oberflächengestalt der Erde, haben sich aufgelöst.

»An meinem Fuß sind Süßigkeiten. Kannst du mal kratzen?

1.5.2019 – *In F.*

»Wenn ich geschlafen habe, habe ich vieles vergessen«, hat sie heute Morgen gesagt. Gestern hat sie mich nach dem Aufwachen etwas verlegen gebeten, ihr meinen Namen zu nennen. Dem Abgrund der

»An meinem Fuß sind Süßigkeiten. Kannst du mal kratzen?

versagenden Erinnerung begegnet sie mit dem verzweifelten Versuch, inmitten der Ungewissheit ein Selbst zu bewahren. Es ist ein Selbst, welches sie eben nicht wie selbstverständlich begleitet, sondern immer wieder neu inmitten von Umständen errungen werden muss, die sich nicht zu einer zusammenhängenden Lebenssituation fügen. Berührend und traurig, wie sie sich an ergreifbare Gewissheiten klammert, sei es an ihr immer wieder errechnetes Lebensalter (eben höre ich sie die Jahrzehnte, in denen sie rechnet, flüstern), sei es an meine körperliche Gegenwart oder einige Daten unseres gemeinsamen Lebens. Ich bin ein unersetzlicher Anker, ein Objekt ihrer überschwemmenden Zuneigung, aber auch ein Gegenbild, an dem sie verblichene Möglichkeiten des Lebens abliest. »Du bist doch nur ein Jahr jünger, aber du kannst alles noch so viel besser als ich«, hat sie eben auf unserem Spaziergang gesagt. Sie wollte unbedingt über den Burgberg gehen, hatte schon zu Hause in W. davon geredet. Doch es ist ihr so schwergefallen, war so mühsam für sie, dass sie den Weg nun nicht mehr machen will. Wir waren zwei Stunden unterwegs, machten zahlreiche Sitzpausen, gingen auch bergab Fuß für Fuß. Es ist nicht fehlende Trittsicherheit, sondern fehlende Kraft, was ihr den Weg so schwer macht. Ich war sehr froh, als wir zuhause waren, sie sehr erleichtert, weil ich sagte, dass wir in Zukunft nur Wege im Ort machen oder am Strand spazieren werden. Nun spielt sie, nach einer Stunde Ruhepause auf der Liege, ihre Stücke.

7. 5. 2019

Könnten ihre Ausfälle nicht doch vorübergehende Begriffsstutzigkeiten sein? Eben, bei der Rast auf unserer Bank im kleinen botanischen Garten von F. wollte sie wieder wissen, wie lange wir noch hier sind. »Wir fliegen am 27.5. zurück, und heute ist der 7.5.«, sagte ich. Sie: »Also noch 20 Tage.« Vielleicht hat die runde Zehnerzahl geholfen, vielleicht hat ihr Kopf heute einen guten Tag. Heute Morgen hat sie von sich aus den Tag vorausgedacht, gefragt, ob wir nachmittags einen Ausflug machen. »Klar, nach unserer Mittagspause unternehmen wir etwas, gehen entweder am Strand oder hier im Ort spazieren und anschließend Kaffee trinken.« – »Dann kannst du ja heute Vormittag einen Gang machen, der für mich zu schwer ist«, meinte sie, »aber du musst mir aufschreiben, wann du wieder da bist, damit ich dich mit Musik empfangen kann«. Sie war sehr zufrieden, dass sie uns beiden einen Wunschvormittag zugedacht hatte, sich eine entspannte Zeit vor allem auf der Liege, mir einen Gang auf den Fuerte. Als ich ihr gegen 10:30 Uhr mein Briefchen schrieb, das meine Rückkehr für 13:00 Uhr ankündigte, konnte sie mit Blick auf ihre Uhr relativ rasch nachvollziehen, dass ich zweieinhalb Stunden weg sein würde.

10. 5. 2019

»Was kann ich tun?« Was sie tun kann, sind kleinere überschaubare Arbeiten, am liebsten in meiner Gegenwart. Eben haben wir zusammen die Wäsche aufgehängt, danach die vorige zusammengelegt und eingeordnet. Vorher hat sie die Blüten der Bougainvillea im Patio aufgehoben; mir gefällt es ja, wenn dort Blüten auf dem gefliesten Boden liegen; sie liest sie mehrmals am Tag auf. Es ist ihr Beitrag zur gemeinsamen Arbeit, ein Akt ihrer Würde, wie das regelmäßige Abspülen unserer beiden Teller und der Bestecke.

13. 5. 2019

Heute ein typischer Tag – es gibt ja fast nur typische Tage, weil das Untypische vermieden werden muss. Nach dem Frühstück hat sie sich wieder hingelegt, ich habe ihr eine Bach-CD aufgelegt, sie hat gerätselt, ist darüber für eine halbe Stunde eingeschlafen, ich habe währenddessen begonnen, unsere Postkartenpflichten abzuarbeiten. Gegen 10:00 Uhr ist sie wieder erwacht, wir trinken unten ein Schlückchen Kaffee und essen ein paar Käsehäppchen. Ich frage, ob sie heute Vormittag einen Gang über den Burgberg versuchen wolle oder ob wir nachmittags einen Ausflug zum Strand machen wollen. Klar für den Nachmittag, sie liebt ihre Ruhe am Vormittag über alles und kann dabei gerne allein sein. Nein, sie hat nichts dagegen, dass

»An meinem Fuß sind Süßigkeiten. Kannst du mal kratzen?

ich auf den Fuerte steige, nur soll ich aufschreiben, wann ich wieder da bin und was sie dann spielen soll. Ich schreibe ihr mein übliches Briefchen. Mittlerweile schreibe ich auch für halbstündige Abwesenheiten solche Briefchen, sie liebt sie sehr und bewahrt sie alle auf: Wir lesen den heutigen Brief zusammen und ich höre, bevor ich gehe, noch eine Weile ihrem Spiel zu.

Es geht sich gut heute, sonnig, aber ein frischer Ostwind, nach gut einer Stunde bin ich auf dem Gipfel. Oben drei Mädchen aus einem Nachbarort, wir unterhalten uns ein wenig, sie wollen mit mir absteigen, was mich wegen meiner Zeitbegrenzung in Verlegenheit bringt. Ich gehe das erste steile Stück mit ihnen, erkläre ihnen dann, warum ich mich beeilen muss und deshalb abwärts passagenweise laufe. »Keine Sorge«, sagen sie., Der Weg ist ja auch eindeutig, ich laufe los, bin so rechtzeitig unten, dass ich vor meiner für 13:00 Uhr angekündigten Ankunft noch ein paar Kleinigkeiten einkaufen kann. K. spielt zu meinem Empfang Alla Turca von Mozart, ich höre zu und trinke dabei viel Wasser, gehe dann nach unten, um unseren Mittagsimbiss vorzubereiten und zu duschen. Wir essen heute unseren Haferflockenpamps mit Nüssen, Bananen und Trauben, anschließend Brote, auf der kleinen Terrasse, das Wetter ist ideal dafür. Anschließend die Mittagspause mit einer Viertelstunde Rätseln und einem kurzen Schläfchen, ich lese noch ein wenig. Nachmittags unser Ausflug an den Strand, zunächst der Weg hinab durch den Ort mit vielen Vergewisserungen, dann die Fahrt nach N. mit vielen Versicherungen, was für ein toller Mann und Autofahrer ich sei. Wir finden einen günstigen Parkplatz, gehen über den Strand zur Wasserlinie, eine jüngere Frau schaut etwas spöttisch zu, wie ich K. die Sandalen löse und ihre Hose bis unter das Knie aufkrempele. K., die früher solche Gänge am Wasser liebte, mag nun kaum noch eine Wasserberührung – »Huch wie kalt« – schon gegen die Andeutung einer Kälteempfindung ist sie empfindlich. Wir laufen kaum hundert Meter am Wasser entlang, setzen uns dann für 10 Minuten in den warmen Sand, K. entdeckt – wie schon gestern und vorgestern – den blassen Halbmond am Himmel.

Auf der Heimfahrt wird die Strecke besprochen, als führen wir sie zum ersten Mal. Als ich einen Ortsnamen nenne, sagt sie: »Das klingt doch nach Spanien«. »Wir sind in Spanien, K.« Sie hat eine Verknüpfung riskiert, aber als vorsichtige Vermutung, so wenig kann sie den Netzen ihrer Kenntnisse noch trauen. Wir sind gegen sechs zuhause, sie ruht sich aus, spielt dann noch einmal ihre Stücke, ich setze mich in den Hof und schreibe.

20. 5. 2019

Die geschenkte Hose. Heute Morgen habe ich ihren Kleiderschrank nach Hosen durchsucht, die ihr noch passen könnten. Darunter war eine, die sie früher oft getragen hat und die ich gern an ihr gesehen habe, lila-grüne Farbtöne und geschwungene Muster. Sie probierte sie, sie passte, sie trug sie bei unserem Ausflug an den Strand. Gefragt, ob die Hose angenehm zu tragen sei, bedankte sie sich überschwänglich: »Toll, was du mir geschenkt hast«. Ich versicherte ihr, dass sie selbst die Hose vor Jahren gekauft habe, doch schien sie das gar nicht hören zu wollen. Es ist, als ob ihr Begegnungen mit Handlungen unheimlich sind, deren Urheberin zu sein sie sich nicht mehr vorstellen kann. Vor ein paar Tagen hatte sie wieder einmal gefragt: »Das ist doch dein Haus, wo wir hier sind?« »Das ist unser Haus«, hatte ich wie üblich geantwortet und das kleine Fotobuch, das sie 1997 als Dokumentation des Umbaus für die Beteiligten gemacht hatte, aus dem Regal geholt. Dass die weibliche Person, die immer wieder auf den Bildern auftaucht und sich mit dem Baumeister bespricht, sie sein solle, wollte sie kaum glauben, schaute mich mit einem Blick an, der zu sagen schien: Du kannst mir viel erzählen. Es muss ihr ganz unwahrscheinlich vorkommen, dass sie eine so selbstständig und souverän agierende Person gewesen sein soll, ein früheres Selbst, von dem sie ein Abgrund trennt, in den sie nicht gerne blickt. Lieber hält sie ihre jetzige Welt im Gleichgewicht, mit geschützten Nischen ihres jetzigen Selbst wie der Musik, den Tagträumen, den Ruhephasen, den geflüsterten Wiederholungen der

»An meinem Fuß sind Süßigkeiten. Kannst du mal kratzen?

Kreuzworträtsellösungen und dem Vertrauen darauf, dass ich alles regele, was für sie undurchschaubar geworden ist.

28.5.2019

Gestern Rückflug. Sie hat das sehr lieb und bravourös durchgestanden. Als ich auf dem Weg runter zur Autobahn relativ zügig gefahren bin, hat sie gesagt: »Aber es kann mir ja auch egal sein, wenn wir einen Unfall machen, dann sterbe ich und es wäre ja an der Zeit.« Vielleicht war dieser Einschlag von Traurigkeit eine Folge davon, dass ich in der Aufbruchsphase etwas harsch und dringend mit ihr umgegangen bin, weil die Zeit doch knapp zu werden schien. Aber es zeigte auch einen Hintergrund fortlaufenden Nachdenkens über sich selbst, der einen Kontrast zu ihrer oft aufgedrehten Fröhlichkeit bildet.

Das Bewusstsein ihrer Einschränkungen fehlt ihr aber gelegentlich in Situationen, in denen sie Regeln oder Strukturen folgen muss, deren Sinn sie nicht mehr versteht: z.B. bei der Sicherheitskontrolle auch ihr kleines Bauchtäschlein abzulegen. Ich war sehr froh, als eine Frau vom Sicherheitsdienst das Problem schnell durchschaute, sie bei der Hand nahm und die Sicherheitskontrolle mit ihr abwickelte. Ein neuralgischer Punkt sind auch die Toilettengänge; da ich in der Frauentoilette nicht helfen kann, muss sie dort alles noch alleine können und sich zurechtfinden; ich muss aber den Ausgang genau im Auge halten. Nicht auszudenken, wenn sie in das Hin und Her der vielen Menschen im Flughafen geriete, ohne dass ich es bemerkte.

Auch diesmal war es schwer für sie, die Reise zu begreifen und ihren Verlauf zu durchschauen. Obwohl ich ihr einige Male beschrieben hatte, wie die Reise abläuft, hatte sie, als wir im Mietwagen nach Málaga saßen, gefragt, ob wir nun nach Hause führen; wir könnten das Auto dort in unserer Garage parken. Erst beim Warten aufs Einsteigen ist mir eine Stabilisierung der Dauer der Reise gelungen, indem wir an ihrer Uhr berechnet haben, wie lange wir jetzt noch unterwegs sein würden, bis wir um acht Uhr abends in W. ankommen. Die Adresse des kleinen Hauses dort ist ihr Raumanker, aber der schwebt irgendwo im geographischen All, sie hat jede aufrufbare Vorstellung von der Oberflächengestalt der Erde verloren und Entfernungen wie 3.000 Kilometer bis H. sagen ihr nichts. »Können wir nicht einfach zu Fuß gehen?«, hatte sie gefragt, als ihr das Warten zu lang wurde.

Heute Nachmittag beim Spaziergang auf den üblichen Waldwegen wieder verblüffende Belege dafür, wie ihre Raumerinnerung an die Anschauung gebunden ist. Wenn etwas in ihren Wahrnehmungskreis tritt, erinnert sie spontan Details, zum Beispiel, dass es der fünfte Baum ist, nach dem wir uns nach links wenden, um zu einer kleinen Anhöhe hochzusteigen. Ich sage: »Das fällt dir jetzt sicher leicht, nachdem wir in F. so viel mehr gestiegen sind.« Sie schaut mich an, als wisse sie nicht, wovon ich rede. Als ich sie erinnere, dass wir erst gestern aus F. zurückgekommen sind, klagt sie: »Oh mein Kopf, er will nichts mehr behalten, seit ich über 70 bin.« Doch, so zeigt sich auf unserem Weg mehrmals, der Kopf kann wohl behalten, aber nicht über das Behaltene verfügen, er kann keine inneren Bilder im Zusammenhang mehr aufrufen. Erst etwas greifbar Nahes kann sie erinnern, zum Beispiel, dass hinter der nächsten Abbiegung der Baumstamm wartet, auf dem sie immer rastet.

4.6.2019

Während die Grammatik noch gut funktioniert, bisweilen verblüffend, wie eben ein formvollendetes Futur II (»Wenn wir angekommen sind, werden wir einen tollen Spaziergang gemacht haben«), häufen sich in letzter Zeit Vertauschungen oder Neubildungen von Begriffen. Da alle ihre Äußerungen sich auf die gegebene Situation beziehen, ist selbst Absurdes verstehbar. »Der Briefkasten macht aber Lärm«, meinte sie eben, als wir im Wald ein Flugzeug hörten. Sie bemerkte ihren Fehler, suchte nach dem richtigen Wort und fand über Flugboot zu Flugzeug. »Tu die Tasche oben aufs Restaurant«, hat sie neulich mal gesagt; mit »Regal«, was sie meinte, stimmte die anlautende Silbe überein, ebenso bei »Gesetz« für »Gestell«. Während bei diesen Beispielen keinerlei Sinnbeziehung innerhalb der Wortpaare besteht, ist

»An meinem Fuß sind Süßigkeiten. Kannst du mal kratzen?

das bei »Nasenpapier« für »Tempo-Taschentuch« anders, ebenso bei den Blütenblättern, die sie als »Krümel« vom Boden auflas oder bei den »Müllwerfern«, wenn sie über die Aktivität der Maulwürfe staunt. »An meinem Fuß sind Süßigkeiten, kannst du mal kratzen?«, hatte sie in F. mal gesagt. »Wieso Süßigkeiten?« – »Ja, es ist ganz süß, kratz doch mal«. Der Fuß juckte und vielleicht führte das prickelnde Gefühl, das Süßigkeiten auslösen können, zu diesem Wort.

Leider behalte ich viele ihrer Wortbildungen nicht, weil sie völlig sinnfrei sind. Was K. meint, erschließt sich aber immer unmittelbar aus der Situation. K.s Äußerungen folgen ihren unmittelbaren Wahrnehmungen und Empfindungen. Sie sind einfache Feststellung: Die Zweige dort bewegen sich stärker als dort. Früher habe ich eine Erklärung dafür geben wollen, aber Erklärungen interessieren sie nicht, bloß die Wahrnehmung und deren Feststellung. Wir reden dann wie zwei, die sich auf Selbstverständlichkeiten hinweisen, oft in Wiederholungen des immer Gegebenen auf unseren immer gleichen Wegen. Inhaltlich also eine sinnleere Unterhaltung, die aber für K. einen Sinn hat: überhaupt Kommunikation, also Gemeinsamkeit herzustellen. Das muss ich mir gelegentlich in Erinnerung rufen. Was bei ihr Bedürfnis ist, muss bei mir Willensakt sein. Über Dinge zu reden, über die man normalerweise kein Wort verliert, verlangt, wird es zum ausgedehnteren Zustand, eine Willensanstrengung, die – für sich selbst genommen – als sehr entbehrlich empfunden wird. Wenn ich das bemerke, mich selbst in diesem Verhältnis betrachte, fühle ich mich dezentriert, stehe neben mir und möchte manchmal vor mir und diesem Leben davonlaufen.

»Bleibe ich dann da?«

5.6.2019

Je mehr ich darüber nachdenke, desto empörter werde ich. Heute war ich mit K. und unserer Tochter in einer Pflegeeinrichtung, um die Tagespflege kennenzulernen und K.s Teilnahme daran zu besprechen. Die Leiterin hatte uns zunächst die Räume der Einrichtung gezeigt. Im großen Aufenthaltsraum, der sich zum Garten hin öffnet, begegneten wir mehreren der alten Menschen, manche schliefen auf Sofas oder Liegen, es war Mittagspause, andere saßen und schauten vor sich hin, interessierten sich nicht für uns, auch nicht für K.s wie immer etwas lärmige Fröhlichkeit. Sie hatte Frau Sch. gleich zutraulich bei der Hand genommen und wollte sich auf ein freies Sofa legen. Im Büro der Leiterin beantwortete sie ziemlich munter die Fragen: Nachnamen, Adresse und Geburtsdatum. Dann eröffnete uns Frau Sch. rundheraus, dass sie K. nicht in die Tagespflege aufnehmen könne, auch nicht auf Probe. K. sei nicht gruppenfähig, das sehe sie mit großer Sicherheit schon aus ihren ersten Eindrücken. Sie würde durch ihr Auftreten Ablehnung bei den anderen hervorrufen, sicher auch verbale Attacken. Frau Sch. beschrieb den Ablauf eines Tages, woraus zu ersehen war: Alles ist auf eher passive Menschen abgestellt, die aktiviert werden müssen. Ein fröhliches Aktivitätsbündel mit Handlungs- und Redeimpulsen und der unvermittelten Direktheit freundlicher Ansprachen passt offenbar nicht in eine Atmosphäre lastender Apathie, wie ich sie im Aufenthaltsraum wahrgenommen hatte. Dort hatte ich noch gedacht, wie gut ihnen etwas von K.s aufgekratzter Fröhlichkeit täte.

Aber von den Voraussetzungen ihrer Arbeit her, jedenfalls wie sie sie dort sehen, hatte Frau Sch. schon recht. K. würde mehr Aufmerksamkeit, also mehr an personeller Arbeitskraft erfordern, sich nicht in die Gleichförmigkeit des Umgangs mit eher antriebslosen Menschen einfügen lassen. Die unfeine ökonomische Wahrheit ist: Wenn das Finanzierungsziel der Einrichtung eine Gruppengröße von

16 ist, ist gruppenfähig vor allem, wer sich still einbeziehen lässt. Und da der Pflegemarkt wegen der großen Nachfrage ein Anbietermarkt ist, wählen die Pflegeeinrichtungen offenkundig unter den Nachfragenden diejenigen, die eine hinsichtlich ihrer Refinanzierung optimale Gruppengröße gewährleisten. Für Fälle wie K., so Frau Sch., sie sprach von schwerer Demenz, wären kleinere Gruppen in geschlossenen Einrichtungen nötig, so etwas würden wir aber im ganzen Landkreis nicht finden. Frau Sch. empfahl, K. durch die Pflegekasse neu bewerten zu lassen, sie sei mit Pflegegrad 2 unterbewertet; für K. sei eine häusliche Individualbetreuung anzustreben.

7.6.2019

Die unumwundene Ablehnung der Tagespflege hat mein stillschweigendes Konzept für unsere weitere Zeit hier in W. zunächst einmal aus den Angeln gehoben. Ich hatte mir vorgestellt, über Tagespflege und Kurzzeit- oder Verhinderungspflege Schritt für Schritt eine von mir unabhängige Pflegesituation für K. zu erproben, um auf eine Lage vorzubereitet zu sein, in der ich etwa krankheitshalber ausfiele oder sich K.s Zustand so veränderte, dass intensivere Pflege nötig würde. Nun stehe ich vor der Alternative: Entweder vertraue ich darauf, dass ich fit bleibe und lasse alles auf mich zukommen. Oder soll ich nach einer Wohnform für uns beide suchen, in der Pflege für K. eingeschlossen ist? Das haben unsere Kinder ja gelegentlich ins Spiel gebracht, und unsere Tochter hat einige Möglichkeiten erkundet. Doch habe ich diesen Gedanken bisher weit von mir gewiesen, weil es meinem eigenen Lebens- und Körpergefühl überhaupt nicht entspricht, mich in ein Alten- und Pflegeumfeld versetzt zu sehen.

16.6.2019

Das demente Selbst. Eben sind wir von unserem Nachmittagsausflug zurückgekommen, heute zum Hafenfest und zum Auftritt des hiesigen Männergesangvereins, dessen Vorsitzender Nachbar B. ist. Der MGV sang heute besonders schwungvoll und mit Schmackes sein

Programm aus Shantys und Schlagern. K. war ganz hingerissen von den »tollen Männern«. Trotzdem hat sie sich schon nach dem dritten Lied erkundigt, ob wir bald wieder nach Hause gehen. Ihr Ruhepol ist die Liege oben. Wenn sie dort liegt, nennt sie das »Faulenzen« und sie trifft damit ziemlich gut ihr Bedürfnis, entspannt und ohne äußere Anforderung oder körperliche Anstrengung einfach bei sich sein zu können. Vielleicht ist das absichtslose Beisichsein auch in der Demenz eine Art Arbeitsfeld der Selbsterhaltung, der Erholung des dementen Selbst – und kein Entgleiten.

Das demente Selbst ist offenbar, ähnlich wie das »gesunde« Selbst, ein Ergebnis ständiger Erhaltungsarbeit. Allerdings in einer wahren Sisyphusarbeit, weil es sich immer wieder aus einem Abgrund des Vergessens herausarbeiten muss. Dabei hat es nur wenige Anhaltspunkte in einer Landschaft im Nebel und manche sind Einbildungen. K. arbeitet täglich an der Erhaltung dieser Anhaltspunkte. Neben die Eckdaten unseres Lebens ist in der letzten Zeit eine neu montierte Schlüsselszene aus ihrer Kindheit getreten: Ihr Vater sei nach dem Krieg von Engländern im Garten des Zechencasinos ihres Heimatortes erschossen worden und sie sei dabei gewesen. Richtig ist, dass ihr Vater in den letzten Kriegstagen als deutscher Soldat im Kampf gegen die vorrückenden englischen Truppen gefallen ist. Richtig ist auch, dass das dem Haus der Familie benachbarte Casino der Zeche seit März 1945 Quartier englischer Offiziere war und einer der Offiziere, früher wusste sie noch seinen Namen, K. ins Herz geschlossen hatte.

An diesen wenigen und stilisierten Elementen des eigenen Lebens festzuhalten ist – so sehe ich – ein Ausdruck der Selbstbewahrung unter sich ständig erschwerenden Bedingungen. Wo kein Gedächtnis mehr Zusammenhänge stiften kann, ist die Arbeit an sich selbst auf immer neu erinnerte Merkzeichen verwiesen oder auf die Hilfe eines anderen Gedächtnisses, das eine erinnernde Wiederbegegnung im Moment ihres Eintreffens beglaubigt: Heute Nachmittag konnte sie, obwohl wir schon 4-5-mal beim Auftritt des Männergesangvereins beim Hafenfest waren, nicht vorab, sondern erst bei unserer Ankunft erinnern: diese Szene hatte sie schon einmal wahrgenommen. »Bin ich froh, dass ich mich richtig erinnere«, sagt sie, wenn sie sich bestätigt findet. Wie das »gesunde« Selbst die Spiegelung im anderen braucht, um sich zu erhalten, so das demente Selbst umso mehr; es zerfiele sonst umso schneller.

19.6.2019

Gestern Besuch bei einer Pflegeeinrichtung im Nachbarort. Sehr viel freundlichere, zugewendetere Atmosphäre als neulich, am Gespräch interessierte Mitarbeiterinnen, die mit K.s Fröhlichkeit, freundlichen Ansprachen und Berührungen gut umgehen konnten. Eine Hälfte der Tagespflegegruppe war da, die andere auf einem Ausflug. Helle, große Räume, die in einen Freibereich übergehen. Dort beschäftigte die Teilgruppe sich mit Geschicklichkeitsspielen, Ringe werfen und Turmbau. Sehr aufmerksamer, ruhiger Umgang des Betreuers mit den alten Menschen, die zufrieden wirkten und sich freuten, wenn ihnen etwas gelang. Verabredung: K. ist auf der Warteliste, kann zwei bis vier Monate dauern, eventuell auch schneller gehen.

Als ich K. morgens erklärt hatte, was wir tun würden, hatte sie sofort gefragt: »Bleibe ich dann da?« Weil sie viel über sich und ihre Einschränkungen und über unser Leben nachdenkt, hat sie spontan verstanden, dass der Besuch etwas mit einer Veränderung ihrer und unserer Alltagssituation zu tun haben könnte. Seit ein oder zwei Jahren hat sie ja auch immer mal wieder gefragt, ob es nicht besser für mich wäre, wenn sie in ein Altersheim ginge, worauf ich ihr immer versichert habe, wie schön wir es doch miteinander hätten. Als wir in der Pflegeeinrichtung waren, schien sie diesen Hintergrund wieder vergessen zu haben, sie schien zu glauben, wir seien zum Essen gekommen und fragte mehrmals, wo sie sich denn zum Essen setzen solle. Ansonsten genoss sie einen der wunderbaren Liegesessel, war wie üblich barrierefrei emotional zutraulich, umarmungsbedürftig, duzte die Mitarbeiterin, nachdem sie gefragt hatte, ob sie das dürfe. Doch als ich sie während meines Gesprächs mit der Leiterin im Tagesraum gelassen hatte, beklagte sie sich, ich habe sie allein gelassen und sie habe nicht gewusst, wo ich sei. Die zeitweilige

Herauslösung aus unserer Zweisamkeit wird ihr vielleicht nicht leichtfallen.

»Die Vögel sehen doch, dass ich ein Mensch bin. Trotzdem singen sie zu mir«

20. 6. 2019

Beim Frühstück, als wir über den Tag sprechen, will sie wissen, ob etwas Besonderes sei. »Ja, R. kommt heute zu Besuch.« Sie: »Ist das dein Bruder?« »Nein, unser Sohn.« »Oh, Oh, Oh«, schlägt sich gegen den Kopf, »mein blöder Kopf«. Dann: die naturalistische Spur der biographischen Vergewisserung: »Den hast du ja in meinem Bauch getan.« Als sie dann voller Begeisterung mir die ganze Kindsproduktion zuschreibt, sage ich: »Aber du hast doch viel mehr dazu getan, du hast das Kind doch neun Monate in deinem Bauch ausgetragen.« Aber davon will sie dann nichts hören, will wissen, wann R. kommt, ob ich etwas koche. Ich erzähle ihr, was ich mit R. verabredet habe: wenn er gegen zwei kommt, trinken wir erst Kaffee, gehen dann spazieren und abends zum Essen ins Fährhaus. »Kochst du den Kaffee? Als ich eine sehr junge Frau war, habe ich das ja gemacht.« Ich sage, das habe sie bis vor wenigen Jahren gemacht, aber das will sie nicht hören. Die andere, aktive K. im Vollbesitz ihrer Kräfte soll weit zurückliegen, das ist für ihr gegenwärtiges Selbst besser so.

Vor dem Frühstück war sie, wie üblich, rausgegangen, um im Briefkasten nach der Zeitung zu sehen. Das ist eine ihrer Gegenleistungen an mich, auf die sie achtet. Denn die Zeitung ist in ihren Augen nur etwas für mich. Dass sie, als wir vor sechs Jahren hierhergezogen sind, diese Lokalzeitung aus ihrem Interesse an örtlichen Vorgängen und Veranstaltungen bestellt hat, weiß sie nicht mehr. Als sie mit der Zeitung zurückkommt, berichtet sie von ihrem Duett mit den Vögeln – sie antwortet den Vögeln immer, indem sie deren

_____ »*Die Vögel sehen doch, dass ich ein Mensch bin. Trotzdem singen sie zu mir*«

Melodie pfeifend zurückgibt: »Sobald ich rauskomme, rufen sie zu mir. Sie sehen doch, dass ich ein Mensch bin, aber trotzdem singen sie zu mir.«

1.7.2019

Weil unsere Tochter mich diesmal zu Hause bei K. nicht ersetzen konnte, habe ich K., nach Abstimmung mit einigen Kollegen, diesmal zur Tagung der Jahrbuch-Herausgeber mitgenommen. Die Tagung findet in einem Ferienbauernhof statt, in dem ich üblicherweise ein ziemlich großes Zimmer habe. Dort lässt sich K.s Instrument leicht aufbauen, und sie kann ihre geliebten Rätsel- und Ruhepausen haben. Während der Sitzungen schaute ich alle ein bis zwei Stunden vorbei. K. nahm an den gemeinsamen Essen teil, schloss alle gleich handfest in ihr Herz, meine Notplanung ließ sich also verhältnismäßig gut realisieren. Doch war mir nicht wohl in meiner Haut, weil ich den anderen meine besondere Lebenssituation zumutete. Sie haben K.s Fröhlichkeit ertragen, auch wenn sie etwas zudringlich war, doch war auch unverkennbar, dass sie allzu direkten Umgang lieber vermieden. Wie auch anders: Es gibt, glaube ich, niemanden, dessen Verhältnis zu Demenzkranken nicht gespalten wäre zwischen mitmenschlichem Impuls und Vermeidungsverhalten. Auch mir gelingt es nicht, diese Spannung ganz aufzuheben. Sie erneuert sich vor allem dann, wenn ich sie im gutwilligen Verhalten anderer wahrnehme, eben weil es eine Leistung des guten Willens, der moralischen Disziplin ist, die mich, indem ich sie wahrnehme, an meine eigene Disziplin erinnert. Als eine der Anwesenden von der Demenz ihrer Schwiegermutter erzählte, war der Konflikt zwischen Pflichtgefühl und Befreiungswunsch als Unterton nicht zu überhören. Die alte Dame ist derzeit in einem Pflegeheim, will aber unbedingt wieder zur Familie; die Furcht davor war in den Worten spürbar.

Tagebucheinträge

4.7.2019

Bin ich lästig? Seit sie alt sei, habe sie immer das Gefühl, lästig zu sein, sagte sie eben bei unserer vormittäglichen Kaffeepause in der Küche. Die obsessive Frage ist vielleicht ein Widerhall ihres lebenslangen Fleißes, ein in ihr nachhallendes Echo von zielgerichteter Aktivität als Lebensstil. Als ich ihr sage, dass sie in ihrem Leben so viel gearbeitet habe, dass es niemals lästig sein könne, wenn sie sich nun ausruhe, will sie davon nichts hören, steht auf, küsst mich und fragt mehrmals, ob sie lästig sei. Meine Versicherung, sie sei nie lästig, sondern sehr lieb, macht sie ganz glücklich, doch im nächsten Moment kehrt die obsessive Frage wieder. Eine vage Erinnerung an ein anderes, selbsttätiges Leben scheint sie wie ein starkes Gefühl eines Verlustes dauernd zu begleiten, doch immer, wenn ich diese Erinnerung konkretisieren will, mag sie davon nichts hören.

Als sie gestern den Rhabarberkuchen lobte, den ich gekauft hatte, griff ich, weil sie sich unter Rhabarber offenbar nichts mehr vorstellen konnte, nach ihrem Rezeptordner und sagte, dass sie früher einen tollen Rhabarberkuchen gebacken habe. Sie schaute sofort weg, wollte sichtlich nichts von dem hören, was ich ihr zu ihrem »Rhabarberkuchen nach Bauer Kelders« (bei dem sie als Kind immer die Milch geholt hatte) noch sagen wollte. Ein Rückblick auf sie als Tätige ist ihr unheimlich. Dennoch ist es offenbar der Nachhall ihres aktiven Lebens, der den Antrieb vieler ihrer Äußerungen bildet und ihr die Frage »Bin ich lästig?« eingibt. Auch ihre Musik ist eine Form, das Gefühl einer uneingelösten Pflicht abzugelten. »Wie gut, dass ich das in meinem Alter noch kann, dann bin ich wenigstens dazu noch nutze«, sagt sie oft, wenn ich ihr Spiel lobe.

8.7.2019

Heute, als ich vom Einkaufen zurückkomme, sagt sie: »Du bist ja nicht von Anfang an hier gewesen. Zuerst war ich mit einer Frau hier, du bist später dazugekommen.« Als ich ihr widerspreche, wehrt sie ab, sie erinnere sich genau.

Wortvertauschungen und -kreationen: Ärmelchen für Mülleimer, Eimerchen für Geländer an der Treppe, Paket für ihr Instrument, verbindet für verhindert. Ich verstehe immer, was sie meint, weil unsere Gespräche situationsbezogen, auf die Dinge zeigend, sind.

»Die Oma da!«

10.7.2019

Heute hat die beantragte Neubegutachtung durch den Medizinischen Dienst der Krankenkassen stattgefunden. K. zog sich gleich nach oben zurück. Ich hatte ihr beim Frühstück gesagt, dass wir Besuch bekämen von jemandem, der schauen wolle, wie wir beide zurechtkämen. Sie hatte sich nicht weiter dafür interessiert. Es gibt in ihrer Haltung etwas, das alles, was undurchschaubar sein könnte, möglichst nicht an sie herankommen lässt. So hatte ich mit Herrn Sch., dem Gutachter, ein sehr konzentriertes Gespräch, in dem es detailliert um unseren Tagesablauf, die Hilfe- und Aufmerksamkeitsnotwendigkeiten, die Beschreibung ihrer Fähigkeit und Selbstständigkeitsverluste ging. Als K. herunterkam, um zu ihrer Musik einzuladen, versuchte Herr Sch. ein Gespräch mit ihr zu führen, was misslang, weil sie, wie immer in solchen Situationen, ganz in den eigenen Äußerungsbedürfnissen gefangen blieb. Herr Sch. sagte mir abschließend, er fände es sehr gut, wie ich mit der Pflegesituation umginge; er nehme Vieles und Hinreichendes für die Neubewertung mit.

12.7.2019

Gestern Abend, in den Ausklang eines harmonischen Tages hinein, eine Orientierungshavarie. K. geht gegen neun zur Toilette. Ich höre, wie sie ihre Zähne putzt, offenbar will sie sich jetzt schon ins Bett legen. Doch als sie aus dem Bad kommt, fragt sie, ob wir jetzt frühstücken, es sei doch schon neun Uhr. Ich versuche ihr zu erklären, dass es neun Uhr am Abend ist, doch sie schaut mich verständnislos an. Ein kurzer Schlaf hat sie offenbar aus der Zeitspur des Tages gebracht; sie ist ganz auf die Morgenvorstellung fixiert und es dauert eine Weile, bis sich in ihrem Kopf ein Aufnahmefensterchen öffnet und sie nach und nach versteht, dass wir uns erst am Beginn der Nacht befinden. Offenbar hatte ein Traum zu ihrer Verwirrung beigetragen: sie fragte mich, wo denn die Frau sei, die mit ihr auf dem Bett gelegen habe, sie sei wohl nach oben gegangen. Sie war von der Existenz dieser Frau so überzeugt, dass sie nach oben ging und nachschaute. Das sei doch das Zimmer, in dem auch sie, K., manchmal Musik mache. Dass es ihr geliebtes Zimmer, ihr täglicher Aufenthaltsort ist, schien sich ihr nicht zu erschließen. Ihr Traum hatte Raum- und Personenbilder geschaffen, aus denen sie erst nach und nach hinaus fand.

Diese Verwirrung am Abend überraschte mich umso mehr, als mir in den letzten Tagen eine ungewöhnliche Wiederkehr einer früher normalen Gedächtnisleistung aufgefallen war. Unsere Tochter hatte uns für den kommenden Montag zum Geburtstag ihres Mannes eingeladen, und ich hatte gefragt, ob ein Kistchen Wein als Geschenk recht wäre. Vorgestern, auf unserem Weg zum Waldspaziergang– den Rückweg hatte ich gelegentlich mit einem Weineinkauf verbunden – sagt sie ganz in der Manier von früher (ihr Kopf war immer der Speicher der familiären Pflichten und Daten): »Denk daran, dass du Wein einkaufen musst. Wir sind doch für Montag eingeladen, erinnere ich mich richtig?« Und als wir gestern wirklich beim Weinladen anhielten, war ihr der Grund sofort gegenwärtig. Warum gelingt es ihr, diese zeitliche Struktur und deren inhaltlichen Zusammenhang präsent zu halten, während ein kurzer Schlaf mit mutmaßlichem Traum sie aus den vertrauten Zeit- und Raumverhältnissen unserer gleichförmigen Tage hinauskatapultieren kann?

Demenz ist, so glaube ich zu verstehen, kein gleichförmiger Zustand, eher ein wellenförmiges Abwärtsgleiten. Woher ein Licht, das plötzlich wieder alles normal erscheinen lässt, einfallen kann, weiß ich nicht. Vermutlich spielt der Grad der Bewusstheit, der bewusstseinshellen Wachheit, eine Rolle. Wenn dann ein Anreiz auf eine noch aktivierbare eigene Tätigkeitsstruktur oder deren Nachhall trifft, können Verknüpfungen noch gelingen und einen Erinnerungsraum bilden. K.s immer starker Wille mag sich dann herausgefordert fühlen und einen Impuls des Behaltens hervorbringen. In der Situation der abendlichen Verwirrung hingegen waren Bewusstheit und Wille völlig außen vor, und es bedurfte einiger Arbeit, ihnen einen Fußbreit die Tür zu öffnen, damit Außenwahrnehmungen wieder eindringen und die Traumwelt nach und nach die Züge der Alltagswelt annehmen konnte.

20. 7. 2019

Gestern waren wir wieder zum Singen. K. in Höchstform. Sie freut sich, dass sie diesmal den Musikern gegenübersitzen kann. Als sie kommen, will sie mit ihren lauten Begrüßungsreden kaum enden. Auch während des Singens hört sie kaum auf, den drei Musikern rhythmisch zuzuwinken, zu klatschen, sie so anzuhimmeln, dass der Akkordeonspieler schon verlegen weggguckt. Wie ein außer Rand und Band geratener jugendlicher Fan auf einem Popkonzert, wo sie doch nie war. Irgendwie war ihr ganzer Auftritt halbstark. Von einer der Helferinnen, einer sehr modebewussten, schlanken älteren Frau sprach sie als »die Oma da«, und als eine der Frauen während der Pause für Kaffee und Kuchen kassierte und ihre übliche Reihenfolge entlang der Tische einhielt, konnte ich sie nur mit Mühe davon abhalten, zu schnalzen und laut zu rufen, dass sie jetzt zahlen wolle.

23. 7. 2019

Halluzinationen. Sind es Gestalten der Traumwelt, die den Wachzustand bevölkern und das hervorbringen, was die Halluzinationen von Demenzkranken genannt wird? Halluzination wäre dann ein Eindringen der internen Hirntätigkeit, der Unterhaltung des Hirns mit sich selber, aus dem Schlaf in den Wachzustand, so dass innere Bilder als Produkte der Außenwelt erscheinen. Bei K. treten solche Desorientierungen/Halluzinationen am Rand von Schlaf- oder Halbschlafphasen auf und sie betreffen immer Personen. Dann bevölkern mehr oder andere Leute unser kleines Häuschen: »Wo ist denn die Frau hin, die eben hier neben mir gelegen hat?«

24. 7. 2019

Die Enteignung des eigenen Lebens. Gestern habe ich ihr wegen der Hitze eine leichte und weite orientalische Hose herausgesucht, die sie vor Jahren gekauft hat. Sie gefällt ihr ausnehmend und sie bedankt sich für die schöne Hose, die ich ihr besorgt hätte. Dass sie sie mal gekauft habe, weist sie mit einem Blick voller Ungläubigkeit ab. Um mit dem Jetzt in Einklang zu bleiben, muss sie ein Leben, in das keine Erinnerungsbrücke mehr führt, verleugnen.

Ganz anders in Arno Geigers Erzählung[4] über seinen dementen Vater, der auf solche Anstöße aus seinem Leben gerne einsteigt und ein starkes Gefühl früherer Selbstwirksamkeit bewahrt hat. Auch K. könnte, darüber belehren mich ihre Ordner, von denen ich fast täglich einen oder zwei leere, ein solches rückwärtsgewandtes Gefühl der Selbstwirksamkeit haben: voller Fleiß und sinnvoller, helfender Tätigkeit für andere war ihr Leben. Vielleicht hat sie dafür, manche ihrer früheren Äußerungen weisen darauf hin, nicht genug Anerkennung empfunden. Arno Geigers Vater hat, im Unterschied zu K., in einem gleichbleibenden örtlichen Resonanzmilieu ganz im Einklang mit sich selbst, seiner Tätigkeiten im Ort und seiner Mitwelt leben können.

7. 8. 2019

Heute Morgen, als ich auf dem großen Kalender in ihrem Zimmer Datum und Tag einstelle: »Sind wir denn noch im August?« – »Ja, heute ist der 7. und der August hat 31 Tage.« – »Also noch ungefähr zwei Wochen«, meint sie. Ich sage: »Rechne doch: 31 Tage und 7

---

4 Arno Geiger: Der alte König in seinem Asyl. 8. Aufl. München 2016: dtv

davon sind vergangen.« Sie versteht es nicht, schaut abweisend. Vor einiger Zeit hat sie solche Rechnungen noch gekonnt und von sich aus angestellt. Glücklicherweise gelingt die Verknüpfung von Zeit und Geschehen innerhalb des Tages meist noch, es sei denn, sie ist nach einem Schlaf desorientiert. Doch immer von Abschnitt zu Abschnitt in unserem Tag. Denn die Spanne des Vorausdenkens, ohne welches sich kein Bewusstsein aufrechterhalten lässt, ist bei ihr auf etwa zwei Stunden reduziert. Es ist, als arbeite ein bewusstseinsnaher Reflex der Selbsterhaltung in ihr an der Erhaltung von Vorausdenken und schneide dessen Dimension auf die noch gegebene Möglichkeit zu. Wenn wir zum Beispiel unseren Gang durch den Wald machen, ist das Auto auf seinem Parkplatz der Anker und Endpunkt des Vorausdenkens, und immer wieder erkundigt sie sich danach.

Auf unserem Nachmittagsspaziergang kam die Datumsfrage wieder auf und sie hat auf Anhieb sagen können, wie viele Tage noch im August bleiben. Warum kann sie manchmal etwas, was ihr sonst ganz rätselhaft bleibt? Ich vermute, dass heute Morgen, warum auch immer, kein Eintrittskanal in ihren Kopf frei war. Manchmal glaube ich an ihren Augen zu sehen, ob etwas eintreten kann oder für sie im Nebel bleibt – ihre Augen wirken dann trübe oder verhangen. – Oder hatte ihr Kopf sich doch mit der Rechenaufgabe von heute Morgen weiter beschäftigt?

»Vielen Dank für die Tierchen!«

18. 8. 2019

K.s Begriffe. Es geschieht immer öfter, dass sie wie aus einer Krabbelkiste der Begriffe einen herauszieht, der nur auf eine sehr schräge Weise noch passt. Heute Mittag bedankte sie sich lebhaft für den Teller mit »Fleischstücken«, den ich ihr hingestellt hätte. Es waren

Apfelstücke. »Vielen Dank für die Tierchen«, sagte sie auf unserem Spaziergang, nachdem ich ihr einige Brombeeren angeboten hatte. Sie greift in die umfassendere Begriffskiste, nicht in die Obstkiste, sondern in die des Essbaren, und zieht Fleisch- statt Apfelstücke raus. Oder etwas anderes kleines aus der Natur statt Beeren.

22. 8. 2019

»Ich nehme die Marmelade nicht aus diesem Glas, weil das schon ziemlich kalt ist«. »Wieso kalt?« – »Ich hätte kühl sagen müssen«. Ich helfe mit »wenig«. »Ja, weil da nur noch wenig drin ist«. Mir ist meist ziemlich schnell klar, was sie meint. Wenn ihre Wortirrtümer aber den Bezug zu Situationen verloren haben, sind sie für mich undurchschaubar. Was hat sie gestern mit »Spülgläschen« gemeint, was ich schnell notiert habe?

Aber warum mache ich mir darüber überhaupt Gedanken, statt es eben als Ausdruck der Demenz hinzunehmen, als Gegebenheit meines täglichen Lebens? Erstens: weil ich, das glaube ich immer noch, besser damit umgehen kann, wenn ich darüber nachdenke und darüber schreibe. Zweitens: weil vielleicht doch ein schlauer Neurowissenschaftler daraus Schlüsse ziehen kann. Drittens: weil ich, je länger desto mehr, glaube, dass auch in der Demenz an der Aufrechterhaltung eines Selbst gearbeitet wird. Denn alles was K. im Lauf des Tages tut, ist Arbeit an der Erhaltung eines Selbst: ihre Musik als mentale und körperliche Selbstvergewisserung (»dass meine Hände das noch können«) und als soziale Produktion, Herstellung von Gemeinschaft, Mittel der Resonanz (sie spielt für mich oder ein vermeintliches Publikum, »hat es euch gefallen?«, fragt sie dann), ihr Kreuzworträtsellösen, bei dem sie das Lösungswort, das sie auf der Rückseite findet, vor sich hin flüstert, um es sich einzuprägen, wie eine Selbstsuggestion des Noch-lernen-Könnens (auch wenn sie das Wort im nächsten Moment vergessen hat); ihre immerwährende Leitfrage: »bin ich lästig?« und ihre Dankesreden an mich als Ausdruck des Bewusstseins ihrer Einschränkungen, nicht zu vergessen die Äußerungen ihrer Emotionalität, ihr Bedürfnis, Freundlichkeit und Zuneigung zu äußern und zu erhalten, als Mitmensch wahrgenommen zu werden, ihre täglichen Vergewisserung in Zeit, Raum und Personen.

27.8.2019

Nächtliche Vergewisserungen. »Du bist doch G.?«, fragt sie, als wir beide einmal wach sind. »Du hast doch in der Schule gearbeitet und dann in der Uni, ist das richtig?« Sie hat offenbar länger wach gelegen und nachgedacht. Sie sagt: »Du hast ja eine gute Rente, aber ich habe nur eine arme Rente, sie kommt ja auch auf dein Konto.« »Es ist unser Konto«, sage ich, »aber ich kümmere mich darum. So ganz klein ist deine Rente auch nicht.« Aber davon will sie nichts hören, sie habe doch nur in der Apotheke gearbeitet und bekomme nur eine kleine Rente. »Wenn wir morgen zum Friseur gehen«, will sie dann wissen, »wovon soll ich das bezahlen?«

30.8.2019

Singe-Nachmittag. Beim letzten Mal fand ich es richtig anstrengend und innerlich aufreibend. Ich hatte den Eindruck, dass ihr Verhalten sich mindestens am Rand des Zumutbaren bewegte. Ich wäre deshalb heute nicht hingegangen, wenn eine Teilnehmerin des Singens, die wir beim Spaziergang getroffen hatten, mich nicht ermutigt hätte. Ihre Sicht auf meine Situation drückte sie dabei so aus: »Mein Mann ist im Flughafen umgefallen. Wäre er reanimiert worden, wäre er auch ein schwerer Pflegefall geworden.«

Heute also wieder Singen. K. hatte ich vorher gebeten, nicht allzu lange zu klatschen und zu rufen. Auch wenn ich sie einmal festhalten musste, damit sie nicht mitten im Musikstück zu den Musikern lief, um sich zu bedanken, fielen ihre Kundgebungen etwas verhaltener aus.

31.8.2019

Beim Spaziergang heute sagt sie: »Ich muss mich mal luxen« – und juckt sich. Auf der Rückfahrt kann sie von der Begeisterung über den tollen Spaziergang gar nicht lassen. Zu Hause, als sie sich nach dem Kaffee hingelegt hat, sagt sie, wie gut sie es mit mir habe. Ich antworte, wie immer: Wir haben es sehr gut miteinander. Das berührt mich heute noch mehr als sonst. Denn vorgestern hat ein Gespräch in einer Pflegeeinrichtung über eine mögliche Kurzzeitpflege stattgefunden. Ich war mit der Vorstellung hingefahren, für drei Tage im Oktober zu fragen, damit ich mit J. etwas in seinen Herbstferien unternehmen könnte. So hatte ich K. den Besuch auch erklärt, ich weiß aber nicht, was sie davon aufgenommen hat. Meine Vorstellung räumte Frau B., die Leiterin der Einrichtung, gleich vom Tisch. Unter vier Wochen gebe es keine Kurzzeitpflege, das sei für das Haus unökonomisch und für die Pflegebedürftigen, vor allem die Demenzkranken, kontraproduktiv, weil sie sich bei zu kurzen Aufenthalten nicht an die neue Situation gewöhnen könnten und die raschen Wechsel Verwirrung stifteten. Das Argument leuchtete mir ein, und der Block in mir löste sich im Lauf des Gesprächs, vor allem auch, nachdem wir den neu errichteten Trakt für die Demenzkranken angeschaut hatten: sehr helle, großzügige Räume im Erdgeschoss mit Blick auf die Außenbereiche, Einzelzimmer mit Bad, genügend groß, so dass K. auch ihr Keyboard mitbringen könnte. Ich werde, so die abschließende Vereinbarung, Frau B. nach ihrer Rückkehr aus dem Urlaub am 16.9. anrufen; sie hält die Möglichkeit einer Kurzzeitpflege im Oktober offen. Sie hat das Gespräch spürbar im Sinn einer Einwerbung geführt und durchaus auch im Hinblick auf einen dauerhaften Aufenthalt. Als führe der Weg letztlich – und vielleicht bald – dahin, sprach sie von »schwerster Demenz« und fasste damit ihren Eindruck von der anwesenden K. zusammen.

Mich schockieren solche Urteile – und sie treiben mich in den Widerspruch von Außen- und Innensicht. Sie scheinen mir zu sagen, dass ich die Lage nicht realistisch sehe, das Ausmaß der Zerstörung unterschätze, wenn ich im Interesse unseres Alltagsgleichgewichts die normalen, die lebbaren Züge unseres Lebens hervorhebe. Die hinzutretende Außensicht spiegelt dagegen regelmäßig die Anomalität der Lage und die Unvermeidlichkeit der Entwicklung, und sie lenkt den Blick von K. auf mich, den es vor seinen Illusionen und einer übertriebenen Selbstlosigkeit zu bewahren gelte. So wohlmeinend das im Hinblick auf mich auch gedacht ist und so klar das auch die offizielle therapeutische Linie spiegelt, so stört mich daran nicht nur der unausgesprochene Doppelmaßstab für Leben. Diese Sichtweise stellt auch die Grundlage meines verstehen wollenden Umgangs mit Demenz in Frage. Vergebene Liebesmüh, scheinen mir die Außenurteile dann zuzurufen, denk lieber an dich.

Aber es ist K.s verzweifelte Arbeit an der Erhaltung eines Selbst, der ich täglich begegne. Ihr täglicher Versuch, aus Trümmern des alten Selbst ein Restselbst zusammenzufügen, in welchem sie sich noch erspüren und erkennen kann. Diese Arbeit ist auf ein Gegenüber angewiesen. Denn K. kann ja keine eigene innere Vergewisserung entlang von Logik und Gedächtnis mehr leisten. Was passiert, wenn dieses Gegenüber, welches ich für K. ständig bin, wegfällt, zumindest zeitweise, wenn sie in einer Kurzzeitpflege ist? Oder ist diese Risikobefürchtung übertrieben, geht von falschen Voraussetzungen aus, weil ich die Wichtigkeit eines gleichbleibenden Gegenübers überschätze? Auch meine fortdauernde Identität ist ihr ja oft genug ungewiss, wie gestern, als sie von mir wie von einem Glückstreffer sprach, der ihr auf ihre alten Tage zugefallen ist.

»Nimmst du mich wieder mit zu dir nach Hause?«

4.9.2019

Nachdem K. einen Weg, den wir gerade gegangen waren, schon wieder vergessen hatte, entschuldigte sie sich für diese »Vergessung« und sagte formvollendet: »Als ich eine junge Frau war, hatte ich eine sehr gute lokale Erinnerung.« Tatsächlich hatte sie früher über ihr »Rattenhirn« gespottet, das jeden Weg in jeder Stadt wiederfand, den sie einmal gegangen war. Heute macht sich das »Rattenhirn« noch in der Frage vor jeder Ecke geltend: »Wo geht es jetzt weiter?« Obgleich die Frage keine praktische Bedeutung mehr hat, weil sie im Auto neben mir sitzt oder ich sie an der Hand führe, will etwas in ihr noch wenigstens um die nächste Ecke vorausdenken.

7. 9. 2019

Wer so auf andere angewiesen ist, muss lästig sein. Das ist bei ihr wie ein Grundton ihrer Existenz. Er macht sich jetzt vielleicht noch deutlicher vernehmbar, weil sie von den Bemühungen und Gesprächen um Kurzzeit- oder Tagespflege von unseren Besuchen in den Einrichtungen doch so viel verstanden hat, dass es um sie und mögliche Aufenthalte geht. Das ist ein Verstehen und Behalten offenbar unter der Schwelle, es ausdrücken zu können. Denn nie fragt oder sagt sie etwas dazu. Oder ihr Verstehen findet einen Ausdruck, der mich zu Tränen rühren kann: ihre Versicherungen – sie häufen sich – wie gut sie es mit mir und wir es miteinander hätten.

14. 9. 2019

»Da hast du ja schöne Schulhefte bereitet«, sagt sie vor unserem kleinen Mittagessen und meint unsere belegten Brote. Die Schulbrote befanden sich bei den Schulheften im Schulranzen, daher wohl der Übersprung. Ihr Assoziations- und Wortfindungsraum scheint sich in die Kindheit zurückgezogen zu haben. In der Demenz kehrt sich die Entwicklung des Selbst um und schreitet offenbar unaufhaltsam rückwärts. Das ließe sich an K.s Entwicklung der vergangenen zehn bis zwölf Jahre gut zeigen. Besonders auffällig, wie sie die Stufen der Moralentwicklung[5] wieder hinabgeschritten ist. Bis in den Wortge-

---

5 Lawrence Kohlberg: Moralische Entwicklung (1968). In: Die Psychologie der Moralentwicklung. Frankfurt 1996: Suhrkamp. S. 21–31; Jürgen Habermas:

brauch hinein bewegt sie sich seit längerem auf der Good Boy-Good Girl-Ebene, also der ersten Stufe: »Ist das frech?«, kann sie fragen oder »Darf ich heute Nacht auch zur Toilette gehen?«. Ein weiteres Beispiel: Ihre unerschütterliche Überzeugung, dass sie erst ab 10:00 Uhr morgens Klavier spielen dürfe – eine offenbar seit der Kindheit eingewurzelte Regel.

15. 9. 2019

Gegen neun meint sie, sie könne heute erst ab elf Uhr Musik machen, es sei ja Sonntag. Ich will die Gelegenheit zu einer Orientierung über den Vormittag nutzen und sage: »Und um ein Uhr treffen wir uns heute im Restaurant mit K.« »K. – ist das deine Schwester oder deine Tochter?« – »Es ist unsere Tochter.« Sie schaut verblüfft. Ich bitte sie, sich neben mich aufs Sofa zu setzen und fange neu an: »Wir essen heute gemeinsam mit K., J. und M. zu Mittag. Wir treffen sie im Wald-Restaurant.« Sie strahlt, sie hat augenblicks verstanden. Sie hatte sich nach dem Frühstück hingelegt, war bei Mozart-Klavierkonzerten ins Dösen und Sinnieren verfallen, jedenfalls, so sah ich ihren Augen an, in eine andere Welt eingetaucht. Da reichte der eine Name offenbar nicht, um den richtigen Suchpfad zu aktivieren. Der Kontext der drei Namen löste dann eine vertraute Vorstellung aus. Namen allein sind abstrakt, sie haben keine organische Verbindung zum Bezeichneten (und mittlerweile sucht sie ja gelegentlich selbst nach unserem Namen), während die drei Namen eine Gruppe, ein Eltern-Kind-Bild, hervorrufen konnten.

Vielleicht hatte die Blockierung auch damit zu tun, dass ihr Kopf zunächst noch durch die Halbschlaf- oder Traumbilder besetzt war wie vor ein paar Tagen, als sie abends nach einem ersten Schlaf gefragt hatte: »Und wo ist denn meine Verwandte, die hier neben mir gelegen hat?« Vielleicht hieße das auch: Ein dementes Bewusstsein

---

Moralentwicklung und Ich-Identität. In: Zur Rekonstruktion des historischen Materialismus. Frankfurt 1976: Suhrkamp. S. 74–85

kann die Erzählungen und Bilder des Traums nicht mehr von den Abläufen in der Außenwelt unterscheiden. Begünstigt wird das vermutlich durch die alltäglich erlebte Diskontinuität der Außenwelt: Immer muss das demente Bewusstsein ja die Trümmer der Außenwelt, für die das Gedächtnis keinen Zusammenhang mehr liefert, so zusammenfügen, dass wenigstens für den Augenblick oder die nächsten Stunden eine verstehbare, verlässliche Situation entsteht. Und bei dieser Trümmerarbeit, den Notbehelfen der Realitätserzeugung, werden Traumbilder, Imaginationen, Einbildungen, Halluzinationen als Baumaterialien mitverarbeitet.

17. 9. 2019

Heute Morgen habe ich sie in die Tagespflege nach R. gebracht. K. hat erst in der Tagespflege begriffen, dass ich nicht dortbleiben würde. Die Enttäuschung darüber stand ihr ins Gesicht geschrieben, und sie fühlte sich auch, so spürte ich, in die Irre geführt. Ob sie nicht mit nach Hause kommen könne. Ich hätte längere Erledigungen zu machen, redete ich mich raus, und es sei nicht gut, wenn sie so lange alleine bliebe. Sie las meinen Brief, den ich ihr wie immer bei Abwesenheiten geschrieben hatte, um einen Zeithorizont und eine Verbürgung meiner Rückkehr zu schaffen. »Um 15:00 Uhr kommst du zurück, das sind ja mehr als fünf Stunden! Ich kann doch auch alleine zu Hause bleiben wie sonst.« Wir saßen am Tisch, der schon für die Gruppe, die bald kommen würde, gedeckt war; Frau K. und Frau M. bereiteten das Frühstück vor und erzählten währenddessen, was im Lauf des Tages geschehen würde. Ich demonstrierte ihr, wie die wunderbaren Liegesessel funktionieren, auf denen sie sich ausruhen könnte, Frau K. fertigte ein Namensschild für sie an, wies ihr den Platz neben sich zu und wir schauten die Namensschilder durch und zählten die anderen K.s. Währenddessen kamen weitere Betreuer und erwiderten die immer herzlich umarmende Begrüßung von K. Schon Frau M. und Frau K. hatten uns so zugewendet und herzlich begrüßt, so aufmerksam alles eingerichtet, dass ich mich für K. bestens aufgenommen fühlte.

Dennoch bin ich dann nachdenklich und bedrückt weggegangen. Es war der Schock des plötzlichen Erkennens, dass ich sie dort alleinlassen würde, der einen Hintergrund des Verstehens so aktiviert hat, dass er sich in unserem Gespräch mit Verknüpfungen und Argumenten plötzlich in Aktion gezeigt hatte. Dieser doch mitdenkende Hintergrund hält ihre kleine Welt noch zusammen und ihr Vertrauen in sie aufrecht. Vor allem in mich, der die undurchschaubare Außenwelt mit ihrer kleinen Welt, der Behausung ihres Selbst, vereinbar macht. »Willst du dich von mir trennen?«, hatte sie gefragt, als ihr klar wurde, dass ich sie in der Tagespflege allein lassen würde. Ich fühlte mich, als hätte ich sie gerade in einem Körbchen auf dem Nil ausgesetzt und fragte mich, wie ich ihr ohne Not eine Kurzzeitpflege zumuten könne.

18.9.2019

Als ich sie gestern um 15:00 Uhr abholte, kam sie mir an der Hand von Frau M. schon entgegen. Sie sei schon ein wenig unruhig geworden, sagte Frau M. Es sei ein Tag mit Sonne und Wolken gewesen, bei manchem sei sie ganz gut dabei gewesen, bei anderem sei zu spüren gewesen, dass ihr der Gruppenumgang fehle. Wir vereinbarten, am Donnerstag fortzusetzen, dann zweimal pro Woche weiter. Ich erbat auch ihren Rat hinsichtlich der Kurzzeitpflege; sie riet dazu, zunächst weitere Erfahrung mit der Tagespflege zu sammeln.

Unsere Tochter, mit der ich dann telefonierte, fand eine Verschiebung der Kurzzeitpflege nicht richtig. Sie argumentierte mit dem Verweis auf meine Selbsterhaltung. Als ich eben einer Verwandten erzählte, K. habe nach der Rückkehr aus der Tagespflege gesagt, »wie gut, dass wir wieder hier sind, da bin ich nicht einsam«, meinte sie: Ich sei ja immer sehr auf K. eingegangen, da sei sie verwöhnt. Solche Kommentare, auch wenn sie es gut mit mir meinen mögen, machen mir alles schwerer.

Tagebucheinträge

24. 9. 2019

Als ich kam, sie aus der Tagespflege abzuholen, schaute sie mich mit sehr prüfendem, dann mit erleichtertem Blick an. »Nimmst du mich wieder mit zu dir nach Hause?«, fragte sie. Trotz meines Briefes, den sie im Bauchtäschchen aufbewahrt, hatte sie sich doch ausgesetzt gefühlt. Ihr Empfinden der Abhängigkeit ist so dominant, dass sie die Vorstellung, in einer Lebenspartnerschaft zuverlässig und selbstverständlich aufgehoben zu sein, offenbar nicht mehr bilden kann. Deshalb reagiert sie auch ungläubig – wie heute Morgen – wenn ich ihr versichere, dass das *unser* Haus ist, in dem wir leben. Tatsächlich bin ich die Hilfsstruktur ihres Lebens, der Vermittler aller Gegebenheiten und Abläufe. Sie lebt in völliger Abhängigkeit und weiß, dass es anderes nicht sein kann. Dem entspricht das Gehorsamsverhältnis, das sie zu mir entwickelt hat und gegen das sie nur manchmal in kleinen symbolischen Kämpfen (z. B. mit Kleidern ins Bett gehen zu wollen) angeht. Auf der Rückfahrt versicherte sie mir wieder, dass sie doch alleine zu Hause bleiben und sich ausruhen könne, wenn ich auswärts zu tun hätte.

26. 9. 2019

Nachdem sie ihre Stücke gespielt hat, kommt sie runter und sagt: »Das ist so toll, dass ich hier ein Instrument und die Möglichkeit zu spielen habe. Das hatte ich vorher nicht.« Sie übe doch jeden Tag, sage ich, und ich fände das schön. Sie bedankt sich noch einmal überschwänglich, dass sie hier spielen könne. Sie rechnet dann aus, wie alt sie sei – wie immer »von 1941 bis 2001 sind es 60, 2001 bis 2019 sind es 18 Jahre, also 78«: »Ich bin doch eine schrecklich alte Frau, bin ich nicht zu alt für dich?« Ich erinnere sie daran, dass ich nur ein Jahr jünger sei, also auch ein alter Mann.

Dass sie nun gelegentlich außerhalb des Hauses und unter anderen Menschen in der Tagespflege war, hat offenbar ihre Zugehörigkeitsgewissheit, die sich ohnehin immer von neuem stabilisieren muss, weiter geschwächt. Unterbrechungen der Lebensumstände verstärken die Empfindung von Undurchschaubarkeit und Zufälligkeit. Das Leben erscheint ihr umso mehr wie eine Lotterie, in der sie ein ums andere Mal Glück zu haben scheint. Deshalb bedankt sie sich jedes Mal von neuem: dass ich da bin, den Weg finde, etwas zu essen mache usw. Oder es widerfährt ihr etwas, was sie hinnimmt, weil sie anders gar nicht damit umgehen kann, da es keinen Horizont gibt, in dem sie es deuten könnte. In dieser kognitiven Wüste gibt es aber glücklicherweise die Oase der Emotionalität. In ihr hält sie sich am liebsten auf, weil die Gefühle, die sie überkommen, sie auch in eine sicherere Beziehung zum anderen setzen. Die meist libidinös unterlegte Emotion ist vertraut und vertrauenswürdig, schafft ein Empfinden von Kontinuität, wo sich sonst keine mehr einstellen mag.

»Da stellt sich uns jetzt die Pflanze in den Weg!«

29.9.2019

Große Namensverwirrung. Als ich ihr mein Muckibuden-Briefchen bringe, schaut sie die Unterschrift, dann mich zweifelnd an: »Du bist doch die K.«, sagt sie und als ich erwidere: »Nein, ich bin der G.«, meint sie: »*Die* G., denn du bist doch eine Frau.« Vor dem Ausmaß der Instabilität ihrer Welt erschrecke ich immer noch. Als ich sie am Freitag aus der Tagespflege abgeholt habe, hat sie mir erzählt, sie habe vergeblich die Treppe nach oben gesucht, weil sie auf ihrem Instrument habe spielen wollen. Die Erinnerungsbrücke zwischen ihrem Wunsch zu spielen und dessen Verwirklichung bildete offenbar die Treppe, aber ganz ortlos, wie eine Treppe im Nebel.

Das Gefangensein in den Zuständen und Eindrücken des *Jetzt*, der Verlust des Unterscheidungsvermögens zwischen vorher und jetzt und hier und anderswo, scheint das Grundmuster, die Matrix der Demenz, zu bilden. Nur wenn ein Gegenstand, eine Stelle, ein Ort im *Jetzt* wieder erscheint, kann sie sich daran erinnern und etwa sagen:

Tagebucheinträge

Gestern sind wir hier links gegangen. Einen noch so vertrauten Weg sich vorzustellen oder ihn alleine gehen zu können, ist ganz unmöglich. Das funktioniert nur noch innerhalb des Hauses, aber auch hier können Zustände ungewiss werden, siehe die Zahl anwesender Personen. Der eigentliche Gradmesser für Demenz wäre vielleicht das Maß, in dem und für wie lange Orientierungsstabilität noch selbst erzeugt werden kann und für welchen Umkreis.

6. 10. 2019

»Wo ist denn meine Frau?«, hat sie gestern Abend gemurmelt, als sie, aus einem Schlaf erwacht, zur Toilette ging. »Sie hat doch neben mir gelegen!« Ein Traumbild, das offenbar so schnell nicht weichen wollte, denn sie schaute sich weiter um, als sie von der Toilette zurückkam. Erst als ich sie zurück zum Bett begleitet hatte, sie zugedeckt und mit ihr über die Uhrzeit und die beginnende Nacht gesprochen hatte, verschwand die Frau wie einige Tage zuvor die weibliche Verwandte.

Heute Morgen hingegen lassen ihre Emotionen ihr keinen Raum für Zweifel an Mann oder Frau. So ein schöner Mann sei ich, sicher liefen mir die Frauen in Scharen nach. Wenn wir unter anderen Menschen sind – im Restaurant, beim Singe-Nachmittag, im Wartezimmer – kann es passieren, dass sie sich umschaut und mir dann keineswegs gedämpft mitteilt, ich sei der Schönste hier. Beim Spaziergang überkommt sie, sobald andere Menschen auftauchen, ein Kussbedürfnis, als wollte sie sagen: Seht her, das ist meiner! Sie benimmt sich dann wie ein verliebter Teenager und wir geben zusammen das turtelnde alte Ehepaar, meist freundlich, oft amüsiert, gelegentlich befremdet zur Kenntnis genommen. Das komme so aus ihr heraus, sagt sie, wenn sie meine Abwehr spürt. Doch steckt auch etwas deutlich Besitzergreifendes darin, der Wunsch, als aktiv und besitzend wahrgenommen zu werden, ein Anerkennungsbedürfnis, das sich emotional realisiert.

Morgen werde ich sie wieder in die Tagespflege bringen. Am Freitag hat sie, als ich sie abgeholt habe, gesagt: »Vielen Dank, dass du mich abholst und mich nicht alleine hierlässt«, und sie hat das auf der Heimfahrt und auch zu Hause noch mehrfach wiederholt. Sie geht zur Tagespflege, weil sie meine Entscheidung respektiert. Dass sie darüber nachdenkt und für sich keine Gründe findet, merke ich daran, dass sie argumentieren kann: »Außer dir brauche ich keine anderen Menschen«, antwortete sie, als ich gesagt hatte, es sei doch schön, dort andere Menschen zu treffen. Oder: Ich könne doch auch arbeiten oder einkaufen oder in die Muckibude gehen, wenn sie zu Hause sei. Wenn ich sie abhole, kann ich an ihren Augen ablesen, wie ihr Wiedererkennen einsetzt. Sie schaut mich zunächst wie jemanden an, der ihr gar nichts sagt, dann werden die Augen heller und transparenter, öffnen sich langsam, keineswegs schlagartig, für die Wechselseitigkeit des Blicks.

8. 10. 2019

Wer bellt? Im Fährhaus, beim Kaffeetrinken. Unter dem übernächsten Tisch kläfft ein Hund, der von uns aus nicht zu sehen ist. K. meint, der Mann an diesem Tisch habe »diese Laute« produziert, und sie ist davon auch nicht abzubringen, als ich ihr zu erklären versuche, unter dem Tisch sitze offenbar ein kleiner Hund.

10. 10. 2019

Kuriose Wortbildungen und Ausdrucksweisen. Sie nehme ein »Rübelchen« weg, sagt sie und nimmt einige Krümel vom Tisch. Ich solle doch dem »Restaurant« gegenübersitzen, meinte sie, als wir uns zum Abendessen niederließen und dabei wie üblich Nachrichten schauten. Sie wolle nachschauen, ob etwas in der »Sparkasse« sei, sagte sie neulich, als sie zum Briefkasten gehen wollte – eine ihrer Lieblingsbeschäftigungen, die sie mehrmals bis in den Nachmittag hinein wiederholt. Als ich ihr einmal gesagt hatte, es könne nichts mehr darin sein, weil sie die Post schon geholt habe, kam sie mit dem Statement zurück: »Du hattest völlig recht in der Vernichtung von Möglichkeiten.« Als wir die Enten auf dem Teich betrachteten, meinte sie, es seien viele Flugzeuge auf dem Teich – über uns war gerade ein Flugzeug zu hören. »Da stellt sich uns jetzt die Pflanze in den Weg«, hat sie einmal gemeint, als eine Ampel auf Rot schaltete. Als sie, mir beim Frühstück gegenüber, meine Stirnfurchen betrachtete, fand sie, ich hätte »eine strenge Stirnschaltung«. Warum sie heute Morgen auf »Bleistifte« für Brote gekommen ist, kann ich mir ebenso wenig erklären wie »Kataloche« für Toilette.

»Du bist so ein versorgender Mann. Bin ich eine unzulässige Frau? Was kann ich für Dich tun?«

20.10.2019

Eine etwas andere Woche liegt hinter uns. Zunächst drei Tage nacheinander Tagespflege, damit ich mit unserem Enkel etwas unternehmen könnte. Wir wollten eigentlich größere Wanderungen machen, aber bei einem Spielraum von fünf Stunden blieb nur Zeit für einen Besuch des Zoos oder der Vogelstation in der Marsch.

Die beiden ersten Tage gingen in der Tagespflege recht gut, am dritten Tag habe ich den Fehler gemacht, mich mit unserem Enkel dort zu verabreden. K. wollte dann unbedingt mit uns gehen, sie sei doch neulich auch an J.s Hand gegangen. Gute Erinnerung, gutes Argument: anscheinend mobilisieren Situationen – wie neulich schon –, in denen eigene Interessen verteidigt werden, den Kopf, zeigen Verknüpfungsstrukturen eines Hintergrundselbst, die sonst nicht sichtbar sind. Nachdem J. und ich gegangen waren, musste K. zweimal auf dem Weg zur Tür abgefangen werden. Auch sonst war das wohl eher ein unruhiger Tag mit ihr, so dass Frau M. es auch richtig fand, dass wir, als ich um 15:00 Uhr kam, gleich losgingen und noch einen Spaziergang an der Elbe machten.

Am Freitag dann der Singe-Nachmittag. Sehr anstrengend für mich, weil K. vor Begeisterung so aufdrehte, dass ich sie kaum

»Du bist so ein versorgender Mann. Was kann ich für Dich tun?«

dämpfen konnte. Ein sich wiederholendes merkwürdiges Bild, die exaltierte Frau und der Mann, der sie, einen Arm über ihre Schultern gelegt, mit der anderen Hand eine ihrer Hände haltend, im Zaum zu halten versucht und beruhigend auf sie einredet. »Unsere Stimmungskanone«, sagte der über achtzigjährige Bandleader.

Woher diese aufgedrehte Euphorie? Dass das Es auf dem Tisch tanzt[6], wenn das Ich wegen seiner kognitiven Einschränkungen keine integrierende Kontrolle mehr ausüben kann, ist zwar einleuchtend. Doch müssten dann nicht etliche Es in der Tagespflege auf dem Tisch tanzen? Die anderen dementen Menschen dort sitzen aber still am Tisch, warten geduldig auf das Frühstück, während K. sie fröhlich und laut begrüßt und beim Warten beschäftigt sein will. Es komme so aus ihr heraus, hat sie mir ja schon des Öfteren erklärt. Die allen auffallende Fröhlichkeit, das alle Grenzen überspülende Zuwendungsbedürfnis, das manchmal übergriffig wirkt, ihre Aufgedrehtheit in öffentlichen Situationen prägten früher ja keineswegs ihr Bild. Sie war höflich und freundlich im Umgang, sehr sachlich. Undenkbar, dass sie außer sich geraten könnte.

28.10.2019

Als ich ihr wie üblich beim Ankleiden im Bad helfe, sagt sie: »Du bist so ein versorgender Mann, bin ich eine unzulässige Frau? Was kann ich für dich tun? Kann ich dir den Salat holen?« Sie meint die Zeitung, die sie morgens immer aus dem Briefkasten holt. Das Brot wird zur Dose, eine Fliege zum Fischlein – und nicht selten werden aus ihren Umbildungen schöne und rätselhafte poetische Fügungen: »Da gibt's ja noch ein frisches Licht!«

Die Sprache ist vor allem als Geste wichtig, als ein an andere gerichteter Sprechakt, bei dem es auf die Worte nicht mehr so genau ankommt. Wenn ich sie mal korrigiere, das richtige Wort nenne,

---

6 Vgl. Freuds Beschreibung der »psychischen Provinzen« in Sigmund Freud: Abriss der Psychoanalyse. Das Unbehagen in der Kultur. Frankfurt 1953: Fischer. S. 9–11

bedankt sie sich ausdrücklich für meine Hilfe. Ihre Dankes- und Lobreden sind in ihrer oft gestanzten Förmlichkeit ebenfalls sprachliche Gesten, durch die sie Souveränität und Kontrolle zeigt und sich so inmitten aller Unsicherheit als Person setzt, eine Verteidigung ihrer Würde.

Als wir heute in der Tagespflege ankamen, hat sie mir, nachdem ich sie zu ihrem Platz begleitet hatte, begeistert erzählt, sie kenne das alles hier von früher, aus der Zeit, als sie mich noch gar nicht gekannt und noch K. A. geheißen habe. Hier könne sie auch auf einem Musikgerät spielen, sie müsse dazu nur die Treppe nach oben finden. Ihre Euphorien sind Momente der Selbstgewissheit, sie scheint sich dann ihrer selbst und ihrer Welt völlig sicher zu sein, ein Einklang, über jeden Zweifel erhaben. Heute Vormittag habe ich diesen Einklang gestört, indem ich ihr gezeigt habe, dass es eine solche Treppe dort nicht gibt. Sie war wie ernüchtert, ich ging im Streit mit mir, ob ich ihr die Illusion einer Vertrautheit von lange her nicht hätte lassen sollen – ich hatte vermeiden wollen, dass sie sich irgendwann allein auf die Suche macht.

5.11.2019

Gestern sind wir von unseren Verwandtenbesuchen an Rhein und Mosel zurückgekommen. Heute Nacht hat sie sich mehrmals vergewissert, wo wir denn seien und wie ich denn heiße. Wie lange wir denn hier blieben und ob wir bald weiterführen. Sie hat die gestrige Reise also nicht als Rückkehr verstehen können, weil die Hinreise ihr völlig entschwunden war und weil sie unser Häuschen nicht spontan als ihr übliches und dauerhaftes Zuhause erkannt hat. Erst heute Morgen hat sie sich in die üblichen Abläufe wieder eingefädelt, es war, als sei sie gar nicht weg gewesen. Sie dachte von sich aus an die Zeitung, die sie vor dem Frühstück immer holt, und als ich eben sagte, ich wollte vor dem Mittagessen noch in die Muckibude, wusste sie, dass wir erst essen, wenn ich danach geduscht habe. Und sie mir den Rücken abgetrocknet hat, worauf sie, als Gegengabe an mich, großen Wert legt. Die wiedererwachte Vertrautheit sagte ihr dann sogar, als

»Du bist so ein versorgender Mann. Was kann ich für Dich tun?«

wir über den heutigen Wochentag sprachen, dass freitags der Singe-Nachmittag stattfindet.

7.11.2019

Gestern Abend ein langes Telefongespräch mit unserem Sohn. Er ist schockiert über die Verschlechterung, die er bei K. während unseres Besuchs vor drei Tagen im Vergleich zum Juni wahrgenommen hat. K. habe ihn nicht erkannt, habe die einfache und wiederholte Frage, wie es ihr gehe, nicht verstanden. K. hat auf ihn offenbar gewirkt wie ein Rundumpflegefall, der ständige Aufmerksamkeit braucht und mich dauernd unter Adrenalin hält. Meinem Einwand, ich hätte doch einen großen Teil der gemeinsamen Zeit spielend und vorlesend mit den Kindern verbracht, begegnet er mit dem – richtigen – Hinweis, das sei doch nur möglich gewesen, weil er oder seine Frau sich dann um K. gekümmert hätten. Ich habe den Eindruck, dass R. mich in einem permanenten Ausnahmezustand sieht, über den ich mich hinwegtäusche. Ich setze Schilderungen von unserem Normaltag dagegen, entspannt und mit Spielräumen für mich, auch von unserer entspannten Rückfahrt 7–8 Stunden im Auto. R. beruft sich auf Gespräche mit Fachkräften, bringt professionelle, insbesondere auf Demenz spezialisierte Hilfe ins Spiel. Oft verbessere sich der Zustand der Dementen, wenn sie länger professionelle Hilfe und Anregung hätten. Ich entgegne, dass sie durch meine dichte Begleitung mehr Resonanz und Teilhabe erfahre, als sie durch die knapp bemessenen Betreuungszeiten in den Einrichtungen haben könne. Und ich verweise auf meine regelmäßigen Kontakte mit professionellen Personen (Begutachtungen hier zu Hause, periodische Arztbesuche, Gespräche mit der Leiterin der Tagespflege), die mir zurückspiegelten, dass ich schon alles richtig mache, sage dann, dass unser Alltag gut funktioniere und K. sich offenbar wohl fühle. Verweise auch darauf, dass ich schon vorbesprochen habe, im nächsten Jahr das Bad pflegegerecht umzubauen und K. währenddessen in eine mehrwöchige Kurzzeitpflege zu geben.

Ich verstehe, dass R. mir vermitteln will, dass ich mit einer so schweren Demenz wie bei K. doch überfordert sein müsse und er mir aus dieser Situation heraushelfen will. Und natürlich ist richtig, dass die Enkel wenig von ihrem Großvater haben. Doch im Unterschied zu ihnen hat K. nur mich. Ich bin für sie und ihr Wohlergehen verantwortlich, solange ich das kann.

12. 11. 2019

Gestern ist K. für die Tagespflege mit dem kleinen Bus abgeholt und zurückgebracht worden. Um zu vermeiden, dass sie zu früh unruhig würde und umherliefe, habe ich beim Frühstück nichts vom Abholen gesagt. Sie hat sich dann hingelegt im Glauben, einen ihrer entspannten Tage vor sich zu haben, die mit einer Ruhepause mit Barockmusik von der CD beginnen, um 10:00 Uhr mit ihrem eigenen Pianospiel und dem üblichen weiteren Ablauf sich fortsetzen. Als ich um 9:00 Uhr kam, um mit ihr meinen Brief über den tatsächlichen Tagesverlauf zu lesen, war sie sichtlich enttäuscht. Sie liege so schön, ob sie nicht bis zehn liegen bleiben und dann etwas für mich spielen könne. Der kleine Bus komme aber bald, sagte ich. Sie folgte nach unten, etwas in ihr arbeitete eine Weile, dann sagte sie, während ich ihr in Jacke und Schuhe half, sie sei jetzt so alt, da könne sie auch sterben und sei nicht mehr lästig für mich. Ich nahm sie in den Arm, der Bus war schon da, ich brachte sie hin. Abends kam sie gegen halb fünf Uhr zurück, ich bemerkte den Bus vom Rechner aus, ging zum Bus, sie schaut mich mit dem Blick an, der noch nicht Bescheid weiß, fragt nach G., ich bringe sie ins Haus und in die bei unserer Rückkehr vom Spaziergang übliche Situation: Kaffeetrinken in der Küche mit etwas Kuchen. Sie ist jetzt wieder zu Hause, fragt, ob sie mir etwas vorspielen soll. Sie sieht müde aus und meine Fragen nach ihrem Tag überfordern sie. Sie möchte mir oben etwas vorspielen, belässt es bei zwei Stücken, kommt mit nach unten, um sich hier hinzulegen, schläft, bis ich sie zum Abendessen wecke.

Vorgestern habe ich unserer Tochter vom Telefongespräch mit ihrem Bruder erzählt. Sie wusste davon, offenbar haben beide sich

»Du bist so ein versorgender Mann. Was kann ich für Dich tun?«

davor und danach verständigt. Sie findet den Plan, das Bad behindertengerecht umzubauen, nicht einleuchtend. Ob ich darüber nachgedacht hätte, ob sich das wirklich noch lohne? Wieder eine indirekte, aber sehr deutliche Botschaft, dass es womöglich besser wäre, K. bald in eine Pflegeeinrichtung zu geben. Sie fände es besser, eine Kurzzeitpflege im Frühjahr dazu zu nutzen, mit ihnen die Reise nach Pompeji zu machen, über die wir schon einmal gesprochen hatten. Ich brächte es nicht über mich, sage ich, während einer Kurzzeitpflege so weit zu verreisen.

14.11.2019

Mit ihrem Drängen wollen die Kinder mir etwas Gutes tun, weil sie sich um mich Sorge machen, und es tut mir gut, das zu spüren. Aber es stößt mich auch in die Dilemmasituation zurück, aus der ich mich mühsam herausgearbeitet habe. In dem Maß, in dem ich K.s Leben in der Demenz als meine Aufgabe angenommen habe, habe ich mich von der im Hintergrund lauernden Frage gelöst, ob mir nicht eigentlich doch ein anderes Leben zustünde. Der Umgang mit K. braucht – auch in verstörenden Momenten – keinen besonderen Willensakt mehr, der, indem ich ihn bemerke, mich neben mir selbst stehen lässt: Oh Gott, was lebst du für ein Leben und wie lange? Die Außensicht auf mich, die in den Ratschlägen von Kindern und Freunden wahrnehmbar wird, hält mir diese Frage nun wieder vor.

Über die Ansichten und Vorschläge unserer Kinder habe ich eben beim Vierteljahrestermin auch der Neurologin berichtet. Nachdem sich K.s heftige und lobpreisende Begrüßungsansprache gelegt hatte, war doch noch ein ruhiges Gespräch zustande gekommen. Die Argumentation der Neurologin: Die Krankheit schreite fort, sie werde irgendwann auf körperliche Funktionen übergreifen, eine Änderung der Pflegesituation werde unumgänglich. Es sei besser, diese Änderung vorzunehmen, solange wir beide uns so stabil fühlten wie jetzt noch. Dann sei die Belastung der Umstellung eher zu ertragen und die Eingewöhnung für beide leichter. K. könne, da sie ja, wie ich wisse, im Jetzt lebe, sich an die neue Situation gewöhnen, sie könne etwa ihr

Instrument mitnehmen. Ich berichte vom Einwand unserer Tochter gegen den Umbau des Bads und von ihrem Alternativvorschlag für eine Zeit der Kurzzeitpflege. Die Neurologin hält beides für richtig, auch die zeitweilige Abwesenheit bei einer Reise. Das schaffe gute Bedingungen für eine Eingewöhnung. Ihr Plädoyer läuft deutlich auf die Empfehlung hinaus, K. bald – und eben schon, wenn es uns hier noch gut geht – in eine Pflegeeinrichtung zu geben. Von einem Wechseln zwischen Kurzzeitpflege, Tagespflege und Zuhause riet sie ausdrücklich ab. Das leuchtet mir ein, schon jetzt sehe ich ja, dass der Wechsel Tagespflege/Zuhause für sie verwirrend und anstrengend ist. K. ist am liebsten zu Hause oder mit mir unterwegs.

Eben beim Kaffeetrinken wollte sie gar nicht aufhören zu versichern, wie schön es für sie sei, mit mir zu leben. Ihre Aktivitäten sind auf unser Zusammenleben bezogen (sie spielt ausdrücklich für mich, fragt, was sie für mich tun könne, bedankt sich für jedes Essen, ist an meine Anwesenheit bei Tag und Nacht gewöhnt), sie hat ein unendliches Vertrauen in mich, weil ich die Infrastruktur und die Außenseite ihres Lebens bilde. Kann ich ihr das entziehen? Oder gilt das Argument einer spezifisch dementen Anpassungsfähigkeit, weil ja die Rekonstruktion des Selbst im Jetzt erfolgt, die Wahrnehmung der Zeit – der wichtigste Ordnungsfaktor des Denkens – sich auf eine sehr schmale Gegenwart zurückgezogen hat? Würde sie mich und unser Leben hier bald gar nicht mehr vermissen? Oder gebe ich sie nur einem umso schnelleren Verfall preis? Und wie würde ich das ertragen? Könnte ich mich damit beruhigen, dass alle mir dazu raten und der Schritt unvermeidlich ist? Ich fürchte mich vor diesen Entscheidungen, von denen ich hoffte, sie erst treffen zu müssen, wenn sie zwingend nötig sind, es gar nicht mehr anders geht. Anscheinend sind sie aus Außensicht – anders als aus meiner Innensicht – jetzt bald nötig.

15.11.2019

Solange unser Alltagsgleichgewicht möglich ist, würde ich ihr ohne zwingenden Grund das an Lebensfreude und Wohlbefinden nehmen, was ihr noch geblieben ist. Wie stark das an unsere verlässliche Zweisamkeit gebunden ist, habe ich eben wieder erlebt. Sie war heute Morgen gehorsam und ohne zu begreifen, um was es ging, in den Bus zur Tagespflege gestiegen. Als ich sie abholte, sagten Frau M. und Frau K., sie akklimatisiere sich weiter, sei fröhlich gewesen, habe gut gegessen und sich zeitweise an den Aktivitäten beteiligt. K. hingegen kam auch zwei Stunden nachher immer wieder darauf zurück, wie glücklich sie gewesen sei, als ich gekommen sei, sie abzuholen. Offenbar war ihr wirklich ein Stein vom Herzen gefallen, an dem sie den Tag über getragen hatte. Wie schön es für sie sei, mit mir zusammenzuleben. Ob das auch für mich so sei oder ob sie lästig sei? Auf der Heimfahrt hatte sie wieder vom Sterben gesprochen, sie sei ja eine alte Frau. Sie hat zwar, als ich kam, nach meinem Namen gefragt, aber sofort gewusst, dass ich der war, der in die Lücke passte, die in ihr geblieben war. Das ist, finde ich, ein Beleg für eine starke Verlustempfindung des dementen Selbst und für seine fortlaufende Arbeit im Hintergrund. K. hat, als ich kam, ihre Verlustempfindung »Einsamkeit« und »Alleinsein« genannt.

»Früher konnte ich Spanisch, jetzt habe ich alles vergessen«

27.11.2019

Am letzten Freitag/Samstag war ich bei der Jahrbuch-Tagung in Oe. Unsere Tochter war bei K. Am Sonntagmorgen hat K. dann zu mir gesagt: »Es ist schön, dass wir wieder hier sind, aber unser Ausflug war auch toll.« Etwas hatte sich für sie verändert – die Personen? Der Raum? War es vielleicht ein Vorschein der Veränderung, die übermorgen bevorsteht und von der sie etwas behalten hat? Freitag fliegen wir nach Andalusien und bleiben bis zum 16.12. dort. Da sie zurzeit gesundheitlich stabil wirkt, hoffe ich, dass alles glatt geht.

Unser Pueblo sagt ihr nach wie vor etwas, ich habe ihr immer mal wieder Bilder gezeigt und mit ihr darüber gesprochen. Trotzdem habe ich das Gefühl, dass es unsere letzte gemeinsame Reise nach F. sein könnte. Ihre Orientierungsstabilität hat sich weiter in allen drei Dimensionen: Raum, Zeit, Personen, abgeschwächt. Gestern Morgen kam sie herunter, um mich zu fragen, ob der G. weggefahren sei, das Hoftor stehe offen. Weil ihre Unsicherheiten beim Ablesen der Uhr zugenommen haben, habe ich ihr vorgestern eine neue Armbanduhr mit klarerem Ziffernblatt besorgt. Für unser Alltagsleben hängt viel daran, dass sie die Uhrzeit noch versteht, unter anderem meine Möglichkeit, für ein bis zwei Stunden noch das Haus zu verlassen und das in den kleinen Briefen für sie festzuhalten. Oft erfasst sie beim Blick auf die Uhr die Zeit noch richtig; wenn das aber nicht spontan gelingt, wird es schwierig: Was zeigt der kleine, was der große Zeiger, wie viele Minuten hat die Stunde, wie viele Stunden hat der Tag, ist es 7:00 Uhr abends oder 7:00 Uhr morgens? All das weiß sie nicht mehr sicher. Ich hoffe, dass die neue Uhr dem spontanen Erfassen hilft und vielleicht auch Rückgriffe auf noch vorhandenes Zeitwissen leichter macht.

1.12.2019

Tatsächlich hat ihre neue Armbanduhr eine größere Sicherheit im Erkennen der Uhrzeit zurückgebracht. Das war bei unserer Reise vorgestern hilfreich. Der Verlauf blieb für sie präsenter als beim letzten Mal. Wir hatten eine verhältnismäßig unkomplizierte Reise, auf der sich meine innere Anspannung nach und nach legte. Die meisten Mitreisenden erkennen die Situation spontan richtig und reagieren freundlich und hilfsbereit; manchmal sage ich auch ein erklärendes Wort. Zu den freundlichen Reaktionen gehört oft ein Verweis auf eigene Erfahrungen mit Verwandten, manchmal schockierend wie die Frau am Bus-Wartehäuschen, die von den nachlassenden und erlöschenden körperlichen Funktionen im Endstadium der Demenz erzählte.

»Früher konnte ich Spanisch, jetzt habe ich alles vergessen«

K. hat den Aufstieg zum Haus bravourös gemeistert und sich in der casita gleich wieder ausgekannt; sie war besser orientiert als bei den letzten Ankünften. Sie hatte noch so viel Energie, dass sie beim Zubettgehen gegen mich durchsetzte, auf der Liege im Bibliothekszimmerchen zu schlafen. Das habe sie hier immer so gemacht, behauptete sie, und so sei der Weg zur Toilette kürzer. An die Treppe und wie auf ihr vorsichtig hinabzusteigen ist, hat sie sich gleich erinnert.

Am nächsten Morgen überrascht sie mich mit der Erinnerung, dass die Lampe neben dem Fernseher früher ihrer Mutter gehört hat. Ich baute ihr Keyboard auf, sie ruhte sich aus, spielte dann ein wenig, begann den Hof zu fegen, wollte dann – davon hatte sie schon beim Frühstück gesprochen – spazieren gehen. Fürs erste wollte ich mit ihr höchstens bis zur ersten Kehre gehen, unserem ersten Aussichtsplatz auf der Runde über den Berg. Dort saßen wir, schauten und unterhielten uns, als sie ganz unvermutet einen Schwächeanfall hatte. Ein kurzes Erzittern, ihr Kopf sinkt gegen meine Schultern, sie wird ohnmächtig und erbricht sich. Ich halte sie im Arm, suche mit der anderen Hand mein Handy zu bedienen, um K. H. zu bitten, uns zu Hilfe zu kommen oder um die Ambulancia zu rufen – sie könnte aber bestenfalls in die Calle Real kommen, also zweihundert Wegmeter tiefer. Doch es ist illusorisch, auf dem Display etwas zu erkennen, obgleich wir im Baumschatten sitzen. Währenddessen kommt K. wieder zu sich, begreift, dass sie sich übergeben hat, ist ansprechbar. Ich streichle sie, die Farbe kehrt zurück, die Augenringe hellen sich langsam auf. Wir sitzen noch eine Viertelstunde bis 20 Minuten, sprechen ein wenig, auch über ihre nasse Hose, dann fühlt sie sich stark genug zu gehen. Wir gehen Schritt für Schritt bergab, sie freut sich an meiner Hand zu gehen, nach gut zehn Minuten sind wir zu Hause. Dort erholt sie sich weiter, ist bald so stabil und guter Laune, dass ich rasch die wichtigsten Besorgungen machen kann. Danach Umkleiden, ein kleines Haferflocken-Mittagessen, dann Pause, sie bleibt bis 17:00 Uhr liegen. Blutdruck messen konnte ich nicht, weil sie ihre Jacke nicht ausziehen wollte; heute Morgen misslingt der Versuch, weil sie so heftig gegen den Druck in der Manschette protestierte, dass das Gerät »Error« anzeigte. Aber sie ist wohlauf, die Kühle ihrer Hände zeigt, dass der Blutdruck eher niedrig ist.

Eben haben wir einen sehr kleinen Spaziergang gemacht, die kleinstmögliche Runde mit einer Bankpause oberhalb unserer Dachterrasse. Bei der Rückkehr ist K. total verwirrt und muss sich die Räume wieder aneignen. Unser kleiner Spaziergang scheint ihr ein so langer Ausflug, dass sie gar nicht glauben will, dass wir in dieselben Räume zurückkehren. Sie erkennt zwar die Anordnung wieder – ein großes Bett, die Liege –, glaubt sich aber im Zuhause in Deutschland. Die einzelnen Wiedererkennungseffekte fügen sich nicht mehr zu einem auch nur zeitweiligen Gesamtbild. Ich bemühe mich redlich, ihr wenigstens zeitweilige Orientierungsstabilität zu geben, doch seit gestern gelingt mir das kaum noch. Am wohlsten fühlt sie sich auf ihrer Liege oder in der Mittagspause neben mir auf dem großen Bett; zwischendurch spielt sie mir etwas vor. Allerdings gibt es auch wieder plötzliche Aktivitätsanfälle. Als ich heute Mittag von einem kurzen Einkauf zurückkam, fand ich sie vor der unteren, verschlossenen Tür nach draußen. Sie habe im Briefkasten nachschauen wollen; sie hält hartnäckig den Elektrokasten außen neben der Tür für den hiesigen Briefkasten.

5.12.2019

Die Duschhürde ist geschafft. Aus Furcht vor einem Kollaps hatte ich alles noch einmal genau durchdacht. Ich habe mich doch für das obere Bad entschieden, weil es sich besser vorwärmen und warmhalten lässt und mir vor allem mehr Bewegungsfreiheit zur Hilfe beim Duschen bietet. Den Nachteil, dass es auf gleicher Ebene keine Liege gibt, habe ich durch einen Liegestuhl notdürftig ausgeglichen. K. war sehr kooperativ, hatte keine Schwäche, wir haben alles gut miteinander gepackt, ich bin sehr erleichtert.

Würde B., unser Freund und früherer Hausarzt, das lesen, würde er den Kopf schütteln, wie ich am Telefon neulich sein Stutzen und Kopfschütteln wahrgenommen habe, als ich ihm von unserer bevorstehenden Reise nach F. erzählte. Er und I. kennen ja Haus und

Gelände von einem Besuch vor einigen Jahren. Deshalb haben sie meine Bemerkung in einer SMS vor ein paar Tagen, für K. sei die vertikale Landschaft zu schwer geworden und dies sei vermutlich unser letzter Aufenthalt, genutzt, um mir noch einmal nachdrücklich zu raten, »eine institutionelle Versorgung anzustreben«, also K. in eine Pflegeeinrichtung zu geben. Tatsächlich führt mir der Aufenthalt hier deutlicher vor Augen, was K. in den letzten Monaten an körperlicher Belastbarkeit verloren hat, obwohl sie körperlich gesund erschien.

Noch immer ist unser Radius auf die nächste Umgebung der casita beschränkt. Im Mai noch sind wir nahezu täglich hinabgestiegen, für einen kleinen Strandspaziergang nach N. gefahren und nachher – mit einer Pause auf der geliebten Bank – wieder zur casita hochgestiegen. Diesmal scheint es nicht mehr möglich, daran zu denken, obgleich sie am Abend unserer Ankunft den Weg ziemlich problemlos, wie es schien, gemeistert hat. Ihr Schwächeanfall am nächsten Morgen hat meinen Optimismus Lügen gestraft.

Die körperlichen Folgen der Demenz, ihre Erscheinungsformen, Rhythmen und Verläufe, sind mir ganz unklar. Woher das so auffallende Ruhe- und Liegebedürfnis? K. liegt mittlerweile mindestens 18 der 24 Stunden des Tages, schläft davon mindestens zwölf, während der anderen sechs bis sieben Stunden rätselt sie, hört Musik, träumt. Soll sie aufstehen, zum Beispiel zu unserem kleinen Spaziergang nach der Mittagspause, sagt sie meist, sie sei träge. Andererseits gibt es nach wie vor die ausgesprochen aktivistische Form des Wohlbefindens: ihre emotionalen Ansprachen, Berührungs- und Kussbedürfnisse, auch ihre Musik als Selbstbestätigung und Resonanz.

6.12.2019

Termin bei K.s Lieblingsfriseuse. K. in überschwänglichen Emotionen, Küsse für alle in der Peluquería, gute Wünsche und Dankesworte ohne Ende in Deutsch. Ins Spanische findet sie nicht mehr hinein. Auf dem Weg hatte ich sie ermutigen wollen, die Menschen nicht auf Deutsch, sondern auf Spanisch zu begrüßen. Sie sagt: »Früher konnte ich

Spanisch, jetzt habe ich alles vergessen.« Beim nächsten, der entgegenkommt, versucht sie es doch: »bien très«, sagt sie. In der Peluquería treffen wir unsere alte Freundin P. In ihrem Hotel haben wir über die Jahreswende 96/97 gewohnt, als wir uns einen Eindruck vom Fortgang der Umbauarbeiten der casita verschaffen wollten. Seitdem haben wir P. und ihren Mann oft zu einem kleinen, meist politischen Schwatz in der Rezeption des kleinen Hotels besucht. Heute hat P. den anderen anwesenden Frauen mit Tränen in den Augen erzählt, wie perfekt K. Spanisch gesprochen hat, wie gut sie über so vieles Bescheid wusste und wie wissbegierig sie über den Ort und die Umgebung war. Ich sage, dass wir sicher zum letzten Mal hier seien, weil Aufenthalt und Reise für K. zu schwer geworden seien. Manche von K.s Äußerungen habe ich übersetzt; auf ihre immerwährende Frage, ob sie lästig sei, antworteten die Frauen im Chor: No, no. Sie hätten eine Deutschstunde, sagten sie, und hätten gelernt, was »besos« auf Deutsch heiße, hätten nie in ihrem Leben, auch nicht von ihren Männern, so viele Küsse bekommen. Es war ein wahres Festival de besos, ein Peluquería-Besuch als Event. C. erwähnte, dass es einen internationalen Tag des Kusses gebe, alle lachten viel, C. musste sich besonders konzentrieren, weil K. beim Haareschneiden nicht ruhig sitzen wollte, und hat das mit Charme und Souveränität bewältigt.

7.12.2019

Als ich eben in einer interessanten Lektüre auf das Argument stieß, dass Anhäufungen von Macht oft einem Bedürfnis nach fugendichter Absicherung folgen, stellte sich in meinem Kopf eine Verknüpfung mit meiner Sicherheitspanik von gestern Abend ein. Ein Freund hatte in einer Mail geschrieben, er fände unsere Reise nach F. »kühn«. Das löste in mir eine Kaskade der Erinnerung an ähnliche Hinweise mit hochgezogener Augenbraue aus: an B.s vernehmliches Kopfschütteln am Telefon, an die Frage meines Bruders, ob es denn jemanden in der Nähe gebe, der helfen könne, wenn mir – etwa auf einem Fuerte-Gang – etwas passierte. Mit Schrecken fiel mir ein, dass in der jetzt beginnenden Woche weder K. H. noch R. und R. da sind, dazu meine eigene Befürchtung wegen der etwas steilen Treppe im Haus, auf der K. trotz aller Vorsicht, mit der sie geht, stürzen könnte, natürlich dachte ich an K.s Schwächeanfall am ersten Tag und an die Schwierigkeit, per Ambulanz professionelle Hilfe herbeizuholen. Also nichts wie weg hier und so schnell wie möglich? Ich dachte ernsthaft ans Umbuchen, bin nun froh, dass ich diesem panischen Impuls nicht gefolgt bin. Denn er ging von einem Maßstab totaler Sicherheit aus, einem illusionären Bedürfnis, gespeist durch die Magie von Schreckensbildern möglicher worst cases.

9.12.2019

Gestern habe ich einen Gang halbwegs zum Fuerte gemacht. Da K. die Uhrzeit gut erfasste, schrieb ich ihr auf, dass ich mich um 17:00 Uhr auf die Alla Turca-Sonate freue. Als ich zurückkam, hatte sie schon eine Weile gespielt. Selbst wenn sie Uhrzeit und Zeitspanne klar verstanden zu haben scheint, kann es etwas später damit vorbei sein. Auch heute Nacht hat sie mich mit Zeitturbulenzen beunruhigt. Sie schlief verhältnismäßig unruhig, wollte gegen fünf aufstehen, wirkte verwirrt. Sie verstand dann, dass wir noch zwei Stunden Schlafenszeit hätten. Ich lag so lange wach, weil es mir nicht gelang, mich gegen bedrängende Gedanken abzuschotten.

»Unser Haus«: das kommt ihr hier ganz geläufig von den Lippen. Es ist ihr Ankerpunkt; auch bei kurzen Gängen erkundigt sie sich permanent, ob und wie wir dahin zurückkommen. Andererseits genießt sie es wieder rauszukommen, anders als in den ersten Tagen. Sie begrüßt alle laut auf Deutsch. Die Reaktionen sind fast immer freundlich und verständnisvoll; vielleicht hilft dazu auch mein erklärend-verständnisheischender Blick.

Heute Nachmittag sind wir an den Strand gefahren. Im Auto fühlt sie sich immer sauwohl, ist aufgekratzt, nennt alles, was ihr in den Blick kommt, lobt lauthals meine Fahrweise und staunt darüber, dass ich den Weg kenne und finde. Manchmal glaubt sie, ein Stück des Wegs wiederzuerkennen, manchmal klagt sie, sie erinnere sich gar nicht. Am Strand mag sie kaum noch ein Stückchen spazieren gehen, schon gar nicht am Wasser, doch erinnert sie sich, dass wir früher an der Wasserlinie gelaufen sind. In unserem Eiscafé – wir besuchen immer dieselbe Cafeteria – erkennt der Kellner uns wieder, weiß noch unsere übliche Bestellung und die bevorzugten Eissorten, obwohl wir seit Mai nicht mehr da waren. Die junge Frau hinter der Eistheke winkt uns freundlich zu – eine Form der Prominenz, die wir als offenbar ungewöhnliches Duo manchmal genießen. Ich nutze die Zeit zwischen Bestellung und Bedienung, um nebenan Zeitungen zu kaufen. Als ich zurückkomme, sind café con leche und Eis schon da; der Kellner hat den 5-Euroschein, mit dem K. hat bezahlen wollen, unter meine Tasse geschoben.

Der anstrengendste Teil des Ausflugs kommt zum Schluss – wir müssen wieder nach oben steigen. Auf unserer Bank im kleinen Jardin botánico machen wir bei angenehmer Dezembersonne eine Viertelstunde Pause. K. redet ununterbrochen, ihr Kussbedürfnis kann ich kaum bremsen. In ihrer manchmal ulkig gestelzten Ausdrucksweise erklärt sie: »Du bist ein hochwertiger Mann, ich muss dich doch ehren.« Wir waren gut eineinhalb Stunden unterwegs; zu Hause mag sie sich gleich hinlegen. Nach einem kleinen Schlummer hat sie den Zeitfaden des Tages, der während des Ausflugs als einer für sie transparenten Einheit erhalten geblieben war, verloren. Sie glaubt sich am Vormittag, hat vergessen, dass wir kurz zuvor unseren Nachmittagsausflug gemacht haben.

11.12.2019

Gestern war es mit der Zeitverwirrung umgekehrt. Sie glaubte sich um 11:00 Uhr vormittags um 11:00 Uhr in der Nacht, fragte, wann wir denn schlafen gingen. Ich nahm sie mit in den strahlenden Sonnenschein auf der Terrasse, sie schaute noch immer ungläubig. Der Tag-Nacht-Rhythmus ist doch so tief in der Evolution des Lebens verankert – wie kann sich diese elementare Einschreibung verlieren und warum kann selbst die Fülle andalusischen Lichts keine Beweiskraft entfalten?

»Früher konnte ich Spanisch, jetzt habe ich alles vergessen«

Nachmittags ein Spaziergang nach unten ins Dorf, hinab durch den anderen Jardin, sie erkannte den Weg wieder, dann entlang der Aguacate-Plantagen mit Blick über die grünen Täler und auf das Meer. An der Plaza de Tres Culturas, der leider hässlichen Betonfläche über der Tiefgarage, tranken wir einen café con leche. Der Kellner, der früher im »Sacristan« an der Kirche bedient hatte, erkannte uns wieder, begrüßte K. so zugewendet, wie man ein Kind begrüßt, und schenkte ihr traurig einige Kekse.

Der Weg nach oben war gestern mühsam, begleitet von permanent vergewissernden Fragen, wo und wie es nach Hause gehe. Das Haus, vor allem die Liege, ist ihr ersehnter Ruheort. Ich konnte mich dann für eine Stunde in Richtung Fuerte davon machen, schaffte die knappe Hälfte des Weges, auch das ist ein Genuss, eine längere Abwesenheit riskiere ich nicht mehr. Wie immer hatte ich ihr aufgeschrieben, wann ich zurückkomme, mit ihr an ihrer Uhr besprochen, dass es nur eine Stunde bis dahin ist, doch ging ich in dem Gefühl, dass das nicht wirklich bei ihr angekommen sei. Unterwegs unterhielt ich mich mit mir selber über die mutmaßlich doch unausweichliche Entscheidung für eine Kurzzeitpflege mit einer Option des Bleibens.

Heute tendiert mein Inneres wieder ganz anders: Abend und Nacht waren orientierungsstabil, heute Vormittag ist sie ausgesprochen gut drauf, war bereit zu duschen, sie wollte einen Plan für den Tag machen, freut sich auf den Ausflug ans Meer, den ich ihr für heute Nachmittag vorgeschlagen habe.

14.12.2019

Ich erinnere mich an Szenen beim gemeinsamen Abspülen schon vor etwa zehn Jahren, in denen sie mir, dem Abtrockner, der mit beiden Händen beschäftigt war, mit sehr dringlicher Geste ein neues Geschirrstück in die Hand drücken wollte, als ob sie gar nicht wahrnähme, dass da keine freie Hand war. Warum konnte sie schon damals gemeinsame Handlungen nicht in einem gemeinsamen Handlungshorizont, sondern nur aus ihrer Perspektive wahrnehmen? Hier in F. bemerke ich deutlich, dass auch eine wenigstens zeitweilige Herstellung eines gemeinsamen Horizonts unseres Lebens immer schwieriger wird. Immer öfter kommen einfache Mitteilungen gar nicht bei ihr an, sie scheint sie nicht zu verstehen, immer häufiger misslingt die Koordination über die Uhrzeit.

Heute Vormittag gab es eine krasse Koordinationspanne, bei der ich, was sehr selten ist, laut wurde. Ich war beim Putzen des Hauses, hatte deshalb die Stühle aus dem Esszimmer in den Patio gestellt. Sie kommt hinzu, möchte sich setzen, um ein Käsehäppchen zu essen. Meine Bitte, ein wenig zu warten, bis ich mit dem Putzen dieses Raums fertig sei, kommt offenbar nicht an, sie will einen Stuhl aus dem Patio holen, ich halte sie dabei fest, erkläre noch mal ohne Erfolg, sie ist erpicht darauf, sich durchzusetzen, ich hindere sie und sage mit großer Entschiedenheit: Das geht jetzt nicht, sie gibt auf, lässt sich nach oben bringen und mit einer kleinen Liebkosung beruhigen. Natürlich hätte ich auch meine Arbeit unterbrechen, sie gewähren lassen können, aber das war unter dem Zeitdruck der Erledigungen an unserem vorletzten Tag nicht möglich – und eben deshalb beende ich auch jetzt diese Notiz.

»Das ist ja noch nie passiert, dass ich nicht essen darf!«

18.12.2019 – *in W.*

Als wir nach dem Frühstück wie immer gemeinsam das Bett machen, blickt sie aus dem Fenster auf den Hof und sagt: »Die Katze der Nachbarinnen ist gar nicht draußen, es ist zu kalt.« Eine erstaunliche Bemerkung, weil wir die Katze der Nachbarinnen seit vielen Wochen gar nicht gesehen haben. Es war im Sommer und bis in den warmen Herbst hinein, dass sie morgens schon durch den Hof strich.

Im Unterschied zu unserer letztjährigen Rückkehr aus F. hat K. sich diesmal wie selbstverständlich hier zurechtgefunden, so als ob sie in

»Das ist ja noch nie passiert, dass ich nicht essen darf!«

eine vertraute Hülle des gemeinsamen Lebens schlüpft. Schon vor dem ersten Frühstück nach unserer Rückkehr hat sie ihre Gewohnheit wieder aufgenommen, im Briefkasten nach der Zeitung zu schauen und als wir bei unserer Rückkehr das Haus betraten, hatte sie gesagt: »Und oben, da ist ja ein Instrument, da kann ich spielen.« Von außen hatte sie das Haus nicht sofort erkannt; doch darin bewegte sie sich gleich mit großer Vertrautheit. Reise und Rückkehr haben diesmal – ganz im Unterschied zu früheren Rückkehren – keine Turbulenzen der Orientierung ausgelöst.

19. 12. 2019

Wie entsteht Aggressivität bei Menschen mit Demenz? Heute Abend folgende Szene: Ich bereite das Abendessen vor, ein Pfannengericht aus der Tiefkühltruhe, der Tisch ist bereits gedeckt, dabei auch der Teller mit kleinen Käsehäppchen. K. kommt von oben, sieht die Käsebrote, die eine Beigabe sein sollen, und will zu essen beginnen. Ich sage: »In zehn Minuten ist das Essen fertig, warte doch solange.« Sie schaut mich verständnislos an, greift nach einem Käsebrot. Ich: »Gut, iss ruhig eins, aber nicht mehr. In zehn Minuten ist das Essen fertig, du kannst vielleicht in der Küche noch ein Kartenspiel machen.« Sie schaut immer noch verständnislos, sagt: »Das ist ja noch nie passiert, dass ich nicht essen darf.« Sie ist empört, kommt dennoch mit in die Küche, ich zeige ihr die Pfanne auf dem Herd, sage, wir essen in ein paar Minuten. Sie beginnt ihr Kartenspiel, hat aber die Situation offenbar immer noch nicht verstanden, sagt, als ich, die Pfanne in der Hand, sie bitte mit zum Essen zu kommen: »So, jetzt soll ich essen?« Sie isst dann vom Maultaschengericht, es schmeckt ihr offenbar, sie spült einige Teller und legt sich dann zufrieden hin.

Wie vor einigen Tagen in F. konnte sie den kurzen Bedürfnisaufschub nicht akzeptieren, weil sie den Situationshorizont nicht einmal um einige Minuten erweitern konnte. Die Bitte um Aufschub wurde unter der totalen Herrschaft des Jetzt als krasse, ja willkürliche Ablehnung verstanden, eine Form der Aggression, gegen die sie sich zur Wehr setzen musste. Sie kann ihr Bedürfnis zu essen nur unmittelbar, nicht mehr in einem Zeithorizont wahrnehmen, in dem sich dieses Bedürfnis mit anderen Gegebenheiten, zum Beispiel Arbeits- und Gesprächsabläufen, vereinbaren lässt. Der geteilte Zeithorizont ist die Bedingung sozialer Koordination. Wo er fehlt – noch oder wieder – herrscht die Unmittelbarkeit des Begehrens, der mit aggressivem Verlangen Nachdruck verliehen werden kann. Menschen mit Demenz fallen nach und nach aus dem geteilten Zeithorizont, mithin der sozialen Koordination. Deshalb wirken ihre Äußerungen und Auftritte oft so unvermittelt, erscheinen dann als aggressive Zugriffe der Abwehr oder des Begehrens.

25.12.2019

Als ich sie vorgestern bei ihrer Rückkehr aus der Tagespflege am kleinen Bus abholte und mit ihr aufs Haus zuging, sagte sie: »Hier haben wir doch früher einmal lange gewohnt. Wie schön, dass wir hierher zurückkehren.« Die Zeit ist ein Abgrund für sie und selbst in der Zeiteinheit eines Tages findet sie nicht mehr Weg und Steg; sie ist buchstäblich verirrt. Auch wenn sie in bekannten Räumen und bei vertrauten Menschen ist, kann sie sich nicht vorstellen, wie sie wieder nach Hause kommen kann. Gestern, auf der Rückfahrt vom Heiligabend bei der Familie unserer Tochter, hat sie wie ein Wunder und voller Erleichterung bestaunt, dass ich den Weg nach Hause finde.

Demente Menschen sind in Zeit und Raum verloren, ihr Zuhause wie eine Raumkapsel im Weltall. Nur in der Kapsel gibt es vertraute Wege, Tätigkeiten, Abläufe. Auch sie müssen immer wieder gesichert werden. Daran erneuert sich täglich eine eingeschränkte, einschrittige und konkretistische Rationalität. Aber es ist noch eine, und auf ihr gründet unser Zusammenleben. K. anzusprechen ist oft schwer; für »Senden« und »Empfangen« gibt es seit langem nur einen Kanal, und wenn K. auf Sendung ist oder mit dem Rätsel einer Wahrnehmung beschäftigt ist, ist es unmöglich, zu ihr durchzudringen. Dann ist es, als rede man eine Mauer an. Nur mit Geduld gelingt es, einen Durchlass zu finden. Gestern zum Beispiel hat unsere Tochter, weil erkältet, K. immer wieder mit Geduld und Gelassenheit davon abhalten müssen, sie zu küssen. Aber es funktionierte, wenn es auch mehrfach wiederholt werden musste, und hielt dann bis zu unserem Weggehen.

26.12.2019
Letzten Samstag hat U. B. uns besucht; er geht im Februar für einige Wochen in die casita in F. Eine gute Gelegenheit, dort sein Vorhaben zu festigen, die casita zu übernehmen. Das wäre mir die allerliebste Lösung. Der Verkauf an U. hätte angenehme Vorteile: es wäre wirklich ein »Warmverkauf«, wie es etwas salopp heißt, ich könnte alles drin lassen, U. kennt und liebt ja die casita und ihre Eigenheiten. In den letzten Tagen in F. habe ich den großen Kleiderschrank gut zur Hälfte geräumt und etwa zehn große Säcke mit Kleidern und Schuhen zum Container getragen.

Mit der casita in F. gebe ich viel dran, vor allem eine vertraute Beziehung zu einer Landschaft, die alle, die sie kennen, als beglückend empfinden. Meine Läufe und Wanderungen im großen Naturtheater, immer mit Blick auf Meer und Berge, grüne oder ockerfarbene Landschaften, das Dorf und die Küstenlinie hinterließen immer etwas, was nicht von dieser Welt schien.

Und K.? Sie hat auch diesmal einiges wiedererkannt, hat die casita als unser Haus in Spanien verstanden. Doch sie hat ihr Spanisch, das sie so perfekt beherrscht hat, ganz verloren. Nie hätte ich gedacht, dass dieser Verlust so radikal eintreten könnte. Seit längerem schon waren ihr Wörter verloren gegangen, doch Aussprache und Grammatik schienen felsenfest zu stehen. Nun erkannte sie nicht einmal mehr das Spanische als eine andere Sprache, reagierte, wurde sie spanisch angesprochen, mit deutschen Sprachgesten und schien, wenn ich versuchte, sie auf die andere Sprache aufmerksam zu machen, das gar nicht zu verstehen. Wie konnte sie sich früher über meine Aussprachefehler ärgern und mich auf Betonungsregeln stoßen! Nun las sie spanische Wörter, die irgendwo angeschrieben standen, buchstabierend und ohne jeden Sinn für den Wortkörper

und seine Betonung. Wie ein letztes Erkennungszeichen klang ab und an ihr wunderbar gerolltes R auf.
F. war ja, als wir das Häuschen erwarben, vor allem ihr Projekt gewesen. Sie war es, die beim Umbau die Gespräche mit den Handwerkern geführt hatte, die Kontakte im Dorf knüpfte, teils beiläufig, teils gezielt, wann immer ein Gespräch oder eine Veranstaltung Interessantes versprachen. Sozialer oder kultureller Dünkel, wie er sich nicht selten im Umgang der zugezogenen Europäer mit der Ortsbevölkerung zeigte, waren ihr ein Graus. Lieber hatte sie mit den Leuten aus dem Pueblo zu tun. Deshalb war sie bald in F. bestens zu Hause, hatte auf ihren Wegen durchs Dorf mal hier, mal da einen Schwatz und mit den Nachbarn – insbesondere mit der Familie von R. von gegenüber – ein herzliches Verhältnis. Wir haben auch diesmal R. vor dem Haus getroffen. K. verstand nichts mehr und wollte nur schnell zurück ins Haus.

29.12.2019

Wenn-dann. Seit einiger Zeit sehe ich, dass die Sicherheit schwindet, mit der sie an unseren immer gleichen Alltagsabläufen teilnimmt. Alles ist geradezu rituell gefestigt, jeder neue Abschnitt wird durch immer gleiche Floskeln und Handlungen eingeleitet und begleitet. Die logische Basis dafür bilden Wenn-dann-Verknüpfungen. *Wenn* das Frühstück vorbereitet wird, *dann* beteiligt sich K. durch Schälen und Zerkleinern von Bananen. *Wenn* das Frühstück beendet ist, *dann* machen wir gemeinsam das Bett. *Wenn* wir anschließend in ihr Zimmer gehen, *dann* stellen wir gemeinsam die Notenbüchlein auf, aus denen sie ab 10:00 Uhr für mich spielen wird usw. Über unserem ganzen Tag liegt ein Netz einschrittiger Wenn-dann-Beziehungen. Sie sind wie Sicherungsseile für ihre Klettertour durch den Tag. Und für jeden neuen Abschnitt klinkt sie sich neu ein und sichert das Situationsverständnis. *Wenn* es 10:30 Uhr abends ist, *dann* gehen wir zu Bett. Das ist die Verknüpfung, die seit längerem schon am heftigsten um ihre Geltung kämpfen muss, weil die Unbequemlichkeit, ins Bad zu gehen und sich auszukleiden, dem Bedürfnis widerspricht, einfach

»Das ist ja noch nie passiert, dass ich nicht essen darf!«

nur zu liegen, aber auch weil die Tag/Nacht-Unterscheidung unsicher geworden ist. Mittlerweile werden auch andere Wenn-dann-Verknüpfungen wacklig, z. B. die, in die mein Gang zur Muckibude um die Mittagszeit eingebettet ist. Eine ganze Weile war es zum Beispiel rituell gesichert, dass sie an meiner kleinen Vorbereitungsgymnastik auf eine lustige Weise teilnahm, dass sie mich mit einem gemeinsamen Gang zum Briefkasten verabschiedete. Nun ist ganz unsicher geworden, ob sie das Wenn-dann-Signal empfängt, das die jeweils nächste Situation aufruft. Manchmal ja, manchmal nicht, manchmal, wie gestern, gelingt es mir, durch eine Wiederholung oder Verstärkung des Signals den nächsten Abschnitt für sie zu öffnen. Wenn-dann-Signale sind nicht nur Aufrufe einer neuen Situation, sondern auch ihrer aktiven Teilnahme daran. Mir scheint, dass es das zunehmende Ruhebedürfnis ist, welches die steuernde Wirkung der Wenn-dann-Verknüpfungen untergräbt.

1.1.2020

Als ich das Datum auf ihrem großen Holzkalender einrichtete, habe ich ihr gesagt, dass heute der erste Tag des neuen Jahres, des Jahres 2020, ist. Es schien sie nicht zu interessieren oder es kam nicht bei ihr an. Ich werde es im Laufe des Tages wieder versuchen. Je unsicherer ihr Zeitverhältnis wird, desto wichtiger eine Festigung der Ankerpunkte. Ihre eigene vergewissernde Arbeit daran hat nachgelassen. Sogar deutlich, wenn ich nachlese, was ich vor einem Jahr dazu notiert habe. Damals habe ich über die Unverdrossenheit ihrer Selbstvergewisserung in der Zeit gestaunt, die täglichen und selbständigen Erneuerungen der Ankerpunkte des Lebensalters, des Datums und der Wochentage, der Uhrzeit. Ihr Lebensalter errechnet sie noch ab und zu, auch nach dem Wochentag fragt sie noch gelegentlich, die Jahreszeit kann bei Kälteempfindungen zum Thema werden, ebenso die Monate. Die Uhrzeit ist zu meinem Kummer prekär geworden, weil sie die Aufgaben von kleinem und großem Zeiger nicht mehr auseinanderhalten kann.

Tagebucheinträge

Ich denke mit Sorge an das jetzt beginnende Jahr, weil die Voraussetzungen unseres bisherigen Alltags (»Idylle mit Demenz« habe ich das ja manchmal genannt) wackliger werden. Damit wird das Argument unserer Neurologin gewichtiger, die Umstellung auf eine andere, mithin stationäre Pflegesituation beizeiten vorzunehmen, weil eine Eingewöhnung dann noch eher möglich sei. Zugleich aber nimmt die Hilfsbedürftigkeit zu, das auch ihr bewusste Angewiesensein auf mich. Es ist der Kokon unseres Alltags und dieses Hauses, in dem sie sich wohlfühlt. Frau M., die Leiterin der Tagespflege, hat neulich so argumentiert: K. sei doch so zugewendet, an anderen Menschen interessiert, dass sie sich sie noch gar nicht in einer stationären Pflege vorstellen könne. Sie finde es auch grundsätzlich richtig, die ambulante Pflegesituation möglichst lange beizubehalten. Das stützt meinen Eindruck, dass eine stationäre Pflege jetzt noch eine vorzeitige Preisgabe einer Lebenssituation wäre, in der sie sich sichtlich wohlfühlt – und kein Tag vergeht, ohne dass sie das nicht mehrfach betont. Das Argument unserer Neurologin hingegen bringt mein Selbsterhaltungsinteresse und die Pflicht dazu mit ins Spiel, worauf auch unser Freund B. und unsere Kinder insistieren. Aus dem Dilemma, mit jeder Entscheidung aus K.s Perspektive, also aus der Perspektive meiner Verantwortung und meines Mitgefühls für sie, ein Stück mehr an eigener Freiheit und Lebensoption preiszugeben, komme ich, wie ich seit langem weiß, gar nicht heraus. Ich lebe damit, indem ich meine Verluste nicht vor mir selbst skandalisiere, sondern als unumgänglich in eine Lebensform mit Demenz einbeziehe. Doch ist es nicht leicht, diese Sicht vor mir selbst zu verteidigen, wenn aus Außenperspektiven mir eine zu weitgehende Preisgabe meiner selbst, auch meiner selbst für andere, zurückgespiegelt wird.

»Da, da kannst du dich hinsetzen!«

7.1.2020

Rückkehr aus der Tagespflege. Sie erkennt mich, als ich sie am kleinen Bus abhole, aber versteht zunächst nicht, warum sie aussteigen soll. Im Hof begrüßt sie die Nachbarin überschwänglich. »Du kommst ja ganz glücklich zurück«, sagt die Nachbarin. Bei mir bedankt sich K. ein ums andere Mal dafür, dass ich es »so toll organisiert« hätte, dass sie jetzt wieder hier sei. Doch begreift sie, wo sie ist? Einerseits scheint ihr alles vertraut und selbstverständlich. Andererseits erkundigt sie sich, als sie sich an den Kaffeetisch setzt, ob ich denn ein Auto hätte. »Das Auto steht wie immer in der Garage«, sage ich. Sie: »Dann können wir ja nachher nach Hause fahren.« Warum glaubt sie einerseits, im Vertrauten angekommen zu sein und freut sich sichtlich darüber und meint doch andererseits, noch weiter fahren zu müssen? Gibt es ein Zuhause hinter dem Zuhause? Ich vermute eher Folgendes: Sie kann ihre Abwesenheit nicht mehr als geschlossenen Zeitraum mit Anfang und Ende, mit Abfahrt und Rückkehr überblicken. Deshalb kann sie die Rückkehr nicht als Rückkehr, sondern nur als Ankunft verstehen, der noch eine Rückkehr als Abschluss fehlt.

9.1.2020

»Wie geht es dem G.?«, fragt sie, am Küchentisch sitzend, nachdem sie mich eingehend gemustert hat. »Ich bin der G.«, sage ich, »und mir geht es gut«. Sie schaut ungläubig, fragt dann: »Und wo ist mein Bruder? Der war doch eben noch hier.« »Nur wir beide sind hier, K., wie immer.« Ich unterlasse zu sagen, dass ihr Bruder seit 45 Jahren tot ist. Ein verbliebenes Traumbild womöglich, nachdem sie ein wenig geschlafen hatte, und da sie kein inneres Bild aufrufen kann, an dem sie mich erkennt, saß der Bruder mit ihr am Tisch – aber sie wusste noch, dass in dieses Haus ein G. hineingehört.

Tagebucheinträge

Nicht nur die Identitätsverwirrungen nehmen wieder zu. In den letzten Tagen bin ich auch einige Male in die Lage geraten, etwas gegen sie durchsetzen zu müssen. Gestern gegen Mittag hörte ich, wie sie sich oben am Wäscheständer zu schaffen machte. Ich hatte Wolljacken und Pullover gewaschen und noch ziemlich tropfnass auf dem Ständer ausgebreitet und gegen die Nässe einige Putzlappen auf dem Boden ausgelegt. Als ich hochkam, war sie dabei, die Wollsachen auf Bügeln an den Kanten der Fenstereinfassungen aufzuhängen und die Putzlappen auf dem Wäscheständer. So habe sie das gelernt, so müsse das sein, sagte sie mit sehr dringlicher Stimme, und meine Versuche, ihr mein Arrangement zu erklären, hatten keine Chance, zu ihr durchzudringen. Nachdem es mir gelungen war, sie zurück in ihr Zimmer zu dirigieren, brachte ich die Sachen in den Keller und hängte sie dort auf. Heute Morgen war sie, während ich in der Küche das Frühstück zubereitete, schon ins Bad gegangen, statt – wie üblich und eingespielt – im Bett zu warten, bis ich sie ins Bad begleite. Im Bad fand ich sie mit zwei Halsketten über dem Nachthemd, sie fand sich angezogen, wollte so bleiben und ging zur Küche. Mit der Bemerkung, sie müsse doch noch ihr Nachthemd unter das Kopfkissen legen, lotse ich sie zurück in die Startposition des Aufstehens, von der aus dann das übliche Programm von Morgenhygiene und Anziehen wie selbstverständlich ablief. Am letzten Sonntag, um eine dritte Szene anzufügen, ging ich mit ihr zum Kaffeetrinken ins Fährhaus, um – bei Dauerregen – wenigstens aus dem Haus zu kommen. Wie befürchtet, war es übervoll. Der aufmerksame Kellner – sie kennen und mögen uns dort – versprach uns einen Tisch in einer Viertelstunde. K. stürzt ihm nach ins übervolle Lokal, glaubt, er wolle uns zu einem Tisch bringen, ich halte sie am Arm, um weiteres Chaos zu verhindern, rede auf sie ein, um zu erklären, doch ohne zu ihr durchzudringen, schließlich lässt sie sich aus dem Raum ziehen, peinliche Szene.

11.1.2020

Als ich gegen neun Uhr begann, sie auf ihren Aufbruch zur Tagespflege vorzubereiten, sagte sie rundheraus, sie wolle zu Hause bleiben. Es gelang mir, sie in die Aufbruchssituation hineinzumanipulieren, der Fahrer klingelte und ich brachte sie zum kleinen Bus. Gegen 14:00 Uhr Anruf aus der Tagespflege mit der Bitte, K. abzuholen; sie sei unruhig, habe sich angezogen und draußen nach mir gesucht.

K. traf ich dort ruhig auf ihrem roten Sessel an, sie begrüßte mich, als hätte sie mich erwartet. Ich bot an, sie montags und freitags wieder zu bringen und abzuholen; Frau J. fände das gut, Frau M. meinte aber, die Gewöhnung an den Bus sollte fortgesetzt werden. Mit Frau J. habe ich über das »demente Selbst« gesprochen, das sich auch in der Uferlosigkeit der Zeit aufrechtzuerhalten scheint. Sie erzählte, ihr dementer Vater habe, als er schwer krank geworden sei, entschieden sterben zu wollen und habe diese Entscheidung eine Woche lang bis zum Tod aufrechterhalten, indem er nichts zu sich genommen habe.

12.1.2020

»Ich habe nachgedacht«, sagt sie, als sie gegen neun zu einem Käsehäppchen und Kaffee runter kommt. »Wenn ich sterbe und im Briefkasten beerdigt werde« – aber da entschwindet ihr der Gedanke, wohl weil die Beschäftigung mit Brot und Kaffee dazwischen kommt. Der Briefkasten kam ihr wohl unter, weil sie vorher hatte wissen wollen, ob sie zum Briefkasten gehen könne, auch vielleicht, weil er zur Gruppe der geschlossenen Gefäße gehört. Ihre Wortvertauschungen folgen manchmal noch der Spur der ordnenden Kategorien, häufig sind sie aber unerklärbar, wie »Salat« für »Zeitung« oder »Pferdchen« statt der »Tablettchen«, die ich ihr hingelegt hatte. Warum sie über Sterben nachgedacht hat, habe ich nicht herausfinden können. Ihre Äußerung ist jedoch ein deutliches Signal dessen, was ich mir angewöhnt habe, »dementes Selbst« zu nennen. Es arbeitet mühsamer, langsamer zwar, doch beharrlich an der Aufrechterhaltung eines Sich-Selbst-Verstehens.

Halb vier – nachmittags oder nachts? Vom Mittagsschlaf aufwachend schaut sie auf die Uhr: »Halb vier, es ist ja noch Nacht.« Ich deute aufs Fenster: »Schau, es ist doch hell draußen, es ist also nicht Nacht, sondern es ist halb vier nachmittags.« In der nächsten halben Stunde wiederholt sich die Szene zwei bis dreimal. Meine Erklärungsversuche – 24 Stunden, also 2 x 12 Stunden, jede Uhrzeit kommt also zweimal vor, einmal tags, einmal nachts – dringen nicht zu ihr durch. Umso mehr hoffe ich auf die Beweiskraft des Tageslichts, darauf, dass es nicht Nacht sein kann, wenn es draußen hell ist, aber auch die Eindeutigkeit der Anschauung trägt den Wenn-dann-Schluss nicht mehr.

Zu Mittag gegessen haben wir heute im Wald-Restaurant. Ein Unternehmen am Rand der Machbarkeit. In einem belebten Restaurant sind K.s Aktivitäten kaum auf Distanz von der Umgebung zu halten, auch wenn ich alle Taktiken der Beschleunigung einsetze und alle Mittel der Ablenkung und Beschäftigung, wie rätseln, Bilder auf dem Smartphone gucken, über Bilder an der Wand sprechen. Neben uns hatte sich ein Paar mit Hund niedergelassen; als wir gingen, konnte ich K. nicht daran hindern, dem Hund eine wohlgesetzte Abschiedsansprache zu halten, was der mit einem explosionsartigen Bellen erwiderte. Alle Gespräche im vollbesetzten Lokal verstummten schlagartig.

15.1.2020

Mittlerweile ist bei ihr angekommen, dass sie bald Geburtstag hat. Auffällig, wie sich der Zugang zu ihrem Kopf regelt. Wie auf einer durch eine Baustelle verengten Straße kann der Verkehr nur in eine Richtung fließen. Doch ist bei ihr die Ampelsteuerung noch mit einer Vorzugsregel für »von innen nach außen« verbunden. Wenn sie etwas beobachtet, über etwas nachdenkt, etwas sagen will, kann überhaupt nichts zu ihr durchdringen. Erst, wenn die eine Fahrbahn ganz frei ist, kann etwas von außen nach innen gelangen.

»Da, da kannst du dich hinsetzen!«

Seit ein paar Tagen habe ich mit der Geburtstagsinformation auf eine solche Situation gewartet und es immer wieder versucht. Nun ist ihr Geburtstag bei ihr angekommen und sie beschäftigt sich damit. Nicht nur hat sie heute ihr bald neues Alter ausgerechnet, sondern auch über ihr Altern nachgedacht. Als sie jung gewesen sei, sagt sie, habe sie so vieles gekonnt. Der Gedanke ergreift sie so, dass sie gleich erproben muss, ob sie noch Klavier spielen kann. Nachdem sie die ersten Töne angeschlagen hat, sagt sie ganz erleichtert: »Ich bin so froh, dass ich das noch kann!«

20. 1. 2020

»Das ist ja wie zu Hause«, sagt sie heute Morgen ein ums andere Mal. Vielleicht war da ein Traumbild, das sie glauben ließ, verreist zu sein. Beim Frühstückbereiten, am Briefkasten, um die Zeitung herauszuholen, oder als sie die Tabletten neben ihrem Teller findet und noch einige Male: »Das ist ja wie zu Hause.« »Wir sind zu Hause«, sage ich jedes Mal, was sie ein wenig ungläubig, aber erleichtert zur Kenntnis nimmt.

24. 1. 2020

Abfahrt zur Tagespflege. Wie immer eine Manipulation, eher ein Betrugsmanöver. Gegen 09:15 Uhr gehe ich zu ihr nach oben, sie liegt auf der geliebten Liege, um 10:00 Uhr will sie mir etwas vorspielen. Ich schlage ihr vor, mit nach unten zu gehen und einen Schluck Kaffee zu trinken. Sie kommt gerne mit; neben ihrer Tasse findet sie meinen Brief, der ihren Tag beschreibt. Sie liest aufmerksam und versucht, den Sinn zu erfassen. Weil die Worte aber keine Erinnerung hervorrufen, ist der Brief wie eine Anweisung aufs Unbekannte. »Du machst einen Ausflug in die Tagespflege?« »Im roten Sessel ausruhen?« Obwohl sie nun schon sicher zwanzigmal dort war, sagen ihr die Worte erst etwas, wenn sie dort ist. Den letzten Satz meines Briefes liest sie mehrfach: »Am Nachmittag, um 15:30 Uhr, bringt Dich der kleine Bus wieder zu mir nach Hause.« Sie kämpft mit dem

Sinn. Die Schwierigkeit besteht für sie darin zu erfassen, dass ich nicht mitkomme. Das bleibt ihr verborgen, bis sie in den Bus einsteigt. Der Fahrer weist ihr den Platz an und macht sie fest. Sie hat sich aber gleich im Bus umgesehen und entdeckt, das auf der anderen Seite noch ein Platz frei ist. »Da, da kannst du dich hinsetzen«. Währenddessen entferne ich mich mit schlechtestem Gewissen, fürchte, dass sie mir nachschaut und hoffe, dass spätestens bei der Ankunft in der Tagespflege ihre Freude daran, Menschen fröhlich zu begrüßen, Oberhand gewinnt. Aber ein unbestimmtes Gefühl des Verlassenseins wird zurückbleiben.

Für mich sind diese Tage wirklich zweischneidig. Einerseits gewinne ich Bewegungsspielraum, andererseits zerstört dieser Auftakt für den weiteren Vormittag meine produktive Zeit und meine Konzentration. Bevor der Bus kommt, muss ich K.s Aufbruch vorbereiten, kann mich nach der Küchenarbeit auf Lesen oder Schreiben nicht richtig einlassen. Dann rührt der Ablauf des Aufbruchs alle zwiespältigen Gefühle auf, die mein Leben im Dilemma bereithält. Und ich versuche nun, ihrer schreibend Herr zu werden – statt etwas über Bildung und gesellschaftliche Lernprozesse zu schreiben, damit mein Aufsatz vorankommt.

29.1.2020

»Das Musikstück ist schön«, sagt sie, und meint die Birne, in die sie beißt. Die Wörterslapsticks nehmen zu. Sie betreffen oft Gegenstände des alltäglichen Gebrauchs. Manchmal greift sie in der richtigen Wörterschublade, z.B. des Geschirrs, zuerst daneben und sagt: »Die Flasche ... die Tasche ... den Teller spüle ich ab«. Meist aber hat das Wort, das ihr unterkommt, überhaupt keine Sinnverwandtschaft mit dem gemeinten Gegenstand, wenn sie zum Beispiel die »Amseln« (die Bestecke) abtrocknen oder die »Lampe« (den Teller) spülen will. Tabletten können »Tierchen«, »Stiefelchen« oder »Pferdchen«, auch »Bildchen« heißen. Wenn sie die Bananenstücke in die »Büttelchen« (statt Schüsselchen) tun will, ist das wegen der Lautähnlichkeit leicht zu verstehen, nicht aber, wenn sie Bananen meint und von »Fenster«

spricht. Manchmal führt eine Laut- oder Sinnspur vom gesprochenen zum gemeinten Wort, meist sind die Vertauschungen rätselhaft. Wie entstehen sie? Infolge des Verlusts von Zeit als basalem Ordnungsprinzip des Denkens? Werden Wahrnehmungen deswegen nicht mehr als einander folgend, zeitlich durch eine Winzigkeit geschieden, registriert, sondern einander überschreibend? Während sie etwas über Bananen sagen will, legt sich die Wahrnehmung Fenster darüber? Oder haben diese Vertauschungen mit der gestischen Sprechweise zu tun, die verstehende Präsenz simuliert und dabei die behauptende Form der Aussage, Satzform und Grammatik, beibehält, aber wahllos nach Wortkörpern greift?

»Nun machen wir doch die Erfahrung, dass morgens fast immer etwas im Briefkasten ist, aber mittags viel seltener«

31.1.2020

Heute hat K. Geburtstag, ein wichtiger Zeitanker für sie und seit zwei Wochen haben wir immer wieder darüber gesprochen. An ihrem Verhältnis dazu lassen sich merkwürdige Zustände zwischen Erinnern und Vergessen gut beschreiben. Zunächst, nach dem Aufwachen, schien sie nichts mehr von ihrem Geburtstag zu wissen, war aber nicht überrascht, als ich ihr gratulierte. Den Frühstückstisch hatte ich ganz anders bereitet, mit Tischdecke, Kerze, einem bunten Strauß und Geschenken neben ihrem Platz. Als sie aus dem Bad kam, schien sie das gar nicht zu bemerken, sondern machte sich sogleich an die Zubereitung der beiden Teller mit Bananen, ihrem Beitrag zur Frühstücksvorbereitung, ein Einstieg in die normalen Abläufe. Als sie sich gesetzt hatte, wies ich sie auf die Geschenke hin, zuerst auf das kleine Päckchen ihrer Cousine. Sie erinnere sich nicht an ihre Cousine, das sei ihr peinlich. Sie las den Brief stockend; wir schauten noch

Tagebucheinträge

ein weiteres Geschenk an, es interessierte sie wenig, sie wollte lieber in ihre üblichen Abläufe zurück, nach draußen gehen, um nach der Zeitung zu schauen. Danach und nach dem gemeinsamen Bettenmachen gingen wir nach oben, sie legte sich hin, ich legte ihr eine CD auf. Es blieb eine Stunde für sie zum Ausruhen, danach begann der Parcours des Aufbruchs; es war Freitag, also ein Tagespflegetag. Inzwischen hatten K. und J., Tochter und Enkel, angerufen, um zu gratulieren. Sie nahm die Gratulationen entgegen, gab das Telefon aber sogleich weiter, verstand jedoch, dass beide zu Hause waren. Als ich um 09:15 Uhr ihre Ruhepause beenden musste und vom Ausflug in die Tagespflege sprach, glaubte sie, wir wollten einen Ausflug zu K. und J. machen, sie seien doch zu Hause, mit J. gehe sie doch immer spazieren. Tatsächlich hatten wir in den vergangenen Jahren an ihrem Geburtstag immer K. und J. getroffen, und es schien eine Erinnerung an diese Gewohnheit zu sein, die ihr diese Vorstellung für den heutigen Tag eingab. Mit umso schlechteren Gefühlen musste ich sie nun in den Aufbruch zur Tagespflege hineinmanipulieren. Ich bat sie, mit nach unten zu kommen, um ein wenig Kaffee zusammen zu trinken. Neben ihre Tasse hatte ich den üblichen Brief über den Tagesablauf gelegt. Sie las, verstand halbwegs, dass sie allein fahren solle, sagte, sie wolle nur mit mir fahren, fragte nochmal nach K. und J. Ich packte ein Geschenk für sie aus, Pulli und Hose, sie gefielen ihr sichtlich. Sie würde sie am Sonntag anziehen, sagte ich, wenn wir mit K. und J. und anderen Freunden ihren Geburtstag feiern wollten. Schon klingelte der Fahrer, früher als sonst, ich bot ihm an, K. selbst zu bringen, er wollte aber warten, nun war ich zwischen Drängen und notwendiger Gelassenheit, schließlich der Gang zum kleinen Bus, sie stieg ein, der Fahrer machte sie fest, ich ging zurück zum Haus, hörte sie nach mir rufen, eine ähnliche Szene wie neulich. Heute, fürchte ich, war die Enttäuschung noch tiefer. Die Verletzung, auch wenn sie durch die Eindrücke des Tages verschüttet und vergessen wird, wird in diesem merkwürdigen Schattenreich der Erinnerung bleiben, welches Menschen mit Demenz offenbar behalten, eine unbewusste Welt mit gefühlsbesetzten Erinnerungen, die gelegentlich nach oben kommen oder aus der Tiefe ihre Einstellungen, Erwartungen, Weltverhältnisse einfärben.

Als sie gegen 16:30 Uhr zurückkommt, steht sie etwas verloren auf dem Bürgersteig, erkennt mich auf den zweiten Blick, im Annähern auch das Haus. Den Geburtstagstisch habe ich gelassen; sie glaubt aber, ihr Geburtstag sei schon gestern gewesen. Wenn sie nicht am Geländer meiner Begleitung durch unseren Tag gehen kann, verliert sie die Zeitspur und kann den Tag nicht mehr als Einheit begreifen. Aber hier, im Haus, findet sie in das Ablaufschema zurück, sie setzt, wie nach einer Rückkehr vom nachmittäglichen Spaziergang, am richtigen Punkt ein.

7.2.2020

Nach dem Aufwachen hat K. mir freudestrahlend erzählt, sie habe nachts viel nachgedacht und sich an mich als Lehrer erinnert und wie die Schüler mich gemocht hätten. Diese Erinnerungsleistung, auf die sie sichtlich stolz war, ist ungewöhnlich, denn die Zeit ihres und unseres aktiven Lebens ist ihr ja seit längerem verschlossen. Vielleicht war es der Besuch unserer Freundin A., der hier etwas geöffnet hat, nicht eine Erinnerung an A. selbst, wonach ihr Kopf vermutlich gesucht hat, aber doch an etwas aus der Zeit, eine benachbarte Erinnerungsschicht.

A. kam gestern, sie hält ihre mittlerweile gut 50 Jahre alte Freundschaft zu uns aufrecht und besucht uns ab und zu. Ich hatte K. morgens von dem bevorstehenden Besuch erzählt. Mittlerweile hat sie ihren Gedächtnisverlust so als Gegebenheit akzeptiert, dass sie sagen kann: Ich erinnere mich nicht – und doch neugierig ist. Bis vor einiger Zeit waren ihr solche Besuche aus der Vergangenheit lästig, sie hat sie von sich abgespalten, selbst ihre Freundinnen mir zugerechnet und sich möglichst zurückgezogen. Nun geht sie mit Besuchen gleichsam proaktiv um, sagt von sich aus, dass sie sich nicht erinnere und überschüttet den Besuch mit freundlichen Begrüßungen und Zärtlichkeiten. Ihr Auftritt hat, wenn sie nicht in eine Überdrehung hineingerät, eine eigentümliche und berührende

Würde, die jeder empfindet, weil sie zu sagen scheint: Seht, ich bin alt und weiß vieles nicht mehr, aber ich, als Person, ich möchte euch zeigen, wie sehr ich euch mag. Das Förmliche, Gestische ihres Sprechens, früher eher eine Übung des Verbergens, des Dissimulierens, ist nun vielmehr zum Ausdruck bewahrter Würde als Person geworden und wird auch so wahrgenommen. Unsere Besucher jedenfalls, A., B. und I., U. vor Weihnachten, gehen dann auf eigentümliche Weise beglückt, überrascht von der fröhlichen Leichtigkeit, die die Begegnung hatte.

8.2.2020

Mit A. hatte ich gute Gespräche über mein Leben mit K. und wie es weitergehen kann. Es ist schön, wenn jemand aufmerksam zuhört, neugierig ist, die richtigen Fragen stellt und vor allem ohne jede durchklingende Ermahnung wie »du musst auch an dich selbst denken!« Sie hat sehr gut verstanden, dass mir solche Hinweise, über deren Häufung in letzter Zeit ich mit ihr gesprochen habe, das Leben eher schwerer machen. Sie stoßen mich auf das Dilemma, von dem ich ohnehin weiß und vor allem weiß, dass es unauflösbar ist. Dass ich in unvermeidlicher Mitgefangenschaft meine Lebensbalance darin suche, ein gemeinsames Leben mit K. bewusst zu führen, mit einer zweiten Ebene des Nachdenkens und Aufschreibens, war ihr völlig einleuchtend. Denn mit einem offenen Blick dafür konnte sie gut wahrnehmen, wieviel Spielräume eines verständigen Umgangs miteinander sich öffnen, wenn K.s Äußerungen und Verhaltensweisen als für ihre Demenz spezifische Ausdrucksweisen verstanden und akzeptiert werden. So erschloss sich für sie auch leicht, in welch erstaunlichem Ausmaß K.s Aktivitäten auf die Herstellung eines Miteinander, auf ein Sich-Einbringen und Teilnehmen, gerichtet sind. Selbst Äußerungen wie das ewige »bin ich lästig?« sind ja eine Bitte um Gemeinschaft und Zugehörigkeit. Was A. besonders auffiel, war K.s Leistungswille, die Disziplin, der Nachhall eines aktiven Lebens, das ja in der unaufhörlichen Arbeit für andere bestanden hat.

10.2.2020

Fast wäre ein perfekter Aufbruch zur Tagespflege gelungen. Sie las beim zweiten Frühstück meinen Brief mehrmals, schien auch zu verstehen, dass sie diesen Ausflug alleine unternimmt, auch zeitlich passte alles, sie war fast fertig, als der Bus kam. Sie hatte den Brief in ihre kleine Tasche gepackt (»das ist wichtig«, hatte sie gesagt), sich die Brille zurechtgelegt. Als wir zum kleinen Bus kamen, hatte der Fahrer unglücklicherweise einen Anruf und mein dezentes Verschwinden hinter seinem Rücken klappte nicht lückenlos, sie sah, dass ich ja draußen blieb, wies mich auf die freien Sitze hin, vergessen war, dass sie alleine fahren würde, der Fahrer kam, machte sie fest, ich winkte nochmal und verschwand.

Erstaunlich, wie bewusst sie in solchen Situationen die Notwendigkeiten bedenkt und im Auge hält: ihre kleine Tasche fertig machen, die Brille zurechtlegen, nochmal zur Toilette gehen, die Haare bürsten etc. Auch wenn es nur ein begrenztes Ablaufmuster ist, so greifen Denken und Handeln hier noch ineinander. Doch sobald die Situation überschritten ist, setzt das Verstehen aus, meine Erklärungen tragen nicht mehr, offenbar weil das Ablaufmuster »Wegfahren« eben mit mir und einem gemeinsamen Aufbruch verbunden ist. Plötzlich passt etwas nicht, ich bleibe ja draußen. Bekommt sie Panik? Ein Gefühl des Verlassenseins? Bleibt etwas davon? Oder kann es gelingen, ein Ablaufmuster »Wegfahren im kleinen Bus ohne G.« noch einzuüben?

Wie etwas in ihr am Erfassen von Regelmäßigkeiten arbeitet, hatte sich gestern gezeigt, als sie den Briefkasten mittags leer fand und sagte: »Nun machen wir doch die Erfahrung, dass morgens fast immer etwas drin ist, aber mittags viel seltener.« Morgens ist immer die Zeitung da, Post – gegen Mittag – viel unregelmäßiger.

11.2.2020

Das hat sie auch heute Morgen so ähnlich wieder gesagt, als wir im stürmischen Wind die Zeitung aus dem Briefkasten holten. Im Versuch, Regelhaftigkeit festzuhalten, indem sie Beobachtungen verknüpft, äußert sich ein fortlebendes Bedürfnis der Situationsbeherrschung. Auch ein Bedürfnis des Mitdenkens, ebenso wie in der oft erstaunlichen Wachheit der Beobachtung etwa bei unseren Spaziergängen und Autofahrten. Zum Beispiel beobachtet sie immer im Außenspiegel auf ihrer Seite, was sich von hinten tut und sagt bei der Einfahrt in unseren Hof immer an, ob sich von hinten ein Auto nähert. Es ist auch diese fortbestehende, von ihr immer wieder aktivierte Umgebungsaufmerksamkeit, die den gemeinsamen Horizont ermöglicht, in dem wir unseren Alltag koordinieren und den ich hüte und stütze.

Gestern Abend allerdings hatte ich darin keinen Erfolg. Sie hatte schon geschlafen, ich hörte sie im Schlafzimmer, ging zu ihr und schlug ihr vor, ins Bad zu gehen und sich für die Nacht fertig zu machen. Sie schaute mich mit dem verwirrten, opaken Blick an, der weder in die eine noch in die andere Richtung durchlässig erscheint, aber sie schien ganz entschieden zu wissen, was sie wollte: sich eine Kette um den Hals legen, sie glaubte sich morgens oder nachmittags. Ich zeigte ihr die Dunkelheit draußen, versuchte zu erklären, vergeblich, nichts kam bei ihr an. Schließlich gelang es mir, sie ins Bad zu lotsen, ihr bei ihrer Rückkehr das Nachthemd anzuziehen und sie ins Bett zu bringen. Sie rätselte, schlief dann ein. Gegen 11 ging ich auch zu Bett, las noch ein wenig, sie wurde wach, ich redete ihr zu, nochmal zur Toilette zu gehen. Das hätte ich nicht tun sollen; als ich nach etwas längerer Weile nach ihr schaute, war sie dabei, nochmal die Zähne zu putzen, hatte das Nachthemd ausgezogen, glaubte sich offenbar am Morgen. Ich zog ihr wieder das Nachthemd über, sie ließ es etwas widerstrebend geschehen, nahm sie bei der Hand, brachte sie zu Bett, wir rätselten, aber das gemeinsame Rätseln war diesmal anders, sie war irgendwie ruppig, etwas in ihr ließ die entspannte Zweisamkeit vor dem Einschlafen nicht zu. Die Nacht war aber normal und heute Morgen ist die Desorientierung vorbei.

22.2.2020

Heute Morgen ein Schwächeanfall. Sie hatte geduscht, sie wollte nicht, ich hatte darauf bestanden. In der Küche habe ich ihr die Haare geföhnt, dann ging sie in die Ecke der Anrichte, um die Bananen zu bereiten. »Gestern habe ich das gekonnt«, sagte sie, ich ging zu ihr, sie versuchte vergeblich, eine Banane durchzuschneiden, irgendetwas funktionierte mit der Koordination nicht, ich sah, wie ihr linker Arm herabhing, ihr irgendwie nicht gehorchte, brachte sie zu ihrem Stuhl, ich hielt sie, sie sagte, es wäre doch besser, wenn sie sterben würde, ich tröstete, streichelte sie, sie schien sich zu erholen, ihr Pflichtimpuls, der nie erlischt, ließ sie nach ihrer Magentablette greifen, als ich ihr einen Schluck Wasser anbot, sie steckte sie in den Mund, schluckte mit Wasser runter, doch wie befürchtet nach einer Weile ein Würgen, sie spuckt die Tablette wieder aus, ich halte und streichle sie eine Weile, spreche mit ihr, sie wirkt wieder koordiniert, möchte sich legen, wir gehen langsam zum Bett, sie legt sich, ich trockne ihr den noch vom Schweißausbruch nassen Kopf, sie beginnt gleich mit ihren freudestrahlenden Komplimenten an mich, ich fasse ihre Hände, ihre Bewegungskoordination ist gut, ich verwerfe den Gedanken, 112 anzurufen, bringe ihr ein wenig mit Marmelade gesüßten Haferbrei, sie hat gestern Abend wenig gegessen, könnte jetzt unterzuckert sein, sie nimmt ein wenig, ich lasse sie, sie schläft bald ein.

Ich frühstücke, räume ein wenig die Küche auf, beginne zu notieren. Mein Bruder ruft an, wir unterhalten uns ein wenig, dann sehe ich, wie sie sich aufs Bett setzt, ihre Kette umhängt, aufsteht. Sie wirkt stabil, nimmt selber Brei und Tee von ihrem Nachttisch und geht zur Küche, um zu frühstücken. Sie isst gut und mit Vergnügen, nimmt zum Schluss ihre Tabletten, geht zur Toilette, dort kontrolliere ich, ob sie während ihrer Schwäche etwas aus Darm oder Blase verloren hat, alles gut, wir gehen nach oben, das normale Vormittagsprogramm beginnt, als wäre nichts gewesen. Nach einer Ruhepause spielte sie auf ihrem Instrument. »Toll, dass ich das noch kann, obwohl ich eine ganze Weile nicht spielen konnte!« Der kurzzeitige

Tagebucheinträge

Kontrollverlust über ihren Körper hat sich in ein Gefühl eines längeren Unvermögens verwandelt.

Vom letzten Schwächeanfall in F., der ja etwas dramatischer war, hatte ich nach unserer Rückkehr unserer Hausärztin berichtet. Sie hat sie gründlich untersucht, einschließlich EKG, alles in Ordnung. Das hat mich darin bestärkt, auch diesmal allein mit der Schwächesituation fertig zu werden. Den Notarzt zu rufen, hieße ja, sie in eine anstrengende und aufreibende Kliniksituation zu bringen. Dennoch eine Gratwanderung der Einschätzung für mich. Der für einige Sekunden wie hilflos herabhängende linke Arm und die vergebliche, sich wiederholende Bewegung der Rechten, die eine Banane zerteilen wollte, haben mich erschreckt, doch war die Koordinationsfähigkeit schon wieder zurückgekehrt, als sie auf ihrem Stuhl am Tisch saß und sich noch elend fühlte.

Bemerkenswert auch diesmal bei ihr (A. hat das bei ihrem Besuch auch an Normalsituationen wahrgenommen) die Bewusstheit für ihre Schwächesituation und der Wille, damit nicht lästig zu fallen. Bei all ihrer Fröhlichkeit und ihrem oft geäußerten Wohlbehagen und Glück über unser Beisammensein beschäftigt sich in ihr etwas stark mit ihrer Einschränkung und Abhängigkeit. Gestern, als sie wieder voller Enttäuschung wahrgenommen hatte, dass ich nicht mit in den kleinen Bus stieg, habe ich darüber nachgedacht, ob ich sie damit nicht einer Situation aussetze, die ganz hoffnungslos ist: ohne Verfügung über ihren Rahmen, ohne Anfang und Ende sehen zu können, der Verlauf (obwohl genau festgelegt) undurchschaubar und unbeeinflussbar, eine Art von Gefängnis, dessen Mauern durch die verlorene Herrschaft über Zeit und Raum gebildet werden. Das muss ein tiefes Gefühl des Ausgesetztseins und des Alleinseins erzeugen. Davon hat sie oft gesprochen, wenn ich sie abgeholt oder zurückgebracht habe. Gestern war sie auf dem Weg vom Bus zum Haus wieder außer sich vor Glück: »Dass du es so organisiert hast, dass ich wieder hier bin, das ist toll!«

Menschen mit Demenz sind Gefangene in der Zelle des Jetzt, und sie wissen nicht einmal, wo diese Zelle sich befindet. Doch weiß K. von meiner Mitgefangenschaft und sie leidet darunter. Heute vor dem Mittagsschlaf meinte sie, ein Nachhall ihrer Schwäche von heute Morgen, sie könne doch sterben, dann hätte ich keine Last mehr mit ihr. Ich sagte, das Leben mit ihr sei schön.

»Tue ich genug zu deiner Achtung? Das wäre wichtig für mich!«

23. 2. 2020

Was ich ganz und gar erstaunlich finde: K. ist heute empathiefähiger, als sie es in den Jahren zwischen etwa 2010 und 2017 zu sein schien. In diesen Jahren war ich verblüfft, manchmal verärgert über ihren »Egozentrismus der Weltwahrnehmung«, wie ich das bei mir genannt habe. Lange habe ich das für eine Verhärtung von Selbstüberzeugung gehalten. Seit der Demenzdiagnose habe ich dann im Rückblick den Verlust der Fähigkeit, Situationen aus den Augen anderer wahrzunehmen, als eine Erscheinungsform der anhebenden und sich verdichtenden Demenz gesehen und darauf auch ihr Zerwürfnis mit ihrem Arbeits- und Freundesmilieu in D. zurückgeführt. Sie wirkte oft unbelehrbar, weil sie die Zweifel, Einwände, Argumente oder das bessere Wissen anderer gar nicht an sich heranzulassen schien.

Warum aber kehrt nun eine Empathiefähigkeit, ein Bedürfnis nach Perspektivenverschränkung zurück, obwohl der Verlust ihrer kognitiven, synthetischen Fähigkeiten sehr viel weiter fortgeschritten ist?

Wenn sie mir gegenüber am Küchentisch sitzt, liest sie dauernd meine Miene: »Die Wolken«, sie meint die Falten auf meiner Stirn, »sind doch sehr strenglich, was besorgt dich?« Oder: »Du hast ein strenges Gesicht – besorge ich dich?« Ich antworte dann: »Ich höre gerade den Nachrichten zu«, oder: »Ich denke darüber nach, was ich einkaufe« – und vermutlich lässt Konzentration mein ohnehin mageres und faltiges Gesicht noch strenger wirken. Neulich hat sie gesagt: »Du sorgst ja ganz heftig für mich, da möchte ich, dass du auch für dich sorgst.« Und die immer wiederholte Frage: »Bin ich lästig?« (in verschiedenen Varianten) zeigt an, dass sie wissen will, wie ich mich mit ihr fühle. Während ich in den Jahren bis etwa 2017 den Eindruck hatte, dass sie überhaupt kein Interesse mehr dafür aufbrachte, wie ich mich fühle oder wie es mir geht, fragt sie nun beständig danach. Dieser Wandel erklärt sich, so meine ich, aus der Anpassung ihres Selbst an die veränderten Gegebenheiten, die nun so stark eingeschränkte Reichweite ihres Kopfes. Sie ist sich nun dieser Veränderung in erstaunlichem Maße bewusst, ganz anders als in den Jahren zuvor, in denen sie auftretende Unstimmigkeiten den anderen zuschrieb, um ihr Selbstbild stabil zu halten. Nun weiß sie, dass für sie Rätselhaftes eine Folge ihrer Verluste ist und sie entschuldigt sich unentwegt für ihre Unzulänglichkeit. Eben hat sie mich gefragt, ob wir noch im Februar seien, und hat meine Antwort, heute sei der 23. Februar, dann so kommentiert: »Das ist ja toll, wie du mich über die Zeitschaltung informieren kannst. Ich kann das nicht mehr und ich kann dich fragen.«

Auch ihr dementes Selbst ist noch ein selbstreflexives Selbst, es rechnet mit seinen Einschränkungen, will sie nicht mehr kaschieren, sondern weiß sie als Bedingung ihres Umgangs mit anderen und bringt sich selbst darin ein. Warum, hat sie eben selbst so erklärt: »Tue ich genug zu deiner Achtung? Das wäre wichtig für mich«, fragte sie, nachdem sie mir vorgespielt hat. Sich in den Augen des anderen anerkannt zu sehen – darin gründet auch das demente Selbst noch. Und es braucht die Anerkennung als habhafte, greifbare Gegenwart umso mehr, als es keine vermittelten Formen von Anerkennungsverhältnissen mehr hervorbringen kann, weder aus der Erinnerung, noch aus einer gedanklichen Selbstvergewisserung, noch aus Imagination oder Projektion. Das Verstummen von demenzkranken Menschen, ihre opake Apathie, könnte anzeigen, dass sich gegenwärtige, habhafte Anerkennung nicht mehr erfahren lässt und das demente Selbst seine Rekonstruktionsarbeit aufgibt oder sich ganz an ein nach und nach verstummendes inneres Selbstgespräch verliert.

»Tue ich genug zu deiner Achtung? Das wäre wichtig für mich!«

24.2.2020

Gestern Abend hat sie eine Weile mit mir den Berichten über die Hamburg-Wahl zugeschaut. Nach dem Mordanschlag in Hanau, dem Debakel in Thüringen, den Verstrickungen der CDU in ihre Widersprüche konnte diese Wahl einen Gegentrend setzen, den die Ergebnisse auch deutlich abbildeten. K. verstand nichts mehr, weder kann sie noch mit SPD, CDU, Grünen etc. etwas anfangen, noch mit den Akteuren und deren Rollen, noch mit einer Wahl oder mit anderen Sachverhalten. Eine für sie, die eine politisch so interessierte und engagierte Frau war, völlig versunkene Welt. Die Morde von Hanau galten ja den Menschen, mit denen und für die sie früher gearbeitet hat. Offenbar waren es Kurden, die besonders betroffen waren, vermutlich ebenso wie die Kurden in O.R., mit denen wir befreundet waren, politisch informierte Menschen ohne besondere religiöse Bindung. Mit ihr darüber zu sprechen, wäre aber völlig absurd. Sie kann keinerlei Verknüpfungen mehr bilden, die über das unmittelbare Hier und Jetzt hinausreichen. Das demente Selbst, an dessen Erhaltung sie arbeitet, ist eine Einheit, die ganz auf die Bewältigung der unmittelbaren Lebensumstände gerichtet ist und darin aufgeht.

29.2.2020

In der Neurologie des Krankenhauses. K. ist hier, weil unsere Hausärztin uns wegen der kurzzeitigen Ausfallerscheinungen an K.s linkem Arm, die erneut aufgetreten sind, hierhergeschickt hat. Die ärztlichen Untersuchungen vorgestern waren für sie wie für mich anstrengend. Obgleich sie nicht mehr begreifen kann, was und warum geschieht, hat sie die langen Wartezeiten ertragen. Ein Glück, dass sie in der Notaufnahme gleich in ein Untersuchungszimmer mit Liege eingewiesen wurde; unsere Hausärztin hatte das wohl telefonisch schon vorbesprochen. Überhaupt waren Arbeits- und Umgangsweisen sehr angenehm. K.s Bedürfnis nach Nähe und Zuwendung wurde freundlich akzeptiert. Sie redete alle mit Du an, fragte nach den

Vornamen und dem Alter, spendete dauernd Komplimente und sie hat eigentlich alle charmiert. Mit mir wurde klar und offen gesprochen. Ich hatte nie das Gefühl, mit einer Frage oder Bitte lästig zu sein. Schwierig waren die Untersuchungen selbst, weil immer Geräte im Spiel waren, die Stillhalten erfordern oder das Ertragen von Kühle oder von Druckempfindungen. Dagegen ist sie superempfindlich, protestiert laut, ich musste ihre Arme festhalten, sie durch Zärtlichkeit ablenken und versichern, dass gleich alles vorbei sei: Zwei EKGs, Blutdruckmessung, Blutabnahme, Ultraschalluntersuchung an Hals und Kopf, schließlich ein CT, für das sie sediert wurde. Abends stellte mir die diensttuende Neurologin die Entscheidung anheim, sie mit nach Hause zu nehmen, um ein Delir, einen Verwirrtheitsschub, zu vermeiden. Das hätte bedeutet, die weitere ärztliche Entscheidungsfindung in externe Praxen zu verlagern. Weil K. selbst aber, die sich erschöpft in ihrem Bett in der Notaufnahme wohlfühlte, in erstaunlicher Klarheit davon redete, dass sie dort schlafen wolle, ich solle doch nach Hause fahren, ließ ich sie in der Notaufnahme, wo ich sie am nächsten Morgen noch vorfand, weil es auf der Station gar keinen Platz gegeben hatte.

Gegen Mittag des 27. kam sie auf die neurologische Station. Im Zimmer eine sehr liebe türkische oder kurdische Mitpatientin. S. geht gern auf K.s Herzlichkeit ein, erwidert sie, nennt sie »Schwester« und kümmert sich um sie, als ich für zwei Stunden nach Hause fahre. Als ich zurückkomme, treffe ich K., wie sie gerade das Zimmer verlassen will. Sie erkennt mich auf den zweiten oder dritten Blick. Sie wolle »hoch gehen«. Ich verstehe, dass sie zu ihrem Instrument gehen will, das sie auch in der Tagespflege gelegentlich auf diese Weise sucht. Ich erkläre ihr, wir seien nicht zu Hause, hier sei doch alles anders, man könne hier nicht »hoch gehen«. Nichts davon scheint bei ihr anzukommen, sie ist entschlossen, die Treppe zu suchen, widerspricht, als ich sie davon abzubringen suche, als wäre sie die alte K., die durchzieht, was sie sich in den Kopf gesetzt hat: »Nun sei doch mal vernünftig, natürlich geht das!« Schließlich, nachdem sie in mehrere Patientenzimmer hineingeschaut und auch vor der Station keine Treppe entdeckt hat, lässt sie sich ins Zimmer führen. Dort erzählt S.,

»Tue ich genug zu deiner Achtung? Das wäre wichtig für mich!«

dass sie auch mit ihr einige Male unterwegs war. S. wird auch später am Abend sie nochmal auf der Suche nach »hoch gehen« begleiten und sie dann mit Hilfe eines Pflegers wieder ins Zimmer bringen. Als ich am nächsten Morgen komme, hat die Richtung von K.s Bewegungswünschen gewechselt. Sie möchte jetzt dringend mit mir »nach unten gehen zum Frühstücken«. Ich verspreche es ihr für später, sie legt sich nochmal hin, ich möchte nicht mit ihr unterwegs sein, wenn die Ärztin kommt. Tatsächlich kommt die Stationsärztin schon um 09:30 Uhr, sie nimmt K.s herzliche Begrüßung sehr zugewendet an, sagt mir, dass sie den Entlassungsbrief fertig mache und K. dann nach Hause könne, erklärt mir die Diagnose, die ja, wie dann auch aus dem Brief hervorgeht, im Hinblick auf Ursachen und Wirkungszusammenhänge eine interpretierende, deutende Diagnose ist: eine Schwächung der Blutgefäße, die zu Microaneurysmen führen kann.

Zu Hause war ich bald sehr bedrückt, weil sie lange und inaktiv gelegen hat, etwas opak geschaut hat, undeutlicher und mit wirren Wortbildungen – »Ich obbele doch noch ein Käsebrot« – gesprochen hat und einfache Sachverhalte nicht zu verstehen schien. Weil sie einfach nur liegen wollte, entschloss ich mich doch, zur Muckibude zu gehen, schloss aber zum ersten Mal vorsichtshalber die Haustür ab. Als ich später nach dem Duschen eine Hose überzog, verstand sie das als Signal, dass *sie* eine Hose anziehen solle, fasste sich ans Bein, aber da war doch schon eine Hose, sie war verwirrt. Mir war, als sei unserer bisherigen Alltagskoordination der Boden entzogen, als wären die Reste an Rationalität entschwunden, durch die unser Leben als ein gemeinsames Leben noch verknüpft war, als lebe sie eine ganze Stufe tiefer in der Demenz, wo ich gar nicht mehr recht wüsste, wie ich sie erreichen kann. Doch von der gemeinsamen Mittagspause an, dem gemeinsamen Rätseln, dem Po-an-Bauch-Kuscheln, das sie so liebt, fand sie wieder in die vertraute Spur, die Augen wurden wieder klarer, sie sprach auch besser und bei dem kleinen Gang an der Elbe freute sie sich über die Merkzeichen wie die Boje – sofort mit dem richtigen Wort! – oder die beiden schönen Birkenstämme.

Tagebucheinträge

7.3.2020

Alles ist irgendwie anders. Nicht erst mit dem dreitägigen Krankenhausaufenthalt setzten die Veränderungen ein, aber seitdem sind sie auffälliger und vertieft. Sie versteht viel weniger, genauer: viel weniger kommt in ihrem Kopf an. Es ist nicht mehr der Einbahnstraßenverkehr, den ich einmal beschrieben habe, es ist wie eine Mauer, die ich gar nicht durchdringen kann. Das macht unsere ritualisierten Abläufe schwieriger. Oft habe ich das Gefühl, in ein verschlossenes Gesicht zu sprechen; ich sehe ihren Augen an, dass ihr Kopf nicht empfangsbereit ist. Ihre Wachheit, die wenn auch begrenzte Bewusstheit, scheint zurückgezogen. Am ehesten erwacht ihre Aufmerksamkeit, wenn ich sie emotional stark und wiederholend anspreche, sie streichele und zum Lachen und Strahlen bringen kann. Dann zerfällt die Mauer, Worte und Impulse kommen in ihrem Kopf an, ich brauche nicht einmal besonders laut zu sprechen.

Die Identitätsverwirrungen sind wieder da. Gestern Morgen kam sie von oben, ich ging auf sie zu, sie schaute an mir vorbei und fragte: »Wo ist denn der G.?« »Ich bin doch der G.«, sagte ich laut, aber das schien sie gar nicht zu hören. Sie schaute ins Wohnzimmer, ins Bad, in die Küche, sagte: »der war doch hier«, dann wollte sie in den Keller gehen, um dort zu suchen. Ich nahm sie in den Arm, führte sie in die Küche, um Kaffee zu trinken und etwas zu essen. Dort fragte sie nach ihrem Bruder, doch was ich ihr dazu sagte, schien sie nicht mehr zu interessieren. Dass sie mich als schöne Frau anspricht oder nach dem Namen fragt, gehört wieder zu den Normalitäten unseres Lebens.

Sie geht langsamer und mühsamer. Das war mir auch vor dem Krankenhausaufenthalt aufgefallen, doch jetzt ausgeprägter. Wenn sie sich von ihrem Stuhl erhebt, stützt sie sich rechts und links, die Treppe nach oben steigt sie so langsam und mit Halt nach beiden Seiten, dass ich mich frage, wie lange das noch klappt. Beim Spaziergang an der Elbe vermeide ich die Treppe, wir gehen nur auf dem oberen Weg hin und zurück, sitzen eine Weile auf der Bank. Auch im Wald gehen wir nur bis zur ersten Bank und zurück. Sie spricht langsamer, weniger artikuliert und häufiger mit abenteuerlichen

»*Tue ich genug zu deiner Achtung? Das wäre wichtig für mich!*«

Wortbildungen. Das Duschen habe ich gestern auf den Nachmittag, nach unserer Mittagspause, verschoben. Aber auch da gelang es nur mit kräftigem Drängeln, danach jedoch schien sie zufrieden in ihren frischen Sachen. Sie schläft noch länger, möchte immer rasch wieder liegen. Heute Morgen ist sie noch einmal fest eingeschlafen, so dass ich sie bisher gar nicht zur Tagespflege habe bringen können.

12. 3. 2020

Gestern in der Hausarztpraxis. Die Sprechstundenhilfe sagt, als wir auftauchen: »Komisch, ich habe heute Morgen an sie gedacht.« Als ich am Montag nach dem Krankenhausaufenthalt den Befund vorbeigebracht hatte, hatte Frau K, als sie mich sah, spontan gesagt: »Ah wie gut, dass Sie da sind. Ich habe mir das Wochenende über schon Gedanken gemacht.« Es ist gut, solche Aufmerksamkeit zu spüren. Und dafür, dass wir nicht unbemerkt untergehen, sorgt K. mit jedem ihrer Auftritte. Auch diesmal war sie, kaum hatten wir die Praxis betreten, im Auftrittsmodus. Während der guten halben Stunde, die wir warteten, war ich fast atemlos damit beschäftigt, das Wartezimmer vor ihren lauten Ansprachen zu bewahren: Rätseln, Bilder auf dem Handy gucken, gut und zärtlich zureden. Was sie doch nicht hinderte, einem älteren Mann, dem das sichtlich unangenehm war, laute Komplimente zu machen. Bei Frau K. im Sprechzimmer ein noch entschiedenerer Auftritt: »Was für eine schöne Frau du bist!« Seit längerem duzt sie alle, die ihr freundlich begegnen. Nach etwa fünf Minuten Auftritt, in denen es kaum möglich war, ein Wort zu wechseln, bot Frau K. ihr die Untersuchungsliege an, dort war sie dann still, konnte »faulenzen«, ihre Füße kreisen lassen, nach einer Weile drehte sie sich zur Wand. Nun konnte ich über K. und unsere Situation in Ruhe mit unserer Hausärztin sprechen, über Folgerungen aus dem Befund, über die Schwierigkeit, bei derartiger Demenz zu üblichem medizinischem Vorgehen zu kommen, über die Abwägungen, vor die ich deswegen gestellt bin, über die deutlichen Vertiefungen der Demenz, die sich seit dem Krankenhausaufenthalt gezeigt haben: ihr nochmal verlangsamtes, mühsames Gehen, die Wortfindungsstörungen, die

Desorientierungen, die erhöhte Zugangsmauer zu ihrem Kopf. Es sei spekulativ, die kleine Blutung im Kopf auf eine Anstrengungssituation zurückzuführen, es sei allemal richtiger, ihr Bewegung zuzumuten. Auch die Kurzzeitpflege sollte wie geplant stattfinden, es sei wichtig, damit jetzt Erfahrung zu sammeln.

Das Gespräch mit Frau K. hat mich, wie auch die Erfahrungen im Krankenhaus, darin bestärkt, dem Gang der Dinge, gerade auch kritischen Entwicklungen, in einer gelassenen, eher distanzierten, halbwegs professionellen Einstellung zu begegnen. Gleichzeitig braucht sie meine mitfühlende und mitdenkende Nähe, damit sich ihr dementes Selbst als ein spürbares Selbst erhalten und in wiedererkennenden Begegnungen bewahren kann. Gestern Abend sagte sie plötzlich, sie danke mir für den wunderschönen Spaziergang am Nachmittag. Wir waren bei sehr schönem Vorfrühlingswetter um den Teich im Wald gegangen, hatten bei zwei ausgedehnten Bankpausen den Enten und den Windzeichnungen auf dem Wasser zugesehen, einzelne Bäume und ihre Formen bewundert und waren – wie immer zu ihrer großen Erleichterung – wieder beim Auto angelangt. Was bei Spaziergängen am ehesten gelingt, fällt ihr in anderem noch schwer: Vorgestern hatte sie vergessen, wie Duschen geht, und ich habe, weil sie gar nicht verstehen wollte, ihre Haare und den Körper rasch eingeseift. Wenn ich sie zum Abendessen rufe, versteht sie meine Aufforderung erst, wenn ich ihr den Teller unter die Nase halte.

»Leg dich doch auch noch ins Bett, da werden wir nicht angegriffen«

21.3.2020

Längst hätte ich etwas ins Tagebuch eintragen sollen, aber ich habe keine Zeit gefunden, vor allem wegen meiner Textverpflichtungen bis Ende des Monats, doch auch, weil seit dem 13.3. auch unsere Lebensumstände in das Corona-Zeitalter eingetreten sind. Am 13.3. war K. noch einmal in der Tagespflege; ich hatte sie, nachdem ich mich durch ein Telefonat vergewissert hatte, gegen meine Überzeugung hingebracht. Am frühen Nachmittag rief Frau J. an, K. sei unruhig, sie möchte nach Hause, ob ich sie abholen könne. Frau M. brachte sie schon im Mantel zur Tür. Ich sagte Frau M., angesichts der Corona-Lage würde ich K. am kommenden Montag, dem 16.3., nicht mehr bringen.

22.3.2020

Leben unter Corona. An unserem Alltag, abgesehen vom Wegfall der beiden Tage in der Tagespflege und meiner Muckibuden-Option gegen Mittag, hat sich nichts geändert. Er war ja ohnehin fast frei von Kontakten nach außen, ganz auf gleichförmigen Ablauf gerichtet, der für K. ein Geländer im Tag bilden soll und für mich ein paar Zeitnischen zum Lesen und Schreiben. Genau so versuchen wir weiterzuleben. Deshalb fühlt sich die Vollbremsung des öffentlichen Lebens für mich weniger abrupt an, doch meine Stimmungslage, meine inneren Dialoge haben sich natürlich verändert. Wie wird dieses Experiment, Gesellschaften bis auf ihre basalen Versorgungsfunktionen herunterzufahren, ausgehen? Wie werden wir selbst und alle, die uns nahestehen, durchkommen? Meine Sorge vor gesundheitlichen Zwischenfällen bei K. – oder auch bei mir – hat sich natürlich vergrößert. K. ist ohnehin ein Sonderfall bei notwendiger medizinischer Hilfe. Wie wäre das in einem durch die Epidemie belasteten Gesundheitssystem? Gar nicht daran zu denken, was wäre, wenn ich krank würde und K. womöglich in eine Pflegeeinrichtung müsste. Deren Bewohner, siehe die krassen Häufungen von Todesfällen in Madrid oder Würzburg in den letzten Tagen, sind schließlich besonders gefährdet. Es hat aber gar keinen Sinn, sich solche Situationen auszumalen.

K.s Fall auf eine tiefere Stufe der Demenz nach dem kurzen Krankenhausaufenthalt scheint sich etwas zu relativieren. Zwar scheint die Zugangsbarriere zu ihrem Kopf nach wie vor höher zu sein, doch findet sie zu den Anker- und Scharnierpunkten unseres Alltags zurück, wie morgens zum Briefkasten zu gehen oder um 10:00 Uhr etwas auf dem Spinett zu spielen. Doch ihr Gefühl für die Dauer der jeweiligen Abschnitte ist geschwunden, so dass unser Tag unter merkwürdige Beschleunigungszwänge gerät. Sie hält dann das Mittagessen für das Abendessen, glaubt am späten Vormittag die Zeit für unseren Nachmittagsspaziergang gekommen oder möchte, wie neulich, abends gegen 20:00 Uhr unbedingt zum Spaziergang aufbrechen, weil sie das Abendessen für das Mittagessen gehalten hat.

Geblieben ist die nach dem Krankenhausaufenthalt höhere Zahl willkürlich ergriffener oder gebildeter Wortkörper. Oft ist gar kein Wort zu erkennen, häufig sind es Anlaut- oder Bedeutungsähnlichkeiten wie gestern, als sie zur Nachbartür zeigte und sagte: »Da ist ja die Karte, der Brief«. Sie hatte die Katze gemeint, die vor der Tür lag. Die ganz verballhornten Wörter behalte ich nicht, kann sie auch gar nicht notieren, wohl aber schöne Beispiele der merkwürdigen Poesie der Demenz wie »Winterzimmer« für Fenster, »atmen« für den Wind draußen oder wenn sie sagt, ich hätte »einen schönen Beruf des Körpers«.

29.3.2020

Heute früh – mit Beginn der Sommerzeit, gerade habe ich die Uhren umgestellt – das erste Schneegestöber des Winters. Das ortsfeste Hoch über Mittel-Osteuropa hat sich weiter nach Osten verlagert und damit zum ersten Mal den Weg für polare Kaltluft aus dem Norden freigegeben. Die früher für den Winter typische kalte Hochdruckwetterlage war erst Mitte März eingetreten, hatte seitdem nachts leichte Fröste und tags schönes Wetter bei kühlem bis kaltem Ostwind gebracht. Nun hat der Wind auf Nord gedreht. K. hat gestaunt wie ein Kind, als ich ihr das Schneegestöber zeigte.

Ich bin sehr froh, sie hier bei mir zu haben. Die Corona-Pandemie hat die Pflegeheime zu einer tödlichen Falle gemacht. Gestern ein ausführlicher Bericht über ein Pflegeheim in Wolfsburg, etwa die Hälfte der Bewohner sind infiziert, zwölf schon gestorben. Es seien insbesondere Menschen mit Demenz, die befallen seien, weil sie die Situation nicht verstünden und deshalb körperlichen Abstand nicht einhalten könnten. Ähnliche Fälle vorher in Würzburg und in Madrid, wo in einem Heim neunzehn alte Menschen an einem Tag starben. Der Plan einer Kurzzeitpflege für K. für Mai ist in meinem Kopf schon hinfällig, seitdem sich seit Anfang März so deutlich abgezeichnet hat, dass die Corona-Krise auch Deutschland lange im Griff behalten wird. Es liegt auf der Hand, dass trotz des Besuchsverbots in den Heimen die Verbreitung des Virus dort große Chancen hat. Gestern ein Interview mit einer Pflegedienstleiterin, die verzweifelt und am Rand des Weinens von ihren Bemühungen berichtete, Atemschutzmasken für ihre Einrichtung zu bekommen.

30. 3. 2020

Heute Morgen die erste Schneedecke des Winters, sie wird nur kurze Zeit liegen bleiben. Gestern Zusammenstellung von Infos für unsere Tochter für den Fall der Fälle. Wenn er eintreten sollte, werden wir ohnehin hier in Quarantäne bleiben. Das ist erstens die Regel, zweitens gäbe es in einem Fall mit fortgeschrittener Demenz auch gar keine andere Wahl. Falls ich Corona-krank würde, wäre auch K. angesteckt, könnte keinesfalls in ein Heim, allenfalls wir beide in ein Krankenhaus, falls es dort Plätze gibt. Die Wolfsburger Klinik ist gestern an die Grenze ihrer Kapazität gekommen. In Wolfsburg haben sich viele Menschen mit Demenz in einem Pflegeheim infiziert, und vermutlich bei deren Behandlung hat sich dann auch Klinikpersonal angesteckt.

2. 4. 2020

Für uns ist das Leben unter Corona einfach und schwierig zugleich. Einfach, weil wir genau so auf uns eingeschränkt leben wie auch sonst. Schwierig, weil jede sonst einfache Hilfe von außen zu komplizierten Entscheidungen führt. Mit K.s wackelndem Backenzahn würden wir normalerweise einfach zum Zahnarzt gehen. Nun habe ich nach einer Beratung mit unserem ärztlichen Freund B. den Termin abgesagt. Besser mit dem Wackelzahn leben, solange es keine Entzündung gibt, als eine nicht unbedingt wahrscheinliche, aber sehr folgenreiche Ansteckung zu riskieren.

Jeder steht jetzt, selbst in Alltagsdingen, ständig vor Entscheidungen, deren Tragweite er nicht abschätzen, nur vermuten kann. Wer für einen dementen Menschen zu sorgen hat, muss nun in einer doppelten Ungewissheit entscheiden: Wie bisher schon muss ich einen ausgefallenen Horizont des Begreifens ersetzen und diesen Ausfall im Hinblick auf mögliche Behandlung vorausdenken. Nun kommt das Risiko bei allen Außenkontakten und Hilfen hinzu. Sich dessen Dimension auszumalen, wäre lähmend. Aber was bisher als bloße Albtraumvorstellung beiseitegeschoben werden konnte, wird zur realen Möglichkeit.

5. 4. 2020

»Leg dich doch auch noch ins Bett«, sagte sie heute Morgen, als ich sie weckte, »da werden wir nicht angegriffen«. Mag sein, dass sie von der allgemeinen Bedrohungslage doch etwas mitbekommen hat. Jeder gesundheitliche Zwischenfall wird zur Gefahr, weil die Ärzte, Krankenhäuser, das gesamte medizinische und pflegerische Personal einer besonderen Ansteckungsgefahr ausgesetzt sind. Viele sind schon erkrankt. Die Achillesferse sind die Schutzausrüstungen, die es in ausreichender Zahl nicht gibt. B., der vertretungsweise gelegentlich noch im Krankenhaus arbeitet, fürchtet vor allem den Mangel an Schutzkleidung bei seiner morgen wieder beginnenden Arbeit.

Unter Corona-Bedingungen wird jede Entscheidung des Alltags zu einer unmöglichen Entscheidung, die doch getroffen werden muss. Risikoabwägungen müssen unter kaum überschaubaren Wahrscheinlichkeitsbedingungen getroffen werden. Zwar sind mir solche »unmöglichen« Abwägungen keineswegs fremd, weil ich ja immer versuchen muss, vorwegzudenken, was bei K.s Demenz an Behandlung überhaupt möglich ist – und die Neurologin im Krankenhaus hat mich darauf ja ausdrücklich hingewiesen. Doch hat das Dilemma unter Bedingungen einer hochansteckenden und im Krankheitsverlauf unkalkulierbaren Pandemie eine ganz andere Dimension.

9.4.2020

Eine rote Ampel hat K. heute so kommentiert: »Das ist ein gesellschaftliches Zeichen, das ich von früher her gar nicht so kenne.« Oft aber macht der zunehmende Wörter-Galimathias mir Sorge, mehr noch die gewachsenen Verständnisbarrieren und ihre nachlassenden körperlichen Kräfte. Gestern haben wir die Runde um den Teich trotz langer Sitzpausen nur mit Mühe zu Ende gebracht. Heute bin ich deshalb mit ihr nur bis zur ersten Bank am Teich gegangen mit einem Zwischenstopp schon an einer Bank kaum nach hundert Metern. Dort unterhalten wir uns wie üblich auf die hinzeigende Manier. »Schau, wie die Bäume sich im Wind wiegen«, sage ich zum Beispiel. Sie: »Da kommen Leute«, winkt ihnen dann zu und ruft: »Alles Schöne!« Das ist jetzt bei den Abstandsregeln in Corona-Zeiten für die Leute spürbar irritierender.

Gestern war ich sehr froh, als wir schließlich wieder am Auto waren. Am Schluss klagte sie – wie schon einmal am Ende unseres Weges – über Schmerzen im Oberbauch. Sie scheinen zu vergehen, wenn K. sich entspannen, sitzen oder vor allem liegen kann. Wenn schon wegen ihrer fortgeschrittenen Demenz auch sonst die üblichen diagnostischen Verfahren schwierig bis unmöglich sind (es wäre zum Beispiel unmöglich, sie für eine Magenspiegelung vorzubereiten), so noch mehr zu Corona-Zeiten, wo schon der Besuch in der Hausarztpraxis eine Risikoabwägung braucht. Vielleicht werde ich in der Woche nach Ostern Frau K. um eine telefonische Beratung bitten, in dieser Woche ist sie im Urlaub.

Was K. vermisst, sind unsere Restaurantbesuche. Für den Spaziergang parken wir auf dem Parkplatz unseres Lieblingsrestaurants. Vor einigen Tagen hat sie ihr Portemonnaie hervorgeholt und geschaut, ob sie Geld hätte. Meine Versuche, ihr zu erklären, dass alle Restaurants geschlossen seien, weil es eine schlimme ansteckende Krankheit gebe, laufen ins Leere. So fragt sie jeden Tag aufs Neue, gibt

Tagebucheinträge

sich dann aber zufrieden damit, dass wir in »unser Restaurant zu Hause« gehen.

10.4.2020

Bisher habe ich allein mich in einem Ausnahmezustand gefühlt, in einer Mitgefangenschaft mit Demenz. Ich habe es uns und mir darin so gut wie möglich eingerichtet und konnte das, weil ich Lesen und Schreiben und Laufen als einsame Tätigkeiten gewohnt bin. K.s Beschäftigungen – Musik, Rätseln, zunehmend Ausruhen – ließen und lassen mir Zeitnischen, auch wenn sie jetzt enger werden.

Nun sind seit etwa einem Monat alle im Ausnahmezustand. Kontakte nur zum engsten Umfeld, Abstand halten, sich aus dem Weg gehen, nicht ausgehen, vielleicht ein Spaziergang zu zweit, nicht zur Arbeit oder zur Schule gehen, sich nicht mit Freunden oder Gleichaltrigen treffen: alle in der Mitgefangenschaft eines Virus. Während meine Ausnahmesituation früher in der Normalität der Umgebung aufgehoben war, ist die allgemeine Ausnahmesituation in keiner selbsttragenden Normalität mehr aufgehoben, bestenfalls in den Not- und Auffangmaßnahmen des Staates. Wo es solche nicht mehr gibt oder sie nicht mehr tragen (wie zeitweise in Krankenhäusern in Italien, Spanien, USA oder in Elendsquartieren des globalen Südens), herrscht das blanke Entsetzen. War bisher schon – vor allem wegen der mangelnden Bereitschaft, die Klimaerhitzung einzudämmen – die Zukunft düster, so wirkt sie nun wie ein unkalkulierbares Gefahrengebiet.

»Wenn ich fitter bin, kann ich dir wieder länger vorspielen. Aber es ist spät in meinem Leben«

12.4.2020 – Ostersonntag

Abseits der Hotspots bringt die Corona-Stille ihre eigenen Idyllen hervor: Autoverkehr wie in den 60er Jahren, keine hastende Geschäftigkeit, kein Gedränge, rücksichtsvolle, auf Abstand bedachte Bewegungen, Spaziergänge bei Sonne und Vogelgezwitscher, Eltern mit kleineren Kindern, oft per Rad, aber auch ältere Menschen, die ihr Fahrrad mal wieder aus dem Schuppen geholt haben. »Als ich jung war«, hat K. gesagt, »bin ich auch gern Rad gefahren«. Und, nach einer Pause: »Jetzt willst du das ja nicht mehr.« »Das ist besser so«, habe ich gesagt, doch sie hat auf eine Antwort gar nicht gewartet, als wüsste sie um die Unumkehrbarkeit ihrer Verluste. Wir haben lange gleich auf der ersten Bank gesessen, Zitronenfaltern und Kohlweißlingen zugeschaut, K. hat den Vogelstimmen geantwortet.

21.4.2020

»Jetzt habe ich doch entschieden, zu sterben und alles abzugeben«, hat sie nach ihrer ersten Ruhepause am Vormittag gesagt. »Wir haben es doch so gut zusammen, wir beide«, habe ich geantwortet und sie damit, glaube ich, wieder froh gemacht. Heute Nachmittag jedoch: »Jetzt bin ich so alt, dass ich ausgespaltet werden könnte aus gesellschaftlichen Vorgängen.« Als sie jung gewesen sei, 14 oder 16, habe sie noch alles verstanden und gekonnt. Jetzt bittet sie mich, für sie zu entscheiden, was sie tun soll. Ich schlage ihr eine halbe Stunde Ausruhen vor, dann könne sie mir etwas vorspielen.

Offenbar empfindet sie das Nachlassen ihrer Kräfte und der Lust, etwas zu tun, deutlich. Sie rätselt viel weniger als früher, unser Spaziergang ist sehr kurz geworden, sie fragt bald nach der Fahrt nach Hause. Wir sitzen möglichst lange auf Bänken, damit die Zeit an Luft und Sonne nicht allzu kurz wird. Und immer die Frage, ob sie

lästig sei, die sich nun häufiger zu einem Sterbenswunsch verdüstert. Immer häufiger auch fragt sie nach Halbschlafphasen nach ihren Verwandten, manchmal nach ihrer Mutter oder ihrem Bruder. »Sie wollten mich doch abholen«, hat sie gestern gesagt, wir schauten nach, ob sie, wie sie meinte, vielleicht auf der Straße sind.
Den Kräfteverfall beobachte ich nun seit gut einem Jahr. Er hat sich in den letzten Monaten beschleunigt. Mit Frau K. habe ich bei den letzten Terminen darüber gesprochen; beide Male haben weder Blutbild noch EKG Hinweise gegeben. Beim Telefontermin letzte Woche widersprach sie meiner Vermutung nicht, dass das Nachlassen der Kräfte Folge der demenziellen Grunderkrankung sein könnte. Die Sorgen werden bleiben, wahrscheinlich zunehmen.

23. 4. 2020

Seit vorgestern klagt K. wieder über Oberbauchschmerzen; sie scheinen im Liegen und mit einer Wärmflasche zu vergeben. Gestern Nachmittag habe ich deswegen Frau K. geschrieben. Was mich besonders beunruhigt, ist K.s Kräfteverfall und die durch Demenz und Corona sehr eingeschränkte Möglichkeit, ihm diagnostisch nachzugehen. So ist meine Stimmung etwas düster, obwohl ich mit den beiden Buchbeiträgen, die meine Zeitnischen seit mehr als zwei Monaten besetzt hielten, fertig bin und deshalb erleichtert sein könnte. Auch das gute Wetter hilft nicht, die stabile Hochdruckwetterlage wirkt wie der Auftakt eines langen, trockenen und heißen Sommers, mit dem sich die Auswirkungen der Klimakrise mit denen der Corona-Krise verbinden werden. K.s Schwäche und Verfall lassen mich sehr mitleiden, machen mir manchmal Angst, ich fühle mich in abschüssigem Gelände und ohne Möglichkeit, die Abwärtsbewegung zu steuern. Ich lasse K. möglichst oft meine Zuneigung spüren, das hilft uns beiden.

Eben, beim Spaziergang, auf einer unserer Bänke. Ich mache sie darauf aufmerksam, wie sehr viel größer die Blätter der Birkenbäumchen in den letzten Tagen geworden sind. Sie: »Der Bauer macht die Mauer, wie du diese Tätigkeiten erkennst«. Wir beobachten Falter, hören den Vögeln zu. Sie spricht weniger, fühlt sich alt und offenbar schwach. Obwohl sie zu Hause sich über unseren Aufbruch gefreut hat, hat sie schon bei der Anfahrt gesagt, sie wäre doch besser zu Hause geblieben. Wir sind wenig gegangen, haben lange auf der Bank gesessen, und es hat ihr, glaube ich, doch gefallen.

Gerade bin ich, nachdem sie eine Weile Spinett gespielt hat, nach oben gegangen, um ihr Spiel zu loben. Sie hatte sich wieder hingelegt, sagt: »Wenn ich fitter bin, kann ich dir wieder länger spielen. Aber es ist spät in meinem Leben«. Ich streichle und lobe sie. Sie: »Du bist ein toller und lieber Mann« – und fragt nach meinem Namen. Ich nenne ihn, darauf sie: »Ich muss gestehen, dass ich ihn noch nicht angeeignet habe«.

24.4.2020

Heute Morgen ein Telefonat mit der Hausarztpraxis. Sie arrangieren für Dienstag nach Schließung der Praxis um 12:00 Uhr einen Termin, damit keine Wartezeit entsteht. Sie wollen ein EKG machen. Ich hatte in meiner Mail die Oberbauchschmerzen und den Kräfteverlust geschildert.

Mich beunruhigt sehr, wie sie im Laufe des Tages abbaut. Heute früh war sie glücklicherweise stark genug, um zu duschen – wenigstens einmal in der Woche. Gegen Mittag hat sie darauf gedrungen, jetzt spazieren zu gehen. Wir haben unseren kurzen Gang mit zwei langen Bankpausen gemacht. Sie hat anfangs sogar den Vögeln geantwortet. Als wir nach Hause kamen und sie – wie üblich – die Garagentür geöffnet hat, war ich erschrocken, wie blass sie ist. Nach unserer Mittagspause habe ich rasch einen Bananen-Haferflocken-Brei gemacht. Sie hat ihn in drei Etappen während des Nachmittags gegessen, jedes Mal mit ein, zwei Käsehäppchen. Als sie sich nach der letzten Portion wieder nach oben gelegt hat, hat sie wieder über Magenschmerzen geklagt, wollte keine Wärmflasche haben, meinte, sie gingen auch so vorbei. In Corona-Zeiten doppelt fatal, wenn sie ins Krankenhaus müsste. Ohnehin wegen der Demenz, die sie allein völlig hilflos und hoffnungslos desorientiert macht. Unter Corona-Bedingungen wäre ich zudem ausgesperrt und sie dem erhöhten Risiko ausgesetzt, das derzeit mit allen Pflegesituationen verbunden ist.

29. 4. 2020

Diagnostik im Handgemenge. Heute früh kam Frau B. von der Hausarztpraxis, um K. Blut abzunehmen. Es war fast ein Kampf, in dem meine Rolle darin bestand, ihren Arm festzuhalten, damit die Blutabnahme überhaupt möglich war. Das war, ähnlich wie bei den Untersuchungen in der Neurologie Ende Februar, auch gestern in der Hausarztpraxis so. EKG, Ultraschall des Bauchs, sogar der Pieks ins Ohr, um einen Blutstropfen zu gewinnen, sind nur gegen ihre Abwehr möglich. Jede unangenehme Empfindung – wie die Kühle der Saugknöpfe beim EKG – löst wie bei einem Kleinkind den Impuls aus, deren Auslöser sofort loszuwerden. Auf Rat von Frau K. habe ich in der Klinik in P. angerufen, dort der Ärztin den Fall und die erwünschten Diagnoseverfahren geschildert, auch gefragt, ob meine Mitaufnahme möglich sei. Letzteres derzeit wegen Corona unmöglich, strikter Ausschluss aller Personen von außen, obwohl, wie die Ärztin sagt, im Fall fortgeschrittener Demenz Mitaufnahme sehr sinnvolle Lösung. Wegen der Demenz seien Untersuchungen mit tieferer Narkose sehr problematisch, ein Delir hochgradig wahrscheinlich. Deshalb rät sie eher zur Begrenzung auf CT, hier scheint flachere Narkose möglich. Sie wolle heute Vormittag Frau K. anrufen, um das mit ihr zu besprechen.

»Versprich mir, dass du mich nach Hause bringst«

30. 4. 2020

Heute Nacht hat mich K.s rasches Atmen wieder beunruhigt, manchmal sehr kurze, rasche Atemzüge, gelegentlich stolpernd oder hängenbleibend. Nun warte ich auf Frau B., die zwischen 8 und 9 wieder zur Blutabnahme kommen wollte, damit die Entzündungswerte kontrolliert werden können. Ich hoffe sehr, dass die Antibiotika gewirkt haben. Aber ich habe Angst vor katastrophischen Ergebnissen, und alles, was zu einem isolierten Krankenhausaufenthalt führen würde, hätte katastrophisches Potential. Unter Demenz- und Corona-Bedingungen kann ja selbst das, was routinemäßige medizinische Hilfe wäre, zum Schicksalsschlag werden. Vorausdenken, um befürchtete Schläge besser aushalten zu können, hilft wenig, es terrorisiert eher. Deshalb muss ich es mir verbieten. Dennoch muss ich mir Vorstellungen bilden, an die ich mich halten kann, wenn ich für K. entscheiden muss. Im akuten Notfall (zum Beispiel einer heftigen Kolik) bleibt nichts als der übliche Rettungsweg über Notarzt ins Krankenhaus. B., der ja auch auf geriatrischen Stationen gearbeitet hat, hat mich über die professionelle Routine im Umgang mit kranken Menschen mit Demenz beruhigt. Aber für alles weitere bleibt die Abwägung zwischen medizinischer Standardprozedur und einer Erhaltung eines wie immer eingeschränkten Lebenshorizonts, in dem sie sich wohlfühlen kann.

Gegen Mittag ruft Frau K. an: Mit der Klinik in P. hat sie Folgendes vereinbart: Das CT wird dort ambulant durchgeführt und so, dass ich dabei sein kann. Den Termin soll ich am Montag ausmachen. Wenn während des bevorstehenden langen Wochenendes eine Verschlechterung eintritt, solle ich mit der Klinik Kontakt aufnehmen. K. isst regelmäßig kleinere Portionen und scheint keine Beschwerden zu haben. Ab und zu spielt sie auf dem Spinett, aber immer nur ein Stück, dann legt sie sich wieder hin und ist liegend zufrieden. Spazieren gehen wollte sie heute nicht; das gewittrige Schauerwetter hat sie darin unterstützt.

1.5.2020

Eben habe ich auf K.s großem Kalender das heutige Datum eingerichtet. Es hat ihr nichts gesagt, ebenso wenig wie »Peru« in dem sehr schönen Arte-Film über Südamerika, den wir gestern Abend eine

Weile zusammen angeschaut haben. Noch vor einigen Monaten war »Peru« für sie noch einer der verbliebenen Anstöße schöner Erinnerungen. Früher war der 1. Mai für sie ein sehr bedeutendes Datum. In der Zeit der 68er-Bewegung war sie in Heidelberg eine wichtige Kontaktperson zu den zahlreichen spanischen Arbeitern in den industriellen Vororten von Heidelberg. Zusammen mit einem spanischen Freund gelang es ihr, sie in großer Zahl für die Teilnahme an der Maikundgebung in Heidelberg zu mobilisieren, die für einige Jahre ziemlich internationalistisch wurde. Auch in unserer Zeit in D. war die Teilnahme an der 1. Mai-Demonstration selbstverständlich. Sie hatte ja ihre Arbeit mit migrantischen Arbeitern auch dort fortgesetzt; auch unter den türkischen, vor allem kurdischen Arbeitern gab es – wie unter den Spaniern in Heidelberg – zahlreiche politische Flüchtlinge. Auch von ihnen rufen einige noch gelegentlich an, um sich nach ihrem Befinden zu erkundigen. Heute bin ich es, der unsere Freundin G. anruft. Sie hat sich den 1.5. als symbolisches Geburtsdatum gewählt. Noch für die Kinder ihrer Geburtsjahrgänge wurde in ihrem Heimatland nur das Jahr der Geburt festgehalten. K. spielt ihr zwei ihrer Stücke als Geburtstagsständchen.

Es geht ihr übrigens sichtlich besser; sie hat gut und ruhig geschlafen und gut gefrühstückt.

Eben eine Szene, die mich zu Tränen gerührt hat. Mit ernstem Gesicht und etwas Mühe hat sie mir gesagt, es beschäftige sie sehr und sie denke darüber nach, wie sie wieder nach Hause komme. »Versprich mir, dass du mich nach Hause bringst.« Nur leise habe ich eingewendet, dass sie hier zu Hause sei. Weil sie vorher nach ihrem Bruder gefragt hat, nehme ich an, dass das Zuhause, in das sie heimkommen möchte, das Zuhause ihrer Kindheit ist. Vor einigen Tagen hat sie schon einmal eine ähnliche Frage gestellt. Und vor einiger Zeit hat sie, auch als Ergebnis ihres Nachdenkens über sich, einmal gesagt: »Meine Situation ist ja so, dass ich ganz alleine bin«. Auch das habe ich als einen Widerhall eines eigentlichen Zuhauses, der Familie der Kindheit, verstanden. Eben war sie aber wieder in unserem Jetzt, als sie sagte: »Wir haben doch ein Haus in Spanien? Da würde ich jetzt gern leben.« Gemeinsam ist beiden Impulsen der

Wunsch, wo anders zu sein, an einem Ort, an dem sie sich ohne Schmerzen und Beunruhigungen bei sich fühlen könnte.

Heute Nachmittag war sie schon etwas widerstrebend mit mir zum Spaziergang in den Wald aufgebrochen. Dort wollte sie nicht aussteigen; ich solle doch allein gehen und sie im Auto sitzen lassen. Auf der Rückfahrt spricht sie über ihren Wunsch zu sterben. Sie wolle nichts mehr essen, es sei besser, dass sie sterbe, ob ich ihr dabei helfe? Sie kam mehrmals darauf zurück, auch zu Hause, nachdem sie sich hingelegt hat. Ich streichle sie, kann Tränen kaum zurückhalten, sage, dass ich sie sehr, sehr liebhabe.

Sie hatte gleich wieder liegen wollen, auch der Weg von der Garage zum Haus schien ihr Mühe zu machen. Unsere Tochter rief an, ich habe ihr davon erzählt. Ich spreche von meiner Traurigkeit und meiner Sorge vor dem, was kommen wird. Heute Morgen habe ich noch erwartet, dass sie sich in den nächsten Tagen erholen wird und wir wieder in ein ruhiges Alltagsgleichgewicht gelangen. Das scheint mir jetzt vermessen, ich fürchte ein weiteres Nachlassen. Wir meinen beide, dass es dann darauf ankommt, dass sie ihren Weg möglichst leidensfrei gehen kann.

2. 5. 2020

Die Situation ist weiter kompliziert. Wir haben mit Unterbrechungen geschlafen, aber sie ist, fast wie üblich, fröhlich aufgestanden, hat ein wenig Haferbrei gegessen, einige Schluck Tee getrunken, die Medikamente genommen, doch schon das hat der Magen als Belastung empfunden, Völlegefühl, nachher auch Schmerzen, aber kein Erbrechen. Dann hat sie zwei Stunden gelegen und geschlafen, die Schmerzen waren offenbar vergangen, dann zweite Etappe mit etwas Haferbrei und Tee, dem Rest der Morgentabletten, dann wieder Druckgefühl und der Wunsch zu liegen. Ich bin ein Weilchen bei ihr geblieben und habe sie ein wenig fröhlicher gemacht, sie hält sich an der Vorstellung, dass wir nachher spazieren gehen. Nun liegt sie, manchmal hüstelt sie, weil etwas aufzusteigen scheint, was den Rachen reizt. Kurz nach zehn wieder ein längeres Telefonat mit B., er ist ein Segen in dieser schwierigen Situation: vorsichtig weitermachen, darauf achten, dass sie genug trinkt. Das wird schwierig sein, weil sie bei aufkommender Fülle natürlich das Trinken einstellt, und wenn sie liegt, mag sie sich nicht so gerne aufrichten. Klinik am Wochenende wäre keine gute Lösung, weil ohnehin keine Diagnostik. Er erwartet eine Gastroskopie; ich werde, wenn wir es bis dahin mit B.s telefonischer Hilfe schaffen, wie verabredet am Montag nach zehn in der Klinik anrufen. – Nun ein paar Hüpfserien für mich, wenigstens.

3. 5. 2020

Im Krankenhaus. Gestern Abend habe ich K. in die Klinik bringen lassen und bin hinterhergefahren. Ich hatte schon in einem Telefonat die Lage und ihre Demenz geschildert. Die diensttuende Ärztin beurteilte – trotz der Corona-Einschränkungen – bei der Aufnahme meine Anwesenheit als medizinisch geboten. Im kleinen, fensterlosen Untersuchungszimmer der Notaufnahme haben wir gut fünf Stunden verbracht. Als wir auf ein Zimmer auf der Station kamen, war es 3:00 Uhr in der Nacht. Die entscheidenden Untersuchungen zwischen 1:00 und 2:00 Uhr mit Ultraschall. Lange gründliche Untersuchung durch die junge Notärztin, die meiner Schilderung der Verläufe und Symptome zunächst skeptisch gegenüberzustehen schien. Was sie beunruhige, sagte sie dann, sei ein deutlicher Raumbedarf im Darmbereich durch etwas, was da nicht hingehöre. Der hinzugezogene Chirurg sieht das auch und erklärt den Zusammenhang mit den Symptomen: Die durch den Tumor verengte Darmpassage bewirkt einen Stau bis in den Magen hinein und lässt den Stuhl nur dünn und in kleinen Portionen durch. Als ich einen möglichst leidensfreien Lebenshorizont ansprach, erwähnte er die Möglichkeit eines künstlichen Darmausgangs – bei K.s Demenz eine Schreckensvision. Sie hat heute schon zum dritten Mal den Zugang für den Tropf entfernt, ohne dass ich sie daran hindern konnte.

B., mit dem ich heute Morgen telefonierte, hält bei Darmverschluss eine OP für unausweichlich, trotz des hohen Risikos für eine demente Person. Die morgige CT soll Klarheit bringen. Ich hoffe sehr, dass ich nicht unmittelbar vor sehr schwerwiegenden Entscheidungen stehe. Trotzdem – für heute habe ich ein gewisses Gefühl der Entspannung, wenn ich daran denke, was für ein Desaster es wäre, noch mit ihr zu Hause zu sein. Mit den Schwestern arbeite ich gut Hand in Hand bei der Bewältigung der Durchfall- und Tropfzwischenfälle. Zu Hause wäre ich ganz auf mich allein gestellt im Chaos der Durchfälle und des Erbrechens.

Wie geht es K. dabei? Die fortschreitende Entleerung und die Versorgung des Wasserhaushalts über Tropf schienen sie zunächst schmerzfrei gemacht zu haben. Aber sie ist unruhig, mit den Beinen und Händen in ständiger Bewegung, das kenne ich ja seit Wochen schon. Aber heute bewegt sie sich extrem viel, obwohl sie schon einen Beruhigungssaft erhalten hat. Natürlich hat sie zunächst immer wieder gefragt, wann wir nach Hause gehen oder ob wir spazieren gehen. Ich habe versucht zu erklären, dass wir im Krankenhaus seien, weil sie krank sei. Das hat sie, glaube ich, besser verstanden als vor zwei Monaten in der Neurologie, weil sie sich diesmal wirklich krank fühlt.

Das Beruhigungsmittel macht sie jetzt benommen, ohne die motorische Unruhe abzustellen. Heute Mittag, als ich zusammen mit der Schwester ihr Bett richtete, hat sie wieder gesagt, sie möchte jetzt sterben. »Kannst du mir dabei helfen?« Wie an den vergangenen Tagen ist am späten Nachmittag eine deutliche, beunruhigende Verschlechterung eingetreten. Vermutlich hatte sie doch, ohne es sagen zu können, starke Schmerzen. Die Schwester hat ihr eine Schmerzspritze gegeben. Ich habe zwei Stunden lang ihre Hände gehalten, sie gestreichelt, schließlich Schlaflieder gesungen, bevor sie gegen sieben eingeschlafen ist. Immer wieder hatte sie versucht aufzustehen, als ob sie die Erlösung von Schmerzen und Übelkeit fände, wenn sie auf ihrem Spinett etwas vorspielen könnte. Dass sie das wollte, und sich damit in ihr eigentliches Zuhause wünschte, war doch aus ihren undeutlichen Worten zu verstehen. Nun scheint sie fest zu schlafen; die Ärztin, die noch einmal einen Tropfzugang legen wollte, war noch nicht da.

Tagebucheinträge

4.5.2020

Telefonate mit den Kindern. Die OP wird ausgerechnet an ihrem Geburtstag stattfinden. Unter Corona-Bedingungen können die Kinder ihre Mutter nicht einmal besuchen. Aber was für ein Glück im Unglück, dass die Klinik mich wegen K.s starker Demenz doch mit aufgenommen hat. Was für eine schreckliche Vorstellung, dass sie diesen Weg allein gehen müsste.

5.5.2020

Unruhige Nacht; spät abends wollte K. unbedingt »hoch«, um dort ihre Stücke zu spielen das habe ich zweimal in Toilettengänge umgebogen, im Bett dann motorisch unruhig, später mehrmals Phasen heftigen, kurzen, stoßweisen Atmens. Sie hat gestern nichts außer zweieinhalb Gläser Wasser zu sich genommen. Gleich bei der Visite muss ich ansprechen, wie sie vor der OP etwas zu Kräften kommen kann – über Tropf? Am Sonntag hat sie die Zugänge viermal entfernt.

Eben, als ich die Vorhänge zurückgeschoben habe und der Blick auf die schon sonnenbeschienenen Bäume fallen konnte, hat sie von Spaziergängen gesprochen. »Vor einem Jahr noch« sei sie da gewandert, hat sie eben der Ärztin und der Schwester bei der Visite gesagt. Gestern hat sie mehrmals gefragt, wann wir losgehen. Mir etwas vorzuspielen oder mit mir zu spazieren – das sind die Lebensvorstellungen, die sie mitgenommen hat, der Horizont des Gutseins, ihre kleine Utopie. Auf ihre häufigen Fragen, wann wir spazieren gehen, sage ich ihr, dass wir im Krankenhaus seien. Sie scheint es zu verstehen, bringt es in Verbindung mit dem Altsein und sicher auch mit ihren Schmerzen und Übelkeiten.

Gespräche mit Ärzten, Telefonate mit B., dem ärztlichen Freund, und den Kindern. Das ist alles schrecklich und niederdrückend für mich. Der Gedanke, dass sie ihr eingeschränktes, doch bleibendes dementes Selbst, das sich in unserem täglichen Zusammensein gebildet hat, vermutlich unwiederbringlich verlieren wird, macht mich tieftraurig. Jedes Wort, jede vertraute Geste, jedes Streicheln wird schon zum Abschiednehmen. Sie freut sich, wenn ich ihr zuwinke, wie ich es zu Hause von der Zimmertür aus getan habe, wenn ich nach unten gegangen bin. Sie fragt tausendmal mit einem sehnsüchtigen Blick nach draußen, ob wir spazieren gehen. Und eben hat sie gefragt, ob ich Noten gesammelt hätte, damit sie mir nun vorspielen könne.

6. 5. 2020

Heute der Tag der OP-Vorbereitung. Der Tag wird anstrengend werden, für sie und für mich.

Eine S-Bahn fährt in der Ferne vorbei. K. fragt suchend, was das für eine Musik sei. Ich erkläre es ihr. Sie schaut mich mit ihren jetzt größer und blauer wirkenden Augen an: »Wie gut, dass du es mir erklärst. So brauche ich nicht darüber nachzudenken«, sagt sie mit leiser, bedächtiger Stimme. Wenn ich so mit ihr rede, mich auf ihre Bettkante setze, muss ich achtgeben, dass Tränen mich nicht überwältigen.

7. 5. 2020

6:00 Uhr. Ein anstrengender Auftakt des schweren Tages für sie. Vor einer halben Stunde hat sie einen Einlauf bekommen, nach etwa zehn Minuten Gang zur Toilette, sie bleibt dann eine Weile sitzen, ist erschöpft, schaut mit tiefliegenden, flehenden Augen: »Ich bin eine so alte Frau.« Ich bitte eine Schwester mir zu helfen. K. ist kurz vor einem Schwächeanfall, die junge und unerfahrene Schwester ist kaum eine Hilfe, als sie endlich mit einem fahrbaren Stuhl kommt, hat K. sich schon von der Toilette erhoben, wir bringen sie zusammen zu Bett. Wie soll sie diese Operation überstehen? Ich weiß es nicht. Aber es muss etwas unternommen werden. Ihr Magen will offenbar nur noch wenig aufnehmen, am ehesten Wasser, ihre Kräfte verfallen zusehends, gestern Abend hat sie nach dem Toilettengang 10–15 Minuten sehr kurzen, schnellen Atmens gebraucht. Seit einer Woche wirkt sie manchmal wie eine Sterbende, spricht vom Sterben oder äußert einen erinnernden Widerhall an vergangenes Wohlbefinden.

Jetzt hat sie sich wieder etwas erholt, liebkost ihr Schmuseschaf, ist auch motorisch ruhiger geworden.

Heute ist der Geburtstag unserer Kinder. Bei der Geburt unserer Tochter, 1972, durfte ich noch nicht dabei sein, wohl aber bei R.s Geburt 1975, kurioserweise wieder am 7.5. Wir waren gegen 11:00 Uhr abends in die Klinik gefahren, die Hebamme verstand sich nicht so gut mit K. und ließ uns deshalb allein, nachdem sie mir gezeigt hatte, worauf zu achten und was zu tun sei, und ich begleitete K. im Atmen, um sie in den Wehen zu unterstützen. Könnte ich sie doch auch jetzt durch mein Mitatmen beruhigen, wenn sie in ein so heftiges, verzweifeltes Atmen fällt. Als gegen 6:00 Uhr morgens eine andere Hebamme kam, ging die Geburt gleich los. R. schrie schon, als sein Köpfchen zwischen den Schenkeln erschien, K. verlor ziemlich viel Blut, und als ein anderer Arzt hinzukam, konnte der seinen Medizinersarkasmus nicht unterdrücken. »Wer hat denn hier geschlachtet?«, feixte er zu seinem Kollegen. Wenn so gut gelaunt gespaßt werden konnte, war die Situation nicht ernst, ich konnte beruhigt nach Hause fahren.

9:00 Uhr. Nun schläft K. wieder. Sie fällt in den angestrengten Atemrhythmus, der mich beunruhigt, sich manchmal beschleunigt, als müsse sie etwas Schweres bewältigen. Heute früh gegen fünf hat mich dieses heftige und geräuschvolle Atmen wohl in einem Albtraum getrieben, in dem ich mich, ein Kind im Arm, dem wild aufgerissenen Maul eines Hais gegenübersah.

Eben habe ich den Kindern zum Geburtstag gratuliert.

10:15 Uhr. Gerade ist K. in den OP-Bereich gekommen. Ich habe sie bis zur Tür begleitet. Vorher noch ein rührendes Videotelefonat mit Tochter und Enkel. Ich habe K. noch lange die Hand gestreichelt.

Gegen 13:30 Uhr Anruf des Operateurs: Die Enge sei beseitigt, sie werde wieder essen und trinken können. Doch der Bauchraum sei weithin von Tumoren befallen, weitere Operationen verbieten sich, Chemotherapien werde sie nicht verkraften. Meine Frage, ob das auf einen palliativmedizinisch begleiteten Sterbeprozess hinauslaufe, bejaht er.

Anschließend traurige Telefonate mit unseren Kindern. Auch für sie ist die Nachricht niederschmetternd, aber nicht überraschend, sondern befürchtet. Auch B., den ich informiere, ist nicht überrascht angesichts der Symptome und des Kräfteverfalls, den ich ihm so oft beschrieben habe. K. sei auf der Intensivstation, sagt mir die Schwester eben, sie werde heute Nacht dort bleiben. Ich muss mir verbieten, darüber nachzudenken, wie es ihr geht.

»Es ist gut zu sterben«

8.5.2020

Gegen Mittag ist K. auf die Station gekommen. Ihre Ankunft bemerkte ich schon durch die vertrauten »Hallo, Hallo«-Rufe, mit denen sie Menschen, die sie sieht, begrüßt. Ihr Blick hat mich zunächst erschreckt, weil er nichts zu erfassen schien. Nach und nach schien sie mich wieder zu erkennen; neben »Hallo« stellten sich auch andere ihrer typischen Äußerungsformen wieder ein wie: »Wann gehen wir raus?«, »Gehen wir nach Hause?«, »Bin ich lästig?«, »Schöner Mann!« Aber auch: »Es ist gut zu sterben.« Ihr dementes Selbst scheint die Narkose überlebt zu haben. Sie weiß von sich und ihrer Situation.

9.5.2020

»Kannst du mich nicht in einen anderen Zusammenhang bringen?«, hat sie heute Morgen gesagt. Mehrmals hat sie dazu aufstehen wollen, auch heute Nachmittag, als es sie wirklich geplagt hat. Durch einen Cocktail von Mitteln gegen Schmerzen und Übelkeit ist sie jetzt ruhiger und schmerzfreier. Jetzt – es ist gegen acht – ist sie eingeschlafen; sie hält meine Hand noch fest. Das war ein anstrengender Tag für uns beide, ich hoffe, die Nacht wird nicht ebenso.

Tagebucheinträge

10.5.2020

13:00 Uhr. Sitze an ihrem Bett und halte mit der Linken ihre Hand. K. geht es sichtlich schlechter. Sie ist jetzt, zum ersten Mal seit heute früh, eingeschlafen. Wenn sie etwas tiefer einschläft, spricht sie laut, ohne dass ich verstehe, was sie sagt. »Das ist doch toll...(?) mit dir zu haben«, glaube ich eben verstanden zu haben. »Geht es dir gut? Das hoffe ich doch sehr«, sagte sie.

Heute Vormittag war, wie ein Fluchtimpuls bei aufkommenden Schmerzen, ihr Leitmotiv: »Gehen wir nach oben?« Und ab und zu schien sie zu bitten, ihr die Noten zu geben. Ihr Spiel war, zuletzt immer deutlicher, ein Spiel für mich, ihre Gabe für unser Beisammensein. Und unser Spaziergang war in ihren Augen meine besondere Gabe an sie. »Gehen wir nach draußen? Nimmst du mich mit?«, hat sie gestern fortwährend gesagt. Beides hat ihr dementes Selbst, eine erstaunlich stabile Einheit, die sogar OP und Narkose überstanden hat, mit nach hier genommen, wie Schlüssel zu einer Welt, in der noch alles gut ist.

20:00 Uhr. Im Laufe des Tages ist mir immer deutlicher geworden, dass sie hier sterben wird. Sowohl im Gespräch mit der Assistenzärztin wie mit der Krankenschwester wurde klar, dass es nur noch um Leidensverminderung auf dem Weg zum Tod gehen kann.

12.5.2020

Die Schmerztherapie mit Morphinen zeigt Wirkung. K. war heute sehr viel ruhiger, hat viel geschlafen, war in den Wachphasen für Streicheleien sehr empfänglich und strahlte über meine improvisierten Sprechgesänge über sie als wunderbare Frau.

13.5.2020

Sie hatte mit Morphinen eine ruhige Nacht, ich ebenso. Heute Morgen wirkte sie frischer, im Gesicht wohlaussehend, die Visite findet das auch.

Nun doch der Entschluss, eine Magensonde zu legen. K. hat das tapfer ertragen, die Magensonde liegt nun, sie ist gleich wieder freundlich-responsiv mit den Schwestern, sie lieben sie mittlerweile, trotz der vielen Arbeit, die sie ihnen macht.

14. 5. 2021

Visite. Ich berichte: die Magensonde hat sie offenbar angenommen. Sie ist ziemlich aktiv, möchte aufstehen, nach oben gehen, das Niveau unserer eingeschränkten, emotional besetzten Kommunikation habe sich in etwa wiederhergestellt. Die Assistenzärztin, die gestern ihren Bauch untersucht hat, findet das Volumen der Därme deutlich verringert, der Bauch ist viel weniger gewölbt. Der Arzt, der sie operiert hat, sieht ermutigende Zeichen.

Gegen 9:00 Uhr. Der Versuch, ihren Darm über ein Abführmittel durch die Magensonde in Gang zu setzen, musste abgebrochen werden. Ich sitze nun neben ihr, streichle die Hand, sie ist erschöpft wieder eingeschlafen, es beruhigt sie immer – ich sehe es ihren Augen an – wenn sie mich anschauen kann.

15. 5. 2020

Sehr wahrscheinlich werden wir heute schon auf die Palliativstation in R. verlegt.

16:15 Uhr. Nun sind wir schon mehr als vier Stunden in R. Sehr angenehmes, ruhiges Ambiente, kaum Krankenhausatmosphäre, sehr freundliche Aufnahme. K. schläft immer, nun fast 24 Stunden am Stück, sie ist nicht aufzuwecken, lässt alles mit sich geschehen, auch das Handhalten ist nicht mehr responsiv und im Unterschied zu den letzten Tagen gibt es keine kurzen Phasen der Kommunikation mit wiederholten Worten wie »toll«, »lieb« oder auch »boah«. Der Schleim quält sie periodisch, das Husten oder Räuspern weckt sie nicht auf.

Was ich am 13.5. unter »Traurige Zwiesprache« notieren wollte: Es war wohl unser Abschiedsgespräch in der expressiven, wiederholenden, versichernden Monotonie unserer Gespräche in den letzten Jahren, im Ton gedämpfter, mit leiser Zärtlichkeit. »Zusammen, zusammen«, wiederholte sie, nachdem ich gesagt hatte, wir blieben »immer, immer zusammen«. Was sie nicht mehr sagen konnte, lag in ihren Augen, ein unendliches Vertrauen. Seitdem haben sich ihre vitalen Impulse und kommunikativen Regungen Schritt für Schritt zurückgezogen. Kein Wunsch mehr, »nach oben« zu gehen, keine Begrüßung der Eintretenden mehr, kein Kusswunsch oder Kompliment an die Schwestern, kein Winken zum Abschied. Als sie gestern ihre Armbanduhr auszog, habe ich an ihrem Blick verstanden, dass ich sie nun an mich nehmen soll. Auch im Schlaf hat sie noch meine Hand gar nicht loslassen wollen, heute scheint sie nicht mehr zu bemerken, wenn ich ihre Hand halte.

16. 5. 2020

11:00 Uhr. Ruhige Nacht, doch mit oft rasselndem Atem. Die Magensonde fördert nach wie vor. K. schläft nur. Als die Schwestern sie eben frisch gemacht haben, hat sie wohl Zeichen des Unwillens gegeben, ist aber nicht wach geworden. Mich hatten die Schwestern auf einen Spaziergang geschickt. Auf dem Weg fällt mir ein, dass wir im Mai vor 50 Jahren unsere erste Spanienreise gemacht haben, eine durch und durch politische und abenteuerliche Reise durchs Reich der Franco-Diktatur. K. arbeitete ja eng mit den oppositionellen spanischen Arbeitern in Heidelberg und Umgebung zusammen, und wir hatten auf unserer Reise einige Untergrundtreffen. Auf einem Zeltplatz am Mittelmeer wurden wir Tag und Nacht von der Guardia Civil bewacht, die irgendeinen Verdacht geschöpft hatte. In Madrid lebten wir einige Tage bei einem befreundeten Paar wirklich im Untergrund, teilten deren angespannten Dauerzustand, aber auch die Freude über eine gelungene Aktion, wenn wie aus dem Nichts fünf Demonstrationszüge auf einem zentralen Platz zu einer großen Kundgebung zusammentrafen, die sich, als die Sicherheitskräfte anrückten, spurlos auflöste. K. war in all dem gelassen und unaufgeregt, cool würde man heute sagen, wie sie auch in aller Ruhe amerikanische Soldaten, die wegen des Vietnam-Kriegs desertiert waren, über die grüne Grenze nach Frankreich brachte.

15:00 Uhr. Unsere Tochter war da. Sie blieb bei K., während ich mit J., unserem Enkel, und seinem Papa einen Gang durch den Wald machte. Mit J. ein Gespräch über die Oma und den bevorstehenden Tod: dass es keinen sinnvollen Wunsch für sie mehr gebe, außer dass sie ohne Leid und Schmerzen sterben könne. Weil wegen Corona nur eine Besuchsperson pro Tag erlaubt ist, können J. und M. nicht mit hinein. Ein Gespräch mit der Schwester über K.s tiefen Schlaf. Sie sei schon unterwegs, zwischen Himmel und Erde, aber beim Umbetten und Umkleiden habe sie schon noch gezeigt, was ihr nicht angenehm sei. Die rasselnden Atemgeräusche, »Brodeln« nennen die Schwestern das, würden von den Kranken im tiefen Schlaf nicht als Last wahrgenommen.

16:15 Uhr. Mit der Schwester habe ich eben hart gearbeitet. K. musste umgezogen, neu verbunden und frisch gebettet werden. Als wir K. dabei in Seitenlage bringen, löst sich eine Menge Schleim; seitdem liegt sie auf der Seite und atmet viel leichter.

17.5.2020

Die Schwestern versorgen sie sehr lieb und aufmerksam; Schwester C. hat sie gereinigt und am ganzen Körper mit Lavendelöl eingerieben; danach wieder Bettung nach links, so atmet sie am besten, obwohl das »Brodeln« jetzt nicht aufhören will. Manchmal ein tiefer Seufzer; sie ist ganz weit weg, sagte die Schwester eben.

18.5.2029

Gestern Nachmittag, gegen fünf, ist K. gestorben. Gegen zwei Uhr war unsere Tochter gekommen. Gerade als ich ein wenig nach draußen gehen wollte, stockte K.s Atem zum ersten Mal. Die letzte Wegstrecke beginne, sagte die Schwester, der Atem werde noch einige Male aussetzen. Unsere Tochter verabschiedete sich unter Tränen von ihrer Mutter, sie verstand, dass ich nun mit K. allein sein wollte. Ich streichle K.s Hand, die viel kühler ist als sonst, und singe ihr leise Zärtlichkeiten. In ihrer letzten Stunde habe ich ihr unsere Lebensgeschichte erzählt. Ihre letzten leisen, ganz verhaltenen Atemzüge wie ein rührender Abschiedsgruß.

Demenz und Menschen mit Demenz verstehen? – Ein Erfahrungsbericht

> Sinkt jeder Tag
> hinab in jeder Nacht,
> so gibt's einen Brunnen,
> der drunten die Helligkeit hält.
>
> Man muss an den Rand
> des Brunnendunkels hocken,
> entsunkenes Licht zu angeln
> mit Geduld.
>
> *Pablo Neruda*[7]

Noch immer berührt mich jede Erinnerung an unser Leben mit K.s Demenz, vor dem ich mich doch gefürchtet hatte. Vielleicht hat K.s unerwarteter Tod mich vor Erfahrungen bewahrt, die alle Ängste gerechtfertigt hätten. Doch haben unsere letzten gemeinsamen Jahre mich in dem Gefühl zurückgelassen, ihr nie zuvor so nahe gewesen zu sein. Trotz der sich vertiefenden Demenz – Fachkräfte, die sie sahen, haben gelegentlich von »schwerster Demenz« gesprochen. Wie konnte verstörende Entfremdung zu einer Gewissheit von Nähe und Zusammensein werden? Und wie kann eine Krankheit, die die Grundlagen des Sich-Verstehens auflöst, doch mit einem Beieinander einhergehen, in dem sich beide spürten und gut fühlten?

Im Rückblick schärft sich, was ich vorher empfunden habe: Im Jahr 2017 hat es eine Wende gegeben, deren Bedeutung immer spürbarer

---

[7] Pablo Neruda: Letzte Gedichte. Spanisch-deutsch. Herausgegeben und aus dem Spanischen übertragen von Fritz Vogelsang. Sammlung Luchterhand Mai 1975. S. 165

wurde. Wir haben beide unsere Einstellung zu unserem Leben mit K.s Demenz verändert. K. wollte sich nicht mehr als die behaupten, die sie nicht mehr war. Nicht mehr als Durchblickerin und nicht mehr als Organisatorin, die die Fäden in der Hand hielt. Von nun an sprang die Dissimulationsmaschine, die ihre Einschränkungen verbergen sollte, nur noch selten an. Und ich habe die Normalisierungsmaschine in mir abgeschaltet, weil die Rückkehr zu früherer Normalität ganz unglaubwürdig geworden war. Beide Mechanismen hatten in den Jahren der sich entfaltenden Demenz für eine Weile uns davor bewahrt, allzu sehr aneinanderzugeraten. Sie hatten sich aufgebraucht. Und mir war, wie oben beschrieben, im September 2017 klar geworden, dass ich eine neue – modisch gesprochen: proaktive – Einstellung zu dem finden musste, was auf uns zukam.

Von außen oder von innen auf Demenz blicken?

Dass es zwei Ich waren, die hier, je auf ihre Weise, bewusst handelten, wurde mir erst nach und nach klar. Das Selbst der Menschen mit Demenz nicht zu bemerken, so sehe ich heute, gehört zu den Blindheiten im Umgang mit Demenz. Wie sollten denn auch verstörende Einschläge und unbegreifliche Verhaltensweisen noch in einem bleibenden Selbst zusammenlaufen, das über sich nachdenkt? Eine beunruhigende Frage für viele, die über die Demenz eines ihnen nahen Menschen schreiben. Inge Jens[8] etwa machte der Gedanke, dass da noch ein bewusster Kern sein könnte, der irgendwie über sich Bescheid weiß, eher Angst vor dem Schrecken, der ihren dementen Mann dabei erfassen könnte. Lieber hielt sie sich an die Vorstellung, dass da wohl ein fühlender Mensch wäre, doch keine Person mehr, deren Identität vor sich und den anderen erhalten bliebe.

---

8 Inge Jens: Langsames Entschwinden. Vom Leben mit einem Demenzkranken. Reinbek bei Hamburg 2016: Rowohlt; vgl. S. 88 u. 108

Das klingt wie eine klarsichtige Absage an die Illusion, dass ein Ich noch erreichbar wäre. Doch vom Subjekt, das nicht mehr auffindbar ist, bleibt dann nur ein menschliches Objekt. Die Tochter, die Claudia Wolff[9] im Umgang mit ihrer dementen Mutter zeigt, will das nicht akzeptieren. Sie müsse »an einen Möglichkeitsrest von eigenem Willen glauben«. Sonst »ist es ja keine Beziehung mehr. Dann ist es eine Betreuung. Dieses scheußliche Wort.« Wie Inge Jens plagt auch John Baley[10] der Gedanke, ob ein Wissen um die eigene Krankheit nicht schrecklich sein müsse. Er findet einen Weg, der das Rätsel nicht löst, doch hilfreich ist: Das vorwegnehmende Denken, dessen seine Frau nicht mehr fähig ist, für sie zu leisten. Ihre Ängste und Beunruhigungen vorwegzudenken, den hilflosen Suchbewegungen eine schließende Antwort zu geben. Dazu muss er sich »des Geistes eines anderen Menschen bewusst« werden. »Für mich etwas ganz Neues. Normalerweise nimmt man ihn bei anderen als selbstverständlich hin.«

Ja, es kommt darauf an, Schwellen der Ent-Normalisierung zu überschreiten. Immer wieder dem Reflex zu widerstehen, in die Bahnen vorheriger, »normalen« Lebens zurückzulenken. Sie führen nur noch in Enttäuschungen zurück. Und K., die die Bastionen von Souveränität und Situationskontrolle so lange verteidigt hatte, wollte das nicht mehr. Das konnte, so merkte ich nach und nach, wieder Felder des Alltags öffnen, auf die wir beide blicken konnten, einen Horizont, auf den wir uns beziehen konnten. Anders als früher in unserem »richtigen« Leben, aber auch ganz und gar anders als unter den Dissimulations- und Normalisierungsmechanismen, die die Wirkungen der Krankheit hatten aussperren wollen und den gemeinsamen Horizont in ein Niemandsland verwandelt hatten.

Unser Alltag wurde wieder zu einem Resonanzraum. Als ich mich entschieden hatte, K.s Demenz nicht nur zu erleiden, sondern sie als Aufgabe zu akzeptieren, bewusst und nachdenkend damit umzuge-

---

9 Claudia Wolff: Letzte Szenen mit den Eltern. München/Zürich 2006: Piper. Zitate S. 32
10 John Baley: Elegie für Iris. München 2002: dtv. Zitate S. 216

hen, hat sich offenbar ein Blickfeld geöffnet, in dem sich Fremdheit in Vertrautheit verwandeln konnte. Wenn ich nun versuchte, mir K.s Verhaltensweisen zu erklären, so nicht mehr, um eine normalisierende Auskunft unter der Rubrik der Unvermeidlichkeit abzulegen. Sondern weil ich wissen wollte, wie wir unser Leben einrichten könnten. Um mir zu helfen, tat ich, was ich mein Leben lang getan hatte: ich interpretierte. Interpretieren ist ja nichts anderes als der Versuch, auch im zunächst Unverstehbaren eine Sinnspur zu finden. Wäre sie zu entdecken, wenn es gelänge, hinter den Blick zu kommen, mit dem K. die Welt wahrnahm? Wovon war dieser Blick geleitet, was trieb sie an, was bedrängte sie? Worauf wollte sie hinaus? Dass sie ihre Fragen so oft und nervend wiederholte, war ja nicht durch die übliche Auskunft erledigt, dass Menschen mit Demenz eben vergessen, was sie schon gesagt haben und sich deshalb so oft wiederholen. Wo kam denn die Frage selbst her: »Bin ich lästig?« oder »Wo geht es jetzt lang?« Und warum tauchten diese Fragen immer wieder auf? Fast wahnhaft?

Wahnhaft? Damit wäre ich dem Normalisierungsangebot, das Angehörige von Demenzkranken umgibt, fast wieder auf den Leim gegangen. Demenz, eine geistige Krankheit, unverstehbar, erst recht für Laien. Deshalb: sie als undurchdringliche Gegebenheit hinnehmen, für eine zugewendete Pflege sorgen, auf sich selbst achten, d.h. die Krankheit nicht zu nah an sich herankommen lassen. K. verstehen zu wollen, einen gemeinsamen Lebenshorizont finden und bewahren zu wollen, hieß daher auch, mit dieser gesellschaftlichen Gebrauchsanweisung für den Umgang mit Demenz in Konflikt zu geraten. Sie trat immer fürsorglich auf mich zu, diese Gebrauchsanweisung, von besorgten, mitfühlenden Blicken von außen über ärztliche Ratschläge bis zum Drängen von Freunden und Kindern, für K. eine »institutionelle Versorgung«, sprich: eine Unterbringung in einem Pflegeheim anzustreben. Weil sie wie Ratschläge meines besseren, klarsichtigeren Ich an mich herantraten, spalteten sie mich, fachten den Konflikt an, der ohnehin in mir schwelte. Niemand verzichtet gern auf Freiheit, und bei aller zugewendeter Idylle blieb natürlich meine Mitgefangenschaft in der Demenz mit herben Einschränkungen der Teilnahme am sozialen Leben. Und wie oft stand ich neben mir, beobachtete von der Seite, wie schwer es mir fiel, mich von den Regeln eingelebten »normalen« erwachsenen Verhaltens zu lösen. Es war z.B. nicht leicht zu begreifen, dass selbst inhaltsleere Worte einen miteinander geteilten Horizont öffnen können – und darauf kommt es an. Es war K., die mir das beigebracht hat.

Wie denken Menschen mit Demenz? Und wie nicht mehr?

Dazu musste ich lernen, K. als agierenden Menschen wahrzunehmen, hinter dessen erratischen Impulsen ein Selbst steckt, das sich aufrechterhalten will. Wo und wie habe ich es wahrgenommen, dieses Selbst, welche Sichtblenden habe ich beiseite räumen, welche Schwellen der Ent-Normalisierung überschreiten müssen? Zu ihnen gehörte nicht nur die ungeschriebene gesellschaftliche Gebrauchsanweisung zum Umgang mit Demenz. Sondern auch die handliche Erklärungsweise, die Demenz als voranschreitende Schädigung des Gedächtnisses beschreibt, oft unterlegt mit der räumlichen Metapher eines Speichers. Bei K. waren es jedoch gar nicht die Alarmzeichen des Vergessens, die zuerst auffielen. Wie der berühmte Hausschlüssel im Kühlschrank. Vielmehr waren es Merkwürdigkeiten in Gesprächen und Findlinge rätselhaften Verhaltens, die irritierten und deren Spuren ich manchmal nachgegangen war. Sie führten mich eher zu komplexen Formen des Denkens als in Speicher des Gedächtnisses. Warum funktionierte die Perspektivenübernahme nicht mehr? Und warum verlor K. den Sinn für Verhältnismäßigkeit? Warum fiel es ihr schwer, Bedeutungen, Relevanz einzuschätzen? Warum verlor sie in Gesprächen den roten Faden, sah den Zusammenhang nicht mehr?

»Zusammenhang« war ein entscheidendes Stichwort. Es gelang ihr offensichtlich nicht mehr zuverlässig, Zusammenhänge zu sehen, herzustellen, zu begreifen. All die Denkformen, an denen K. nun scheiterte – beruhen sie nicht darauf, dass in ihnen etwas zusammengebracht wird, was nicht von sich aus schon zusammengehört? Also dass die Vorstellung einer Einheit, einer Zusammengehörigkeit dort gebildet wird, wo sie nicht schon gegeben ist? Wenn wir denken, verknüpfen wir permanent – und zwar unter Gesichtspunkten. Schon um zu verstehen, was mit »ein Hesse« gemeint ist, braucht es den Gesichtspunkt einer Landschaft oder eines Bundeslandes. Offenbar fand sie solche Gesichtspunkte nicht mehr. Auch die Perspektivenübernahme verlangte, den eigenen Blick eben als Einzelfall eines Blicks zu sehen, der sich mit den Blicken der anderen verknüpfen muss, damit ein treffenderes Bild der Situation entsteht, sei es beim Autofahren, sei es im Gespräch. Und der Ausfall dieses Vermögens der Verallgemeinerung unter Gesichtspunkten (man mag auch sagen: der Abstraktion) – könnte es das nicht sein, was zu den vielen Havarien – Unstimmigkeiten, Reibungen, Ungereimtheiten, unvermittelten, aggressiven Ausbrüchen – führte? Oder in auswegslose Leidenskammern des familiären Umgangs mit Demenz.

Aber dazu fand ich wenig in den Demenz-Ratgebern. In den medizinischen Diagnose-Richtlinien oder Handbüchern zur Demenz lediglich einige dürre Begriffe, die mir nichts aufschlossen. Und ebenso wenig über K.s oft euphorische Grundstimmung, die mich froh machte, wenn sie nicht gerade in der Öffentlichkeit überschäumte. Also half ich mir mit Mustern, die ich kannte. Wer hatte besser erklärt, warum wir so denken, wie wir denken, als Immanuel Kant? Nur auf den ersten Blick ist kurios, Anhaltspunkte im Irrgarten der Demenz ausgerechnet bei ihm zu suchen. Niemand hat unser Denken so radikal auf die Bedingungen seiner Möglichkeit befragt wie Kant. Sollten sich mit dieser Sonde nicht auch Bedingungen seiner Un-Möglichkeit aufspüren lassen? Und vielleicht besser verstehen lassen, was nicht mehr funktioniert?

Vor allem zog mich an, dass Kant als Grundbaustein des Denkens eben das identifiziert hatte, was bei K. auszufallen schien: die Fähigkeit, zu verknüpfen, zur Synthesis, wie Kant das nannte[11]. Es waren offenbar die Grundlagen der Verknüpfungen selbst, die Bedingungen ihrer Möglichkeit, die zu entschwinden schienen. Was muss in unserem Denken der Fall sein, damit Verknüpfungen gelingen, hatte Kant sich ja gefragt. Aufgefallen war mir doch, dass K. z.B. bei Kreuzworträtseln das gesuchte Wort leichter fand, wenn es sich wie eine Übersetzung, eine unmittelbare Entsprechung, ergab. Es wurde aber schwerer, wenn sie eine Stufe hinaufsteigen musste, um einen Gesichtspunkt des Vergleichs oder einen übergeordneten Begriff zu finden, von dem aus das Gesuchte erschlossen werden konnte. Oder wenn sie nur noch das Register im Atlas benutzt hatte, um etwas aufzufinden, weil sie nicht mehr verstand, unter welchen Begriffen des Inhaltsverzeichnisses sie suchen musste. Oder wenn sie bei Übersetzungen aus dem Spanischen sich auf wörtliche Entsprechungen zurückgezogen hatte, weil sie den Sinnzusammenhang nicht mehr im Auge halten konnte. Sobald also das Denken eine Stufe höher steigen musste, gelang das nur noch mühsam oder gar nicht. Alles, was nicht auf gleicher Ebene und aus dem Begriff selbst (»analytisch« bei Kant) entfaltet werden konnte, sondern unter mindestens einem hinzugedachten Gesichtspunkt – »synthetisch« – erschlossen werden musste, war kaum noch erreichbar. Und deshalb wurden Aussagen wie »Der Ball ist rund« – notorischer Kalauer der Beschränktheit – zum Grundmuster unserer Gespräche, wenn wir auf unseren Spaziergängen etwa uns auf Dinge hinwiesen und vielleicht eine Eigenschaft benannten. »Schau, die Libelle hat durchsichtige Flügel«.

Wenn es das synthetische Denken war, welches sich in K.s Demenz so deutlich zurückzog – wovon hing dieses Denken ab? Was muss der Fall sein, damit wir »synthetisch«, also verknüpfend und einordnend, denken können? Und »entfällt« in der Demenz etwas von dem, was der Fall sein muss, damit wir synthetisch denken können? Damit synthetisches Denken gelingt, so erschließt Kant, muss es ein ur-

---

11 Vgl. Immanuel Kant: Kritik der reinen Vernunft. Werke in zehn Bänden. Hrsg. v. Wilhelm Weischedel. Bd. 3. Darmstadt 1975: Wiss. Buchgesellschaft. S. 196 -201; Otfried Höffe: Immanuel Kant. München 1983: Beck. S. 56–61

sprüngliches Vermögen zur gedanklichen Ordnung des Wahrgenommenen geben: Kategorien, die die Maßeinheiten bilden, nach denen Begriffe und Wahrnehmungen geordnet werden können. War mir nicht früh aufgefallen, dass vor allem im kategorialen Bereich etwas nicht mehr funktionierte? Zum Beispiel schien sie schon lange gar nicht mehr zu sehen, dass etwas nach Maßstäben wie verhältnismäßig/unverhältnismäßig oder wesentlich/unwesentlich abgewogen werden könnte.

Auch Hinweise, die ich bei Eric Kandel[12] fand, Wegbereiter der Gedächtnisforschung und Nobelpreisträger, bestärkten meinen Blick auf die unhintergehbaren Voraussetzungen unseres Denkens, die »Aprioris« bei Kant. Zu ihnen gehören auch die »Aprioris«, die unsere Wahrnehmung schon für das Denken vorstrukturieren, das Nebeneinander des Raums und das Nacheinander der Zeit. Sie versehen alle Sinneswahrnehmungen gleichsam automatisch mit einem Raum- und mit einem Zeitindex. Die voranschreitende Störung von beidem war bei K. ganz unübersehbar und ist bei Demenz überhaupt notorisch. Kandel sieht in Kants Aprioris geradezu ein Modell für eine wichtige Grundannahme der modernen kognitiven Psychologie. »In die Nervenbahnen des Gehirns sind ganz im Sinne Kants komplexe Vermutungsregeln eingebaut: Regeln, die es dem Gehirn ermöglichen, aus relativ spärlichen Mustern eintreffender neuronaler Signale Informationen zu gewinnen und sie in ein bedeutungsvolles Bild zu verwandeln.« Ganz abwegig schien es also auch aus dieser Sicht nicht zu sein, wenn ich mir an Kants Architektur des Denkens klarzumachen versuchte, was in K.s Denken nicht mehr funktionierte.

Und darüber hinaus öffneten Kandel und andere Neuropsychologen mir einen Blick auf eine Vorstellung von Gedächtnis, die eng mit den Strukturen und Prozessen des Denkens verbunden war. Gedächtnis war kein Speicher, kein Archiv, sondern erneuerte, rekonfigurierte sich ständig, wenn aktuelles Denken und Wahrnehmen auf

---

12 Eric R. Kandel: Auf der Suche nach dem Gedächtnis. Die Entstehung einer neuen Wissenschaft des Geistes. 5. Aufl. München 2007: Pantheon – Zitat S. 322

Erfahrungen zurückgreifen wollte und dabei Erinnerungsspuren aktivierte und neu formte. Gedächtnis als Zeitform aktuellen Denkens, untrennbar mit ihm verbunden – das passte viel besser zu dem, was mir an K. auffiel. Weil weder der Raum- noch der Zeitindex bei ihr noch funktionierte, ihre ständigen Vergewisserungsfragen. Wo sind wir hier? Wo geht es jetzt lang? usw. Den Raum- und Zeitsinn musste ich ersetzen. Aber *sie dachte!* Sie versuchte ständig, sich in Raum und Zeit zu finden und sich zu verankern. Sie rekonstruierte andauernd ein Selbst, das über sich Bescheid wissen wollte. Ihre nervend wiederholten Fragen wollten wirklich etwas wissen, etwas lösen, was sie bedrängte. Und sie waren Appelle, an mich gerichtet, mit ihr einen wenigstens schmalen Raum zu schaffen, auf welchem sie sich dabei und zugehörig, also im Leben fühlen konnte.

Das Geländer im Tag

Nun endlich verstand ich: K. wollte unseren Alltag nicht nur als Objekt meiner gewissenhaften Fürsorge teilen. Sondern als ein Subjekt, das sich verzweifelt an den entschwindenden Möglichkeiten festhielt, ein Subjekt, ein Selbst zu sein. Ich musste umlernen: So öde und nervend die Wiederkehr des Immergleichen für mich war, für K. bot sie die Chance, einen Fußbreit vertrauten Bodens zu gewinnen. Deshalb durfte ich die immer neue Wiederholung nicht nur erdulden, sondern musste deren Sinnakzent unterstreichen. Rituale nennt man, in Anlehnung an Praktiken von Religionsausübung, solche sich wiederholende Handlungen, deren Bedeutung über sie hinausweist und Gemeinschaft stiften soll.

Die Gleichförmigkeit unseres Alltags änderte sich nicht, aber vieles darin wurde zu einem Ritual. Das gemeinsame Bettenmachen nach dem Frühstück z.B. geschah nun nicht mehr einfach so, sondern wurde ausdrücklich aufgerufen und seine einzelnen Schritte im Wechselgespräch benannt. Zum Schluss eine kräftige Umarmung. Der nicht-beiläufige, sondern betonte, mit Worten – wenn auch den immer gleichen – begleitete Vollzug dieser kleinen Handlungen verlieh ihnen nicht nur eine Bedeutung als erlebte Gemeinsamkeit, als Fortdauer des Lebens als Interaktion, sondern auch einen Zeitsinn: Jede dieser kleinen Handlungen wies auf eine nächste, schuf Erwartungen, ein Stückchen Antizipation, einen der wichtigen Antriebe unseres Denkens. Und K. wirkte dabei mit. Wenn sie sich zu einer Ruhepause hinlegte, bat sie mich, in ihrem Notenheft das Stück aufzuschlagen, das sie nach der Pause für mich spielen sollte.

Die Kette dieser Rituale markierte und sicherte nun den Rhythmus unserer Tage und die Phasen des Beisammenseins und des Fürsichseins. Wie ein Geländer, an dem sie durch den Tag gehen konnte. In den letzten Monaten ihres Lebens ist es immer öfter zusammengebrochen, und das hat mich, wie die Einträge zeigen, immer wieder zu verzweifelten Reparaturarbeiten getrieben. Doch für zwei bis drei Jahre hat dieses Geländer, dieses Netz von ritualisierten Alltagshandlungen, unserem Leben eine Stabilität gegeben, über die ich staunte. Gegenüber Freunden habe ich diese in sich ruhende Balance manchmal etwas ironisch als »Idylle mit Demenz« bezeichnet. Offenbar hatten wir eine Form gefunden, in der wir uns aufeinander beziehen und miteinander leben konnten. Wie eingeschränkt und eigentümlich das auch sein mochte.

Wie eine widersinnige Umerziehung meiner selbst

Von mir verlangte das eine Haltung, die dem »normalen« erwachsenen Verhalten total widersprach. Wieder eine Schwelle der Ent-Normalisierung, die zu überschreiten war. Denn Alltagsroutinen mit Bedeutung aufzuladen, sie nicht beiläufig, sondern betont zu vollziehen, verstößt gegen Logik und Ökonomie unseres Kopfes. Routine soll ja entlasten, damit Aufmerksamkeit und Energie von Wahrnehmung und Denken auf Wichtiges und Neues gerichtet werden können.

Wie eine widersinnige Umerziehung meiner selbst

Eine Routine wieder in den Vordergrund des Denkens zu rücken, heißt deshalb, eine Bahnung wieder auf der Stufe beginnen zu lassen, auf der etwas bewusst gelernt wird. Wie wenn z.b. ein Satz einer Fremdsprache, die man flüssig spricht, immer erneut von der bewussten Vergewisserung seiner grammatischen Struktur begleitet werden müsste. Genau diese Art vergewissernden Denkens war mir bei K. aufgefallen. Seinen Sinn zu verstehen hat mir geholfen, die Widerstände meines Kopfes gegen die Thematisierung des Gewöhnlichen, die ausdrückliche Besprechung des Nicht-Erwähnenswerten, zu überwinden. Das war eine zähe Arbeit, denn sie ging nicht nur gegen die evolutionäre Erfolgsregel der Routinisierung, sondern auch gegen ein kulturell tief verankertes Selbstgefühl, das den für blöd hält, der ernsthaft über völlig Belangloses redet.

Es war wie eine widersinnige Umerziehung meiner selbst. Doch erfolgreich. Sie befreite mich aus den Netzen stillschweigender Konventionen über das, was eine vollgültige Person ausmacht. Sowohl im Hinblick auf mich wie im Hinblick auf K. Beides hing zusammen. Um einen gemeinsamen Kommunikationsraum zu schaffen, durfte ich meine Äußerungen und mein Verhalten nicht am Anspruch intellektueller Souveränität ausrichten. Und musste ihren Äußerungen die Resonanz der Geltung geben. Auch vorher war ich achtungsvoll und fürsorglich mit K. umgegangen. Doch nun war das etwas anderes. Ich hatte ja etwas entdeckt, ihr ›dementes Selbst‹ nannte ich es bei mir, an das ich mich wenden konnte, weil es sich selbst in der Hoffnung auf Antwort an mich wendete. Und je genauer ich hinschaute und hinhörte, desto deutlicher vernahm ich die Bitte um Antwort – selbst in »erratischen«, also »unverstehbaren« Äußerungen. Deshalb war es so wichtig gewesen mir klarzumachen, auf welche Weise K. nicht mehr denken konnte und wie sie noch dachte.

Die Rückkehr der Empathie

Auch bei K. wirkte die an die Möglichkeiten ihres Kopfes adressierte Umgangsweise wie eine Befreiung. Wie oft und wie nachdrücklich sie sich nun bedankte und versicherte, wie gut sie es mit mir habe! Auch wenn solche Kaskaden übertrieben und überschwänglich schienen und diagnostisch bisweilen als Logorrhö, als Wortdurchfall, beschrieben werden: Solche Angebote des Beiseite-Schiebens und Sich-Abgrenzens nahm ich nun nicht mehr an. K. wollte doch etwas Bestimmtes zum Ausdruck bringen! Und dem konnte die Würde der Äußerung zurückgegeben werden, indem sie aufgenommen wurde und Resonanz fand.

Und noch ein stärkeres Zeichen: K. redete nun über sich und ihre Demenz. Das bewies nicht nur, dass sie ein Selbstverhältnis hatte, das an sich arbeitete. Sondern auch, wie gern sie sich in einem nun wieder miteinander geteilten Horizont bewegte. Sogar ein Interesse an meiner Perspektive kehrte zurück und sie konnte sich unsere beiden Perspektiven miteinander verschränkt denken! »Tue ich genug zu deiner Achtung? Das wäre wichtig für mich«, hat sie einmal gesagt. Oder: »In meinem Alter bin ich wie ein kleines Kind, verhalte ich mich manchmal, finde ich.«

Ich staunte über diese Rückkehr von Empathie und darüber, dass sie blieb. Bis zu K.s Tod. Ich habe viele Bemerkungen notiert, in denen sie zugleich auf sich und auf meine Sicht auf sie blickte. Manche dieser Bemerkungen schienen sogar augenzwinkernd mit ihren Schwächen zu spielen. »Ich mag dich sehr. Wie gut, dass dazu meine Intelligenz anscheinend noch ausreicht.« Nur selten eröffnete das einen Dialog. Wenn ich darauf antwortete, schien das meist nicht mehr anzukommen. Doch solche Bemerkungen, in denen sie ihr Selbst mit unserer Situation verknüpfte, kehrten immer wieder. Es waren keine spontanen Bemerkungen, viel eher Ergebnisse langen Nachdenkens. »Wenn ich geschlafen habe, habe ich vieles vergessen«, hatte sie beobachtet und sich so ihre Verwirrtheiten und Vergewisserungsbedürfnisse erklärt, die besonders nach dem Aufwachen auftraten. Nach wie vor wollte sie sich in der Welt verstehen, auch wenn ihr Denken verlangsamt und eingeschränkt war. Doch jetzt verbarg ihr suchendes Selbst sich nicht mehr oder verbarrikadierte sich hinter befremdlichem Verhalten. Offenbar hatten wir einen geschützten Winkel gefunden, in dem sie sich verstanden und sicher fühlte. Und trotz aller Orientierungseinbrüche und Identitätsverwirrungen fand sie sich dort immer wieder ein. Auch nach den Verlassenheits- und Einsamkeitsgefühlen, die sie in der Tagespflege empfand, weil ihr Zeitsinn das Ende dieses Tunnels nicht mehr erreichen konnte. Sie war wie erlöst, wenn sie in den Kokon unserer Zweisamkeit zurückkehrte.

Manchmal fielen mir nun Philemon und Baucis ein, das ganz bei sich aufgehobene alte Paar aus der griechischen Mythologie. Nach ihm hatte ich bei mir zwei Alte genannt, die mir vor Jahren bei Läufen in der Sierra oft begegnet waren, schweigend und gemächlich gehend, meist Hand in Hand, sich selbst genügend in einer Kapsel der Zweisamkeit. Und hatte mich – es war ja noch lange bis dahin! – mit K. in diese Altersidylle hineinprobiert. Nun waren wir dort, in dieser Kapsel der Zweisamkeit, aber mit Demenz als unerwarteter Dritter. Doch übte sie – entgegen allen Vorstellungen von ultimativer Katastrophe – keine Schreckensherrschaft aus, nachdem wir ihre Anwesenheit akzeptiert hatten.

Es war jedoch keine stille, in sich gekehrte Zweisamkeit, die *wir* nun Tag für Tag spazieren führten. K. sprach mit lauten und betonten Grußworten alle an, denen wir begegneten. Und küsste mich alle Augenblicke stürmisch. Es komme doch so aus ihr heraus, sagte sie, wenn sie mein Unbehagen spürte. Im Unterschied zu ihrem Ich hatte meines es noch nicht aufgegeben, mit einem Über-Ich zu korrespondieren, das über die Angemessenheit des Verhaltens wachte. Freuds Modell eines Selbst[13], in welchem ein »Ich« die widerstreitenden Kräfte von triebhaftem »Es« und gesellschaftlich-normativem

---

13 Vgl. Freuds Beschreibung der »psychischen Provinzen« in Sigmund Freud: Abriss der Psychoanalyse. Das Unbehagen in der Kultur. Frankfurt 1953: Fischer. S. 9–11

»Über-Ich« zu balancieren hat, passte perfekt, um mir K.s Verhalten und meine eigenen Reaktionen zu verdeutlichen. Bei K. hatten sich die kognitiven Fähigkeiten des Ich, sein verknüpfendes, synthetisches Urteilsvermögen, so weit zurückgezogen, dass ihr Ich eine Verhaltenskontrolle nicht mehr ausüben konnte. Infolgedessen war K. auch die Stufen der Moralentwicklung, wie sie etwa Kohlberg und Habermas beschrieben hatten[14], wieder ein Stück weit hinabgestiegen. Sie konnte sich nicht mehr an allgemeingültigen Prinzipien orientieren oder an geschriebenen oder ungeschriebenen Regeln richtigen Verhaltens. Nun fragte sie treuherzig wie ein braves Kind: »Ist das böse?« oder: »Darf ich auf die Toilette gehen?« Mir zerriss es das Herz – aber es entsprach genau ihrer Sicht auf ein Zusammenleben, wie sie es noch haben konnte. Und ich war glücklich, wenn sie sich darin aufgehoben fühlte. Wenigstens für Augenblicke. Denn so lange dauerte die Welt, in der sie nun lebte.

Im Abgrund der Zeit

Unter den stillen Kämpfen, in denen K. ihr Selbst gegen den Raubzug der Demenz verteidigte, war der Kampf um Reste von Zeitsouveränität und Zeitsinn der hartnäckigste. Er endete mit ihrer letzten bewussten Handlung. Sie löste ihre Armbanduhr und gab sie mir. In ihren Augen las ich, was sie damit sagen wollte.

Vor etlichen Jahren schon hatte sie die Gewohnheit ausgebildet, nachts ein- oder zweimal nach Uhrzeit und Datum zu schauen. Es war die Vorform einer Übung, die zum Eintrittsritual in unseren Tag wurde. Wo wir sind, welcher Tag heute ist und ihr und mein Le-

---

14 Lawrence Kohlberg: Moralische Entwicklung (1968). In: Die Psychologie der Moralentwicklung. Frankfurt 1996: Suhrkamp. S. 21–31; Jürgen Habermas: Moralentwicklung und Ich-Identität. In: Zur Rekonstruktion des historischen Materialismus. Frankfurt 1976: Suhrkamp. S. 74–85

bensalter mussten besprochen werden. Manchmal auch, seit wann wir uns kennen und wie unsere Kinder heißen. So in der Gegenwart und ihrem und unserem Leben verankert, konnte sie durch den Tag gehen. Je mehr sich ihre Demenz vertiefte, desto häufiger musste die Selbst-Verankerung in der Zeit wiederholt werden. Wie lange die Verankerung hielt, wurde zu einer Art Maßeinheit für das Voranschreiten der Demenz. An der Dauer, die K. noch als Einheit des Erlebens empfinden konnte, entschied sich, ob und wie wir unseren Alltag noch als einen gemeinsamen organisieren konnten. Nur wenn Menschen sich synchronisieren können, können sie kooperieren. Der Verlust des Zeitsinns rührt an die Grundlagen des menschlichen Miteinanders.

Etwas in K. wusste das intuitiv. Ich musste mir nach und nach klar machen, um was sie kämpfte, wenn sie so scheinbar obsessiv sich über sich in der Zeit vergewisserte. Ich suchte alles zu verstärken, was den Tag als Einheit erlebter Zeit festigen konnte. Durch ritualisierte Abfolgen, deren Stationen aufeinander verwiesen, durch hervorgehobene Wenn-dann-Verlinkungen, die Vorbesprechung der Tagesabschnitte, durch meine gleichförmigen, aber immer persönlich gehaltenen Briefchen, in denen ich Dauer und Grund meiner Abwesenheit angab und mir für den Zeitpunkt der Rückkehr ein Musikstück von ihr wünschte. K. hat hunderte dieser Briefchen in ihren Schubladen aufbewahrt.

Im letzten Jahr wurde es immer schwieriger, eine für K. transparente Zeiteinheit aufrechtzuerhalten. Dauer schrumpfte, zog sich immer mehr im Jetzt zusammen, die Tag-Nacht-Unterscheidung löste sich zu meinem Schrecken auf, K. konnte die Uhr nicht mehr sicher lesen. Weil sich die Eindrücke verinselten, löste sich Kontinuität weiter auf. Auch die Kontinuität meiner Anwesenheit als gleichbleibende Person. Jede Unterbrechung meiner unmittelbaren, habhaften Anwesenheit oder ein Schlaf K.s konnten meine Identität aufheben. Mich erschreckte das, doch K. erkundigte sich dann locker, oft nicht ohne Charme, manchmal ein bisschen frivol: »Bist du es, der heute Nacht bei mir schläft?«

Der Rückzug der Zeit ins Jetzt hatte widersprüchliche Folgen. Er konnte Euphorien freisetzen, weil K. ungehindert ihren emotionalen Impulsen folgen konnte. Sie konnte und musste ja nicht mehr bedenken, ob das zu einem Vorher oder Nachher passte. Die auf das Jetzt zusammengezogene Zeit konnte sie aber auch in die Verzweiflung ewiger Einsamkeit stürzen, wenn sie ihr Alleinsein nicht mehr als begrenzt durchschauen konnte. Das habe ich erst in den – wenigen – Monaten begriffen, in denen sie zweimal in der Woche die Tagespflege besuchte. Alle Zuwendung und Aufmerksamkeit dort konnte die Ausweglosigkeit eines auf das Jetzt verengten Zeithorizonts nicht aufwiegen. Deshalb war ich erleichtert, als Corona dem ein Ende setzte. Ich hatte mich jedes Mal dafür geschämt, wie ich sie in den Aufbruch zur Tagespflege hinein manipuliert hatte.

In dieser Zeit waren ihre biographischen Vergewisserungen schon seltener geworden, auch weniger zielgerichtet. Wenn ein Zeitsinn wirkte, zog er sie eher aus dem Leben hinaus. Ihr Leben schien ihr nicht schnell genug an sein Ende zu kommen. »Was, es ist immer noch Februar?« »Bin ich immer noch 79? Ich muss doch schon über 80 sein!« Oder ihr Zeitsinn wies sie in ein ursprüngliches Zuhause, in die Familie ihrer Kindheit, zu den Verwandten, die sie doch eben noch dort hatte am Tisch sitzen sehen!

Lange hatten die jeden Tag neu ausgeworfenen biographischen Anker sie vor dieser Drift bewahrt. Sie fanden Halt vor allem in der ersten Lebenshälfte, das fiel mir früh auf. Und Ereignisse brauchten einen erzählbaren Zusammenhang, um erinnert zu werden. Doch der erinnerte Zusammenhang musste nicht wahr sein im Sinn einer dokumentarischen Abbildung. Sondern hilfreich für das jetzige Selbst und seine Bemühung, sich zu finden und zu bewahren. Vielleicht half z. B. die grausige Umdeutung des Soldatentods ihres Vaters in ein Geschehen, das sich vor den Augen des Kindes abgespielt hätte, ihr dabei, ihr Schicksal, geschlagen von Demenz, anzunehmen? Und ihr beschädigtes Selbst für sich und andere zu erklären?

Damit Erinnerungen noch gelingen konnten, musste ein starker Impuls sie aufschließen. Bei K. waren es fast immer starke emotionale Markierungen, die etwas aus ihrem Leben wieder öffneten. Liebe oder

Kränkung waren die Türöffner. Ich fand mich hinter beiden Türen wieder. Die libidinös verdichtete Geschichte unseres Kennenlernens, als Geschichte des Begehrens erzählt, war eine Verankerung im Leben, die lange hielt. Doch meinen Anteil an Kränkungen, die auch das demente Selbst noch beschäftigten, wollte ich erst nicht wahrhaben. Dass empfundene Kränkungen nun wie der nackte Fels in der schon erodierten Landschaft des Lebens standen, traf mich. Da gab es keine Umstände mehr, in die sie eingebettet waren, die sie erklärten oder relativierten. Die Episode, die K. erzählte, konnte sich verändern, es blieb der harte Stein einer lebensgeschichtlichen Kränkung. Ich hätte sie intellektuell nicht ernstgenommen, hat sie manchmal gesagt. Da mochte meine Erinnerung sich sträuben und Gegenbeispiele anführen. K. war dafür nicht mehr erreichbar. Die Kränkung blieb, unwiderruflich.

Doch der List der Demenz fiel auch hier noch etwas ein. Über den anwesenden G. redete K. bisweilen wie über einen abwesenden Dritten. Was ihr an ihm unerwünscht war, ließ K. dann in einer früheren Welt zurück, wie in einem Paralleluniversum auf ewig verschlossener Erinnerung. Wer ihr im immer neuen Jetzt begegnete, mochte ein anderer, neuer sein. Doch wunderbarerweise fühlte sie sich seiner Zuneigung immer sicher.

In K.s letzten Monaten zog sich die Zeit unaufhaltsam aus ihrem Leben zurück. Sowohl als Hohlform von Gegenwart und Dauer wie als Sonde des Selbst, wenn es sich seiner im Leben vergewissern wollte. Zeit zerfiel auch als Recheneinheit des Tages und des Lebens. K. hatte so lange und diszipliniert daran festgehalten. Über alles legte sich eine Melancholie des Erlöschens. Durchbrochen wurde sie nur, doch bis in ihre letzten Tage, von K.s noch immer starken Impulsen eines Miteinander, kindlich und von unendlichem Vertrauen. Sie packten mich stärker als alles sonst im Leben.

Leseerfahrungen –
Auf der Suche nach Informationen und Erklärungen

Dieser Überblick folgt der Spur meiner suchenden Lektüre. Wo finde ich etwas, das mir zu verstehen hilft, was mit K. und unserem Leben geschieht? Was haben wir zu erwarten, was kommt auf uns, auf mich zu? Wie damit umgehen? Diese Fragen führten mich nach und nach durch verschiedene Etagen der Demenzliteratur. Was ich dort aus dem überreichen Angebot in der Hoffnung auf Blicköffnendes, Erschließendes, Hilfreiches herausgriff, erfüllte diese Hoffnung nicht immer. Sehr bald merkte ich, dass eine rein fachliche Sicht die rätselhaften Verhaltensweisen, denen ich begegnete, oft nicht erfasste. Oder sie nur konstatierte und zur Erklärung vielleicht – gewiss begründete – Vermutungen über verursachende biochemische Prozesse bot. Oder – auf der Ebene der Ratgeberliteratur – typische Verhaltensweisen herauspräparierte, denen im Kleingedruckten das Eingeständnis folgen konnte, dass jeder Demenzfall anders sei. Deshalb begann ich bald, auch nach Verständnisweisen zu suchen und sie auch selbst zu erproben, die sich auf das menschliche Denkvermögen überhaupt und seine soziale Dimension richteten. Denn es waren ja ohne Zweifel kognitive und soziale Havarien, denen ich Tag für Tag begegnete. Deshalb erwähne ich auch Texte, die Demenz gar nicht zum Thema haben, doch für mich wichtige Brücken des Verstehens bildeten.

Ratgeber

Begonnen habe ich meine Suche in Ratgebern. Einige unter ihnen haben mir durch solide Information und eine den Kranken und Angehörigen zugewendete Sicht weitergeholfen:

Demenz. Das Wichtigste. Ein kompakter Ratgeber. Prof. Dr. Alexander Kurz/Hans-Jürgen Freter/Susanne Saxl/Ellen Nickel. Deutsche Alzheimer Gesellschaft e. V., Selbsthilfe Demenz. 2015
Vermittelt einen sachlich-konstatierend gehaltenen Überblick über die Felder, auf denen Angehörige und Pflegende mit Fragen konfrontiert sind: Die Eigenart der Krankheit und ihre hauptsächlichen Erscheinungsformen, Wege der Diagnose, Möglichkeiten und Grenzen der Therapie, helfender Umgang mit den Kranken, Pflegehilfen und Pflegeeinrichtungen, rechtliche und finanzielle Fragen.

Demenz. Impulse und Ideen für pflegende Partner. Hrsg. vom Zentrum für Qualität in der Pflege (ZPQ). 5. Aufl. Berlin 2017
Knappe sachliche Informationen, ausführlichere »Praxistipps«, die als Erfahrungen von Angehörigen dialogisch vermittelt werden.

Huub Buissen: Demenz und Alzheimer verstehen. Erleben, Hilfe, Pflege: Ein praktischer Ratgeber. Weinheim/Basel 2008: Beltz
Das Besondere an diesem Buch: Es greift zur Beschreibung von Eigenarten der Krankheit und typischen Verhaltensweisen von Demenzkranken auf sehr anschauliche Stellen aus erzählender Literatur zurück. Dadurch gelingt es, Perspektiven der Einfühlung ins Spiel zu bringen, aus denen die Kranken nicht nur als Objekte zugewendeter Pflege, sondern auch als eigenwillige Subjekte wahrgenommen werden können.

Ratgeber müssen, damit sie ihren Zweck erfüllen, vereinfachen und aussparen. Nicht wenige meiner Beobachtungen und der Fragen, die mich bedrängten, blieben ungeklärt. Hilft hier die gleichsam medizinisch-fachliche Ebene weiter?

Leitlinien und Handbücher

DGPPN/DGN (Hrsg.): S 3-Leitlinie Demenzen. Berlin 2017: Springer
Ich habe seinerzeit die ins Internet gestellten Versionen (S 3-Leitlinie »Demenzen«. Langversion – 1. Revision. August 2015; sowie: S 3-Leitlinie »Demenzen«. Kurzversion. November 2009) genutzt. Die Leitlinie ist durch die beiden zuständigen wissenschaftlichen Fachgesellschaften erarbeitet. Sie gibt den Stand des medizinischen Wissens über Diagnostik und Therapie wieder und dient dem ärztlichen Gebrauch. Doch auch dem Laien erschließen sich die Beschreibungen der wichtigsten Demenztypen. Dabei wird deutlich, wie groß bei aller Bemühung um Exaktheit und Abgrenzung die Ungewissheiten und Deutungsspielräume bleiben. Das hat mir die Länge und Umständlichkeit des Diagnoseprozesses und auch die Einordnung des Falls als eine Mischform nachvollziehbar gemacht. Und es hat mich darin bestätigt, dass im Umgang mit Demenzen ein beobachtendes Verstehen wichtig und legitim ist, um Lücken deutend zu schließen.

Claus-Werner Wallesch/Hans Förstl (Hrsg.): Demenzen. Referenz-Reihe Neurologie. 3. Aufl. Stuttgart/New York 2017: Thieme
Es war vor allem die Frage: Was kommt auf mich zu?, die mich nach diesem neurologischen Handbuch hat greifen lassen. Denn die Spannung zwischen der Gewissheit der Unheilbarkeit der Krankheit und der Ungewissheit einer genaueren Zuordnung, die auch den Verlauf, seine Erscheinungsformen und Stadien prognostizieren könnte, ist schwer auszuhalten. Im Umgang mit diesem umfassenden, höchst differenzierten Werk lernte ich, dass bei allem Wissen über die Krankheit die Erwartung einer definitiven Diagnose nicht einlösbar

ist, weil sie erst nach dem Ableben, durch Autopsie, gestellt werden könnte. Vorher sind alle Diagnosen probabilistisch, d. h. auf eine Wahrscheinlichkeit gegründet, die auf vereinbarten erfahrungsgesicherten Kriterien beruht. Bewundernswert, wie in der Fülle mitgeteilten Wissens doch genau auf den Geltungsgrad der oft hypothetischen Kenntnisse und Einsichten geachtet wird.

Solche repräsentativen Dokumentationen des medizinischen Wissensstands, wie ich sie angeführt habe, vermitteln ein eindrucksvolles Bild von den hochgradig differenzierten Kenntnissen zur Demenz. Sie zeigen zudem, wie viele Fragen noch offen sind. Mich z. B. bewegte noch immer die Frage, ob das Gedächtnis und sein Verlust wirklich das Zentrum der Krankheit bilden, von dem aus alles andere ausgeht und sich erklärt.

Einblicke in die Gedächtnisforschung

Eric Kandel: Auf der Suche nach dem Gedächtnis. Die Entstehung einer neuen Wissenschaft des Geistes. 5. Aufl. München 2007: Pantheon

Die Autobiographie des Nobelpreisträgers erzählt zugleich die Entstehungsgeschichte eines neuen, interdisziplinären Feldes der Forschung. Denn einige der wichtigsten Perspektiven, aus denen auf dieses Feld geblickt werden kann, entsprechen den Lebensstationen und Forschungserfahrungen Kandels. Als jüdisches Kind aus Wien vertrieben, beginnt er in den USA seine wissenschaftliche Karriere auf den Spuren Freuds, wechselt zur gerade entstehenden Molekularbiologie und erforscht (u. a. an der dadurch berühmten Schnecke Aplysia), wie Nervenzellen Erinnerungsbahnen für Lernprozesse anlegen. Die profunde philosophische und psychologische Bildung Kandels bleibt jedoch immer präsent und lässt ihn – insbesondere im Schlussteil des Buches – mit leichter Hand neurobiologische Forschung mit Theorien des Denkens, des Bewusstseins und der Subjektivität verknüpfen.

Oliver Sacks: Der Mann, der seine Frau mit dem Hut verwechselte. 40. Aufl. Reinbek 2018: Rowohlt
Auch für Oliver Sacks gilt, dass die Attraktivität und blicköffnende Qualität seiner Fallgeschichten sich der Verbindung von neurowissenschaftlichem Fachwissen mit psychologischen und sozialkognitiven Theorien verdankt.

Onur Güntürkin: Biologische Psychologie. 2., aktualisierte Aufl. Göttingen 2019: Hogrefe
In diesem Lehrbuch habe ich für meine Beobachtungen viele Anschlussmöglichkeiten gefunden, die eine Brücke in neurowissenschaftliche Kenntnisstände geboten haben, insbesondere über die neurobiologischen Funktionsweisen der verschiedenen Gedächtnisleistungen.

Hannah Moyner/Martin Gessmann: Das geniale Gedächtnis. Wie das Gehirn aus der Vergangenheit unsere Zukunft macht. 2. Aufl. München 2018: Penguin
Eine Neurowissenschaftlerin und ein Philosoph verbinden ihre Sichtweisen auf das, was wir Gedächtnis nennen. Besonders aufschlussreich für mich: Ein Verständnis von Gedächtnis als Voraussetzung vorwegnehmenden, Alternativen erwägenden Denkens, jedem gegenwärtigen Denken eingeschrieben, weil Erinnerung zur Bewältigung gegenwärtiger Aufgaben gebraucht wird. Kein Archiv unveränderter Dokumente, sondern Reaktivierung von Neuronenverbindungen als Erinnerungsspuren, die durch Gebrauch erneuert und modifiziert werden. Das hat mich darin bestärkt, Gedächtnis nicht verdinglicht oder lokalisiert etwa als Speicher zu sehen, sondern als Aktionsform gegenwärtigen Denkens, untrennbar mit den Bedingungen der Möglichkeit von Denken überhaupt verbunden.

Das Verständnis von Gedächtnis als Aktionsform akuten Denkens ließ sich gut auf meine Beobachtungen beziehen. Denn was mir aufgefallen war, musste mit dem Denken selbst zu tun haben und konnte nicht einfach mit dem Versagen einer Hirnabteilung namens Gedächtnis erklärt werden. Es waren weniger Katastrophen des Vergessens, sondern viel eher Katastrophen der Verständigung, die passierten. Ihnen schienen misslingende Verknüpfungen zugrunde zu liegen, misslingende Perspektivenverschränkungen einerseits und andererseits ein Verlust der Fähigkeit, Zusammenhänge, Kontexte durch regelgeleitetes Denken zu erkennen oder herzustellen. Könnte sich besser verstehen lassen, was in der Demenz geschieht, wenn sich näher klären ließe, was der Fall sein muss, damit Denken regelhaft funktioniert? Und wie Kommunikation und soziales Miteinander damit zusammenhängen?

Denken, Bewusstsein, Kommunikation

Immanuel Kant: Kritik der reinen Vernunft. Werke in zehn Bänden. Hrsg. v. Wilhelm Weischedel. Bde. 3 u. 4. Darmstadt 1975: Wissenschaftliche Buchgesellschaft
Otfried Höffe: Immanuel Kant. München 1983: Beck
Zu Kant und zu Höffe als erklärendem Leitfaden habe ich gegriffen, als mir aufgefallen war, dass ich in Beschreibungen und Erklärungsversuchen immer wieder zu Formulierungen gegriffen habe, die sich an Kant anlehnten, durch ihn begründete Begriffe sind. Deshalb habe ich mich in Kants Untersuchung, warum wir so denken wie wir denken, vergewissert, vor allem über die zentrale Stellung von Synthesis/Verknüpfung als Grundform des Denkens. Die Frage nach der Verknüpfungsleistung kehrt übrigens mit ähnlich zentraler Bedeutung in der heutigen Neurowissenschaft als sog. Bindungsproblem wieder.

Sigmund Freud: Abriss der Psychoanalyse. Das Unbehagen in der Kultur. Frankfurt 1953: Fischer
Freuds Blick auf die »psychischen Provinzen« Es, Ich und Über-Ich im »Abriss der Psychoanalyse« ist zu einem klassischen Bestandteil kultureller Selbstaufklärung geworden. Auch im Umgang mit Demenz war dieses Modell des Selbst für mich erklärend und hilfreich.

Lawrence Kohlberg: Moralische Entwicklung (1968). In: Die Psychologie der Moralentwicklung. Frankfurt 1996: Suhrkamp
Jürgen Habermas: Moralentwicklung und Ich-Identität. In: Zur Rekonstruktion des historischen Materialismus. Frankfurt 1976: Suhrkamp
Die einleuchtende Beschreibung einer Stufenfolge menschlicher Moralentwicklung, die der amerikanische Psychologe Lawrence Kohlberg vorgelegt hat, ist v. a. durch Jürgen Habermas in die deutsche Debatte eingeführt worden. Auch mit diesem Modell lassen sich Erscheinungen in der Demenz beschreibend erklären.

John R. Searle: Geist, Sprache und Gesellschaft. Frankfurt 2004: Suhrkamp
Die Wiederkehr der Synthesis-Frage als neurowissenschaftliches »Bindungsproblem« hebt auch Searle hervor. Was die Einheit des Bewusstseins, mithin des Selbst, hervorbringt, kann bislang nur vermutet werden. Mit Searles Blick war noch deutlicher wahrnehmbar, dass es offenbar der Zerfall der Einheit des Bewusstseins ist, dem Menschen mit Demenz ausgesetzt sind und gegen den sie – wie K. – ankämpfen. Searles Erörterungen zur – individuellen und kollektiven – Intentionalität bilden eine Brücke zur Intersubjektivität des Denkens, die in der Demenz immer erneut in Frage steht.

Antonio Damasio: Wie wir denken, wie wir fühlen. Die Ursprünge unseres Bewusstseins. München 2021: Hanser
Aus evolutionstheoretischer Sicht entwickelt Damasio anschaulich und Schritt für Schritt, wie sich aus Selbstregulationen des Stoffwechsels mit der Umwelt Körpergefühle als Grundlage von Selbst-

gefühlen entwickelt haben können. Und wie schließlich das Nervensystem die Möglichkeit beisteuert, Kenntnisse explizit zu machen und ein reflexives Bewusstsein zu entwickeln.

Michael Tomasello: Die Ursprünge der menschlichen Kommunikation. Frankfurt 2009: Suhrkamp
Tomasello geht der Frage nach, welche psychische Infrastruktur entstehen musste, damit sprachliche Verständigung als spezifisch menschliches Vermögen sich ausbilden konnte. Dazu verknüpft er Ergebnisse der Forschung über Zeigegesten bei Primaten und bei Kleinkindern und erörtert, warum aus Zeigen und Blicken eine geteilte Intentionalität in einem geteilten Horizont entstehen kann, Menschen mithin ihre Perspektiven verschränken können. Damit bildet sich ein Raum sozialer Beziehung, in dem sich Sprechen und Denken entwickeln können. Es scheint diese grundlegende psychische Infrastruktur zu sein, die in der Demenz angegriffen wird. Im Nachhinein hat mich die Lektüre von Tomasello darin bestärkt, in der Demenz auch eine soziale Krankheit zu sehen, die an die Grundlagen des menschlichen Miteinanders rührt.

Thomas Fuchs: Das Gehirn – ein Beziehungsorgan. 6., erweiterte u. aktualisierte Aufl. Stuttgart 2021: Kohlhammer
Thomas Fuchs: Embodiment and personal identity in dementia. In: Medicine, Health Care and Philosophie: Springer. Published online 31. August 2020. https://doi.org/10.1007/s11019-020-09973-0
In seinem Grundlagenwerk über das Gehirn als Beziehungsorgan entwickelt Thomas Fuchs eine Betrachtungsweise, die Hirntätigkeit als integrierten Bestandteil des organischen und des sozialen Lebens begreift. Aus der Doppelperspektive von Philosophie und Psychiatrie überblickt er ein Feld, auf dem sich neurowissenschaftliche, anthropologische, psychologische Forschungen mit den Argumentationen philosophischer menschlicher Selbstverständigung kreuzen und sich aufeinander beziehen lassen. So entsteht ein Bild, das Engführungen auf Hirn- oder Geistestätigkeit oder auf das Einzelwesen vermeidet.

Stattdessen rücken die Körpergebundenheit aller Lebenstätigkeit, eben auch des Denkens, und dessen Intersubjektivität in den Blick. Aus dieser Konzeption »verkörperter« Hirntätigkeit ergibt sich für Fuchs auch ein spezifisch akzentuiertes Verständnis von Demenz. In ihm fand ich viele meiner spontanen Beobachtungen und Deutungen, etwa zu den misslingenden Perspektivenübernahmen, systematisch eingeordnet. Und eine Blicköffnung auf die Bedeutung der Körpergefühle auch in sehr fortgeschrittener Demenz für mich: es waren unverlierbare Körpergefühle, gleichsam eine Selbstgewissheit der letzten Instanz, die aus allen Verwirrungen Rückwege in ein Miteinander ermöglicht hatten.

Abschiede im Leben – erzählende Literatur

Wie in dem oben erwähnten Buch von Huub Buijssen dokumentiert, hat Demenz als literarisches Thema eine lange Tradition. In den letzten Jahrzehnten hat es zudem geradezu einen Boom von Erzählungen gegeben, in denen Angehörige mit den schroffen oder berührenden Erscheinungsformen der Krankheit konfrontiert sind. Vielen der erzählenden Figuren begegnet dabei die anhaltende Empfindung, mit den Kranken in einem merkwürdigen Zwischenreich zu leben, einem Zustand des Abschieds in einem Leben, das allen Vergegenwärtigungen immer wieder entrinnt. Kann es dennoch gelingen, die Kranken in einem gemeinsamen Leben zu bewahren oder ist das nichts als eine Illusion, ein selbstgespendeter Trost? Die hier beispielhaft aufgeführten Erzählungen geben darauf unterschiedliche, doch kaum eindeutige Antworten.

Zu einem der genannten Texte stehen K. und ich in einer besonderen Beziehung. Mit Michael Buselmeier und »Elisabeth« verbindet uns eine lange familiäre Freundschaft. Sie hat sich erneuert und intensiviert, seit Michael und ich uns in Briefen über unsere »Mitgefangenschaft in der Demenz«, wie wir das unter uns nannten, austauschten. Michael Buselmeier war immer skeptischer als ich, was ein wenigstens zeitweise gelingendes Leben mit Demenz angeht. Sein Zorn und seine Verzweiflung darüber bilden den Grundton seiner Erzählung.

John Baley: Elegie für Iris. München 2002: dtv

Michael Buselmeier: Elisabeth. Ein Abschied. Heidelberg 2021: Morio

Arno Geiger: Der alte König in seinem Asyl. 8. Aufl. München 2016: dtv

Inge Jens: Langsames Entschwinden. Vom Leben mit einem Demenzkranken. Reinbek bei Hamburg 2016: Rowohlt

Andrea Sawatzki: Brunnenstraße. München 2022: Piper

David Wagner: Der vergessliche Riese. Hamburg 2019: Rowohlt

Claudia Wolff: Letzte Szenen mit den Eltern. München/Zürich 2006: Piper